Für Raphael

... ohne dich würde es dieses Buch nicht geben ...

Anna Maria Sanders

Ich dreh gleich durch!

Tagebuch eines ADHS-Kindes und seiner genervten Leidensgenossen

Inhalt

Vorwort zur 7. Auflage

Warum sieben Jahre nach Erscheinen der ersten Auflage ein ergänzendes Vorwort?

Nun, es ist viel Zeit vergangen, seit ich das Buch in den Jahren 2015/2016 geschrieben habe. 2019 habe ich im Band »Schon wieder hat Max …« die Geschichte von Max Bergmann und seiner Familie weitererzählt. Darüber hinaus habe ich mich im Zuge der COVID-Pandemie beruflich auf die Online-Begleitung von Familien mit ADHS umorientiert und im Austausch mit all den Eltern dabei bemerkt, wie groß die Angst vor einer medikamentösen Unterstützung ihrer Kinder ist.

Das Bedürfnis, zu diesen – durchaus verständlichen – Ängsten einige klärende Worte zu schreiben, war schließlich der Anlass für dieses ergänzende Vorwort.

In nahezu jedem betroffenen Kind steckt eine sehr starke Persönlichkeit mit vielen Talenten und besonderen Fähigkeiten. Dabei handelt es sich aber oftmals um Begabungen und Stärken, die in der Gesellschaft, in der wir im 21. Jahrhundert leben, im Kindes- und Jugendalter kaum ausgelebt werden können. So entsteht durch das Unvermögen, den täglichen Anforderungen in Alltag und Schule entsprechen zu können, einerseits und den fehlenden Möglichkeiten der Verwirklichung der eigenen Talente und Stärken andererseits eine riesige Kluft, in welche die Kinder abzustürzen drohen, wenn ihnen nicht geholfen wird.

Und geholfen wird ihnen vorrangig mit zwei Dingen: (1) Medikation und (2) Eltern, die wissen, wie sie mit den Besonderheiten ihres Kindes umgehen können.

Ich ermutige daher alle Eltern, sich über die Gabe von ADHS-Medikation zu informieren – und zwar nicht in Medien, in denen Ritalin & Co. nur verteufelt werden, weil derartige negative Berichte auf größeres Interesse bei Lesern und Zuschauern stoßen, sondern auf Wegen und über Medien, die ausschließlich die Unterstützung von betroffenen Kindern und deren Familien zum Ziel haben, beispielsweise im ADHS-Family-Podcast *(www.adhshilfe.net/podcast)*.

Keine andere Therapie kann betroffenen Kindern so vollumfänglich und gut helfen, wie das »richtige« ADHS-Medikament, d.h. das passende Präparat in der optimalen Dosierung. Erst, wenn ein Kind optimal medikamentös unterstützt wird, ist es für Erziehungsmaßnahmen sowie Therapien und Konzentrationstrainings zugänglich. Die Medikamente sind sozusagen die nahrhafte Erde, auf der die Samen der Erziehung und diverser Therapien erst aufgehen können.

Zum zweiten genannten Punkt, dem Wissen, das Eltern brauchen: Viele Eltern sind bereit, sich über das Syndrom und die Frage, wie sie ihr Kind gut begleiten können, zu informieren. Es werden Bücher gelesen, Podcasts gehört, im Internet recherchiert, Selbsthilfegruppen besucht.

Aber leider ist die Informationsbeschaffung nur die halbe Miete. Die andere, viel schwierigere Hälfte ist die Umsetzung des angeeigneten Wissens. Denn gerade von ADHS betroffene Kinder stellen ihre Eltern tagtäglich vor extreme Herausforderungen, die die Eltern trotz allen Wissens oftmals kaum bewältigen können und die diese nicht nur an den Rand der Verzweiflung bringen, sondern sie weit darüber hinaus schieben.

Betroffene Eltern brauchen daher Mittel und Wege, um das Wissen im herausfordernden Alltag mit ihrem Kind umzusetzen. Meist gelingt dieser für die gesamte Familie aber so notwendige Schritt nicht ohne Hilfe und die findet man in der Regel in einem guten Elterntraining. Erst wenn Eltern in einem solchen Training über mehrere Wochen hinweg Schritt für Schritt lernen, wie es gelingen kann, ihr betroffenes Kind ADHS-adäquat zu begleiten, ohne dabei trotz Widerstand, Aggressionen und all der anderen herausfordernden Verhaltensweisen die Nerven zu verlieren, kann es gelingen auch diese besonderen Kinder in ein glückliches und erfülltes Erwachsenenleben zu begleiten.

Und genau das ist es, was ich mir wünsche – für jede einzelne ADHS-Seele auf dem gesamten Globus.

Wien, im Oktober 2023 *Anna Maria Sanders*

anna@adhshilfe.net

Schreiben Sie mir gerne.
Ich antworte auf jede E-Mail persönlich.

Eine Geschichte statt eines Vorworts

Rückblick

Ich bin mit unserem Sohn Raphael im Zug unterwegs nach Berlin, zu einem Kinesiologen, der wahre Wunder bei allen möglichen Krankheiten und Problemen vollbringen soll. Ob der Mann endlich die ersehnte Besserung in Bezug auf das Verhalten unseres Kindes bewirken kann? Doch ich komme gar nicht so weit, den Gedanken der Hoffnung zu Ende zu spinnen, denn Raphael klettert auf seinem Sitz herum. Ich ermahne ihn, das zu unterlassen. Er hört mich aber nicht, er ist im Kletterfieber, denn er will einen Marienkäfer am oberen Fensterrand erhaschen, und - wie ich ihn kenne - das Tier in die Freiheit entlassen. Ich fordere ihn nochmals auf, sich hinzusetzen, diesmal lauter. Noch immer keine Reaktion. Der Herr uns gegenüber zieht eine Augenbraue hoch. Nein, mir ist das nicht entgangen. Nach jahrelangem, unfreiwilligem »Training« erkenne ich derartige Anzeichen des Missfallens wegen der »Ungezogenheit« unseres Kindes sofort.

Gerade will ich ansetzen, ihm zu erklären, dass mein Sohn zwar kein organisches Hörproblem habe, aber ein psychisches: Die Schallwellen würden zwar bis zu seinem Trommelfell vordringen, dann aber nicht bis zum Gehirn weitergeleitet werden. Zumindest ist es das, was ich mir als Laie so vorstelle, weil ich es täglich erlebe, wie Raphael mich einfach wirklich nicht hört, obwohl mein Ton schon leicht über der Zimmerlautstärke liegt. Wenn er in etwas vertieft ist, hilft nur mehr eine Berührung, oder wenn das nicht möglich ist bzw. einem schon der Geduldsfaden reißt, bleibt nur, noch lauter zu werden.

Ich sehe den Herrn also noch mal kurz an, um abzuschätzen, ob eine solch unverständliche und eigentlich auch unglaubliche Erklärung bei ihm überhaupt ankommen würde. Doch dann lasse ich es sein. Ganz egal, wie er reagieren würde, ich bin es leid, der Verwandtschaft, den Nachbarn, den Erziehern in Kindergarten und Schule, aber auch Fremden ständig zu erklären, dass Raphael nicht mit normalen Maßstäben zu messen ist, dass er eben anders ist. »Warum?« wäre die verständliche Frage. Und was sollte ich dann sagen? Ich weiß es selbst nicht mal.

Ich berühre meinen Sohn also am Bein und erkläre ihm, dass er mit seinen Schuhen den Sitzbezug beschmutzen könnte und der nächste Fahrgast damit wenig Freude hätte. Raphael schaut mich an wie einer, den man von weit hergeholt hat. Noch mal ein Blick zum Marienkäfer, den er gerne hätte; es rattert in seinem Kopf. Doch dann nickt er verständnisvoll, setzt sich hin und sagt: »Klar, Mama, würd ich auch nicht wollen, dass mir einer meinen Sitz versaut.« Fragezeichen in den Augen beim Herrn gegenüber. »So viel Einsicht und kein Zurückmotzen hätten Sie wohl von diesem ›Bengel‹ nicht erwartet?«, würde ich am liebsten sagen. Doch ich bleibe stumm.

Und das ist auch gut so, denn zwei Minuten später steigt Raphael erneut auf den Sitz, um sich etwas aus seinem Rucksack zu holen, der auf der Gepäckablage liegt. »Raphael, ich habe doch gesagt, du sollst nicht mit den Schuhen auf den Sitz steigen!« Abermals zuckt die Augenbraue gegenüber. »Au weia, Mama, hab ich vergessen.« Raphael setzt sich wieder und sieht leicht zerknirscht aus. Ich gebe ihm ein Puzzle, damit er beschäftigt ist, doch er blickt aus dem Fenster und hält den Spielkarton nur in der Hand. Sein starrer Blick verrät mir, dass er schon, während ich das Spiel gesucht habe, ins Traumland abgetaucht ist. Seine Hand hat er allenfalls unbewusst nach dem Puzzle ausgestreckt. Genauso unbewusst, wie er nun mit den Füßen zu zappeln beginnt und dem Herrn gegenüber dabei gegen das Schienbein tritt. Das merkt er allerdings nicht mal. Ich halte Raphaels Beine fest und entschuldige mich bei dem Mitreisenden. Mein Sohn sieht mich fragend an, als ob er sagen wollte: »Wofür entschuldigst du dich? Bist du ihm auf die Füße getreten?« Wie so oft ist es völlig an ihm vorübergegangen, dass er an jemanden oder etwas angestoßen ist. Auf meine Entschuldigung hat besagter Reisegast im Übrigen nur mit einem verächtlichen Schnauben reagiert.

Ich merke, wie unser Gegenüber beginnt, sich nach einem anderen Sitzplatz umzusehen. Doch der Zug ist leider voll, abgesehen von dem Platz neben ihm, wo seine Aktentasche steht. Ich hoffe daher inständig, dass Raphael seine Zappeligkeit für die nächsten drei Stunden halbwegs unterdrücken kann. Aber es sieht nicht so aus. Denn kaum habe ich den Gedanken zu Ende gedacht, beginnt mein Sohnemann damit, den Müllbehälter aufzumachen. Dann wieder zu. Auf, zu, auf, zu, ... Wieder ermahne ich ihn, damit aufzuhören, wieder werde ich nicht gehört. Nach dem dritten »Raphael« werde ich laut, weil auch ich schon genervt bin – nicht zuletzt vom vorschnell urteilenden Gegenüber. »Raphael, hör endlich auf, mit dem Müllbehälter zu spielen!!!« Meine Stimme ist nun alles andere als ruhig.

Plötzlich habe ich die Blicke der Fahrgäste des gesamten Waggons auf mir. Am liebsten würde ich unter die Bank kriechen, denn die Hälfte der Leute denkt mit Sicherheit: »Mein Lieber, wenn der mir gehören würde, dem hätte ich schon den Hintern versohlt!«

»Ihr habt doch alle keine Ahnung!!!«, würde ich am liebsten durch den gesamten Zug schreien, aber nachdem niemand etwas gesagt hat, würden mich alle vermutlich nur für noch verrückter halten, als sie dies ohnehin schon tun, weil ich dem bunten Treiben dieses »Bengels« nicht mit Gewalt ein Ende setze.

Ich überlege kurz, ob ich Raphael mein Handy geben soll, da dann mit Sicherheit für mindestens eine Stunde Ruhe wäre. Doch in mir wehrt sich alles, Kinder mit solchen »Idiotengeräten«, wie ich sie immer nenne, ruhig zu stellen. Außerdem kann ich dann schon wieder die unausgesprochenen Kommentare vor allem der älteren Generation im Waggon hören: »Kein Wunder, dass der Junge so durchgedreht ist, wenn ihn die Mutter mit dem Teufelszeug spielen lässt. Weiß wahrscheinlich nicht mal mehr, wie ein Ast oder ein Stein aussieht, der Kleine, weil er den ganzen Tag nur auf den Knöpfchen von dem Ding rumdrückt.« Und dann müsste ich schon wieder rufen, dass alle keine Ahnung hätten, denn unsere Kinder bekommen solche Dinge so gut wie nie zum Spielen.

Plötzlich fährt der Zug in einen Tunnel ein. Im Waggon brennt nur ein kleines Notlämpchen. Geblendet von der Sonne, die gerade noch den Himmel in strahlendem Blau erleuchten ließ, sehe ich kaum etwas. Mit einem Mal dämmert mir, dass mein Geblendetsein und meine Blindheit durch die Dunkelheit des Tunnels mein Leben als Mutter eines, wie ich später erfahren soll, ADHS-Kindes genau abbildet: Ich tappe im Dunkeln und das seit Jahren, da ich – geblendet von den Anforderungen der Gesellschaft und des Lebens, aber auch von gut und weniger gut gemeinten Ratschlägen derer, die unser Kind kennen – keinen klaren

Blick mehr dafür habe, was wichtig für Raphael bzw. für uns als Familie ist.

Seit seiner Geburt vor acht Jahren habe ich weder die Zeit noch die innere Ruhe gefunden, sein Verhalten genauer zu hinterfragen, in Büchern darüber nachzulesen oder zu einem Therapeuten oder einer Therapeutin zu gehen. Ich war gefangen im Alltag, im täglichen Erziehungskampf, in dem Raphael mir gezeigt hat, dass für ihn nicht dieselben Maßnahmen wirksam sind, wie für seinen älteren Bruder und überhaupt für andere Kinder.

Im Kindergarten war er ja noch einigermaßen in den Griff zu bekommen, aber nun ist er im zweiten Grundschuljahr und täglich kommen neue Hiobsbotschaften. Sein Mitteilungsheft bzw. mein E-Mail-Posteingang sind voll mit Meldungen über vergessene Schulbücher, Träumen oder Stören im Unterricht, nicht gebrachte Hausaufgaben, fehlendes Sportzeug und Streitigkeiten mit Klassenkameraden. Bis vor Kurzem dachte ich immer noch, wir würden das Problem, sprich Raphaels Verhalten, irgendwie als Familie in den Griff bekommen. Doch in der Zwischenzeit sind wir alle am Ende unserer Kräfte. Der Kinesiologe wird zum Hoffnungsträger …

Diese fiktive Schilderung steht für die Geschichten all jener, die sich mit der Erziehung eines Zappelphilipps überfordert fühlen. Viele wissen nicht, was mit ihrem Kind los ist, konsultieren Homöopathen, Energetiker, Kinesiologen, Wunderheiler. Häufig werden Eltern bei der oft verzweifelten Suche nach der Lösung für ihr Problem an den Rand des finanziellen Ruins getrieben, Familien zerbrechen an der Aufgabe, ein Kind mit dieser Störung großzuziehen. Denn es ist eine extrem schwierige Herausforderung, diese

Kinder so zu behandeln, dass ihr Wille nicht gebrochen wird bzw. sie nicht weitere zusätzliche Störungen entwickeln, während sie gleichzeitig dennoch die nötige Führung und Unterstützung erhalten, die sie brauchen, um sich zu »vollwertigen, funktionstüchtigen Mitgliedern unserer Gesellschaft« entwickeln zu können.

Doch ich habe gute Nachrichten: Raphael, unser jüngerer Sohn, der an ADHS leidet, ist in der Zwischenzeit 14 Jahre alt und hat sich großartig entwickelt. Allerdings haben sowohl er als auch wir einen nunmehr 14 Jahre dauernden Kampf hinter uns. Denn Raphael war vom Tag seiner Geburt an – und eigentlich schon davor – auffällig. Und wenn ich von »Kampf« spreche, dann meine ich das genau so. Kinder mit ADHS und deren Eltern sehen sich, wie dieses Buch zeigen wird, rund um die Uhr, Tag für Tag, Jahr für Jahr besonderen Herausforderungen gegenüber. Weil Eltern (und die Erziehenden im Umfeld) damit aber fast immer an Grenzen geraten, erfahren viele Kinder mit dieser Störung nicht die angemessene Unterstützung, die sie brauchen, um den Anforderungen unserer Gesellschaft und des Lebens gerecht zu werden. Sie sind daher im Vergleich zum Rest der Menschheit zu einem weit höheren Prozentsatz arbeitslos, delinquent und alkohol- oder drogenabhängig.[1] Werden sie aber entsprechend unterstützt und begleitet, wachsen sie in der Regel zu wunderbaren Menschen heran, die der so genannten »Normalbevölkerung« oft in vielerlei Hinsicht überlegen sind.[2]

Raphael zeigt uns das jeden Tag aufs Neue: Er ist extrem sozial, kümmert sich um andere, ist entzückend zu jüngeren Kindern und Tieren, liebevoll im Umgang mit seinen Mitmenschen (wenn er nicht gerade wütend oder im Kasper-Modus ist), er kann seine Fehler gut einsehen, sich für Dinge, die schiefgelaufen sind, entschuldigen, er teilt und gibt, egal, wie gerne er eine bestimmte Sache selbst hätte. Raphael lernt mittlerweile ohne zu motzen, konzentriert sich in der Schule immer besser, vergisst und verliert von Jahr zu Jahr weniger, ... mit einem Wort: Er ist auf dem besten Weg, ein »funktionierendes« Mitglied der Gesellschaft zu werden – ein wunderbarer Mensch ist er jetzt schon!

Wie das gelungen ist? Nun, ich will nichts vorwegnehmen, aber wir haben uns ihm gegenüber 14 Jahre lang so verhalten, wie Mum und Dad in diesem Buch. Das heißt, Raphael hat neben klaren Regeln, Grenzen und Strukturen auch immer die nötige Liebe, Wertschätzung, Unterstützung und Lob für (endlich) Gelungenes von uns bekommen. Liebevolle Strenge ist es, was diese Kinder brauchen, aber auch mal ein wenig mehr Flexibilität beim Einfordern von Regeln, weil sie eben nicht auf Knopfdruck funktionieren und viele Anläufe mehr als andere Kinder brauchen, bis Dinge so klappen, wie Mama und Papa, die Lehrkräfte und alle rund um sie das möchten.

Wer sich nun für die Thematik zu interessieren begonnen hat, der sollte die nachfolgende Einführung lesen. Wer sich nur unterhalten und gleich in das Leben von Max Bergmann und seiner Familie abtauchen will, überspringt sie einfach. Dasselbe gilt für die in Kleindruck gesetzten, immer nur einige Zeilen umfassenden, Auszüge aus der Fachliteratur zum Thema ADHS.

Einführung

ADHS – eine Krankheit? Zahlen und Fakten

Noch ein Buch zum Thema ADHS? Sind denn die Bibliotheken, Universitäten und Wohnzimmer der an der Thematik Interessierten nicht ohnehin schon mit einer Flut von Werken zu dieser Störung überschwemmt? Die Antwort auf diese Frage ist »ja«. Allerdings handelt es sich dabei in der Regel um wissenschaftliche Werke, die sich nur für einen kleinen, ausgewählten Kreis entsprechend (vor)gebildeter Leser eignen. Betroffen von dieser Erkrankung sind aber alle Bevölkerungsschichten, denn ein Blick in eben diese Literatur zeigt, dass es sich bei ADHS »um das häufigste kinderpsychiatrische Krankheitsbild« handelt.[1] Alarmierend dabei ist, dass die Zahlen der diagnostizierten jungen Menschen rasant im Steigen sind.[2] Lara Honos-Webb spricht sogar davon, dass »ADHS zu einem Problem von epidemischen Ausmaßen geworden ist.«[3] Allerdings nicht, weil plötzlich immer mehr Kinder mit ADHS geboren werden, sondern weil sich, wie viele Fachleute vermuten, die gesellschaftlichen Bedingungen, unter denen Kinder heute groß werden, geändert haben[4] und so viel mehr »Störenfriede« und »Träumerchen« mit dem Verdacht auf AD(H)S[5] einem Psychologen vorgestellt werden.

Dementsprechend ist auch die Verordnung[6] von ADHS-Medikamenten gestiegen,[7] – eine Entwicklung, die auf den ersten Blick bedenklich erscheinen mag, die in Wahrheit aber begrüßenswert ist. Denn sie bedeutet, dass nun deutlich mehr Kinder und Jugendliche diagnostiziert und in der

Folge auch medikamentös unterstützt werden. Ohne eine solche medikamentöse Behandlung beginnen sich Heranwachsende im Jugendalter nämlich häufig mit Cannabis, Nikotin, Alkohol und anderen Drogen »selbst zu behandeln«, brechen Ausbildungen ab, werden orientierungs- und perspektivlos und landen nicht selten in der Kriminalität.

International wird in der Fachliteratur von einem Anteil von rund fünf Prozent[8] an ADHS leidenden Kindern und Jugendlichen ausgegangen[9] – und das Kultur-unabhängig. Denn ADHS ist kein Phänomen, das nur in den westlichen Industriestaaten vorzufinden ist, sondern es kommt in anderen Kulturen ebenso vor. In ihrer Übersicht über mehrere Studien[10] gibt Caterina Gawrilow an, dass in Afrika, Südamerika, Jamaika und Thailand sogar höhere Raten als für die USA und andere industrialisierte Staaten zu verzeichnen sind,[11] woraus die Autorin den naheliegenden Schluss zieht, dass es sich bei ADHS um keine Störung handeln kann, die ausschließlich durch die Umwelt ausgelöst wird.[12] Insgesamt ist im weltweiten Schnitt und so auch im deutschsprachigen Raum statistisch gesehen jedes Kind ab der Grundschule,[13] jede zweite Großfamilie, jede Lehrkraft, jeder Erzieher in einer Tagesbetreuung, jedes Mitglied eines Sportvereins, jeder Sporttrainer in täglichem Kontakt mit mindestens einem ADHS-Kind. Doch wie viele Menschen davon wissen über diese Störung (ausreichend) Bescheid? Gerade einmal ein Bruchteil davon.

Dabei würde das Wissen um Ursachen, Symptome und vor allem Lösungsmöglichkeiten das Leben von Betroffenen und »Mitleidenden« mit Sicherheit erleichtern. Noch wichtiger ist meines Erachtens allerdings zu wissen, wie Betroffene »ticken«, wie sie denken, wie sie fühlen, was sie antreibt. Nur wenn man das (anstrengende) Verhalten seines Gegenübers versteht, kann man die nötige Geduld und Bereitschaft zur Akzeptanz eben dieses Verhaltens aufbringen. Mein Buch soll daher helfen, Einblicke in das Seelenleben von an ADHS erkrankten Kindern und Jugendlichen zu geben. Es soll aber auch zeigen, wie sehr das Umfeld unter dem Verhalten dieser jungen Menschen leidet. »Hyperaktive Kinder haben es nicht leicht – ihr Umfeld: Mutter, Vater, Geschwister, Nachbarn, LehrerInnen, ErzieherInnen und TherapeutInnen jedoch auch nicht.«[14] Erst wenn beide Seiten einander besser verstehen, kann die Basis für ein entspannteres Miteinander geschaffen werden – ein bei den rasant ansteigenden Zahlen mit ADHS Diagnostizierten dringendes Anliegen.

Dies bringt mich zurück zu meiner eingangs gestellten Frage, ob es denn nicht schon genügend Werke zur Thematik gebe. Theoretisch ja, aber eben »nur« Fach- und Sachbücher, zu denen nur wenige greifen. Um aber möglichst viele Menschen anzusprechen, habe ich für dieses Buch eine Form gewählt, die dem Leser die Thematik auf unterhaltsame Weise näherbringt.

Ein Plädoyer für die Anerkennung von ADHS

Nach wie vor wird von einigen Seiten immer wieder behauptet, ADHS gebe es nicht. So schreibt zum Beispiel Russell Barkley, Leiter der psychologischen Abteilung und Professor für Psychiatrie und Neurologie am Medical Center der Universität von Massachusetts:

> In den Medien ist vielfach gesagt und geschrieben worden, dass diese Störung nichts als ein Mythos sei, einzig und allein zu dem Zweck erfunden, abenteuerlustigen Kindern, vor allem Jungen – den Tom Sawyers und Huckleberry Finns unserer Zeit –, eine psychiatrische Diagnose zu verpassen. [...]. Wer sich eingehend mit der wissenschaftlichen Literatur zum Thema beschäftigt hat, erkennt schnell, dass all diese Aussagen unhaltbar sind.[15]

Dabei ist diese Verleugnung der Störung gerade für die betroffenen Kinder und deren Familien fatal:

> Schlichte Unkenntnis, Abwehr, Ignoranz und Bagatellisierung der typischen ADHS-Symptomatik oder der nach wie vor übliche Versuch, die auftretenden Schwierigkeiten durch vorgeburtliche physische oder psychische Probleme, Misshandlungen, Bindungs- und Beziehungsstörungen, Traumatisierungen, Vernachlässigungen oder die unterschiedlichsten »Elternfehler« erklären zu wollen, bringen für die Betroffenen und ihre Familien nichts als Unsicherheit, Irritation, Angst, Wut, Verzweiflung und sich vergrößerndes Leid [...].[16]

Bücher, wie das von Richard Saul, mit dem irreführenden Titel *Die ADHS-Lüge* – ein Werk, das laut eigenen Angaben des Autors Betroffenen eigentlich helfen soll[17] – tragen ebenfalls wenig dazu bei, dem »Mythos ADHS« ein Ende zu bereiten. Ganz im Gegenteil wird mit derartigen Werken nur in die Hände jener gespielt, die behaupten, es handle sich bei ADHS um eine erfundene Krankheit. Saul räumt zwar ein, dass aufmerksamkeitsbezogene Auffälligkeiten sowie Symptome der Impulsivität »nur allzu real«[18] seien und »sie haben, wenn sie nicht behandelt werden, drastische Konsequenzen für die Betroffenen, deren Familien und die Gesellschaft.«[19] Er ist aber der Meinung, dass heute eine alte und somit ungültige Definition von ADHS verwendet würde, wodurch es zu Fehldiagnosen käme.[20] In Wirklichkeit, so Saul, müssten die Symptome der ADHS »als Symptome anderer Leiden oder Erkrankungen angesehen werden [...]«[21], während die eigentlichen Störungen, an denen die Betroffenen nach Saul tatsächlich leiden, fälschlicherweise als komorbid[22] eingestuft werden.[23] Selbst für den absolut unwahrscheinlichen Fall, dass der Autor mit dieser Annahme recht haben sollte, ist zu dieser Argumentationslinie meines Erachtens festzuhalten, dass es keine Rolle spielen kann, ob es sich bei den Symptomen des Aufmerksamkeitsdefizits, der Hyperaktivität und der Impulsivität um einen Symptomkomplex handelt, der als »ADHS« bezeichnet wird, oder ob es sich, wie Saul postuliert, um eine Ansammlung von Symptomen verschiedener anderer Erkrankungen handelt. Wichtig ist vielmehr, dass diese Verhaltensauffälligkeiten nicht mehr ignoriert oder verleugnet werden, sondern den Betroffenen Unterstützung zuteil wird.

Doch schon lange vor dem Erscheinen von Sauls Werk (im deutschsprachigen Raum im Jahr 2015) wurden immer wieder Zweifel laut, ob es diese Störung tatsächlich gebe. Aber warum nur? Nun, es ist bequem, ADHS als eingebildete Krankheit zu bezeichnen oder den Eltern, die ihre Kinder aufgrund angeblicher mangelnder Erziehungsbemühungen nicht in den Griff bekommen, den Schwarzen Peter zuzuschieben. Denn wenn die Schuld für ein auffälliges Kind, das sich nicht einordnen kann und den Anforderungen der Gesellschaft nicht zu entsprechen vermag, beim Kind selbst oder bei dessen Eltern liegt, ist man als Gegenüber (Onkel, Tante, Oma, Opa, Lehrkraft, Nachbar, Sporttrainer, Tagesbetreuer, ...) aus der Verantwortung entlassen und braucht sich nicht zu bemühen, mit diesem anstrengenden Energiebündel zurechtzukommen.

Aber nun mal im Ernst: Wären in den letzten 30 Jahren hunderte Bücher, Studien, wissenschaftliche Beiträge, Pressemeldungen und Zeitungsartikel zu diesem Thema erschienen, wenn es sich bei Kindern mit ADHS um »unerzogene Bälger« und nicht um Kinder mit einer tatsächlichen Störung handeln würde? Wären bereits Millionen in die Erforschung dieser Krankheit investiert worden, wenn sie »erfunden« wäre? Und nein, ich spreche nicht nur von der Pharmaindustrie, die naturgemäß an der Entwicklung von Psychopharmaka interessiert ist.[24] Es werden auch Unsummen für die Erforschung der Ursachen dieser Störung, für die Ermittlung genauerer Zahlen im Hinblick auf deren Häufigkeit, aber auch für die Testung verschiedener Lösungsansätze ausgegeben. Und all das wegen einer »eingebildeten Krankheit«, die verantwortungslosen, erziehungsfaulen Eltern eine Ausrede für ihren »unausstehlichen Nachwuchs« bieten soll?

Kinder mit ADHS – nur anstrengende Nervensägen?

Mit Sicherheit nicht! Betroffene Familien sollen nicht das Gefühl bekommen oder in dem ohnehin bedrückenden Verdacht bestärkt werden, dass ihr Kind nichts auf die Reihe bekommt, nur überall aneckt und einfach *unmöglich* ist! Vielmehr sollen in diesem Buch auch die positiven Eigenschaften dieser jungen Menschen beschrieben werden. Eltern mit Kindern, die an dieser Störung leiden, werden viele Parallelen zu ihren eigenen Sprösslingen erkennen und werden sich durch die Geschichten von Max und seiner Familie teilweise erst der Tatsache bewusst werden, welch menschlich wertvolle Kinder sie trotz aller Probleme haben. Und anderen Personen im Umfeld des Kindes – und wie gesagt, nahezu jeder potenzielle Leser ist eine »Person im Umfeld eines ADHS-Kindes« – soll ebenfalls bewusst werden, welche außergewöhnlichen Fähigkeiten und Persönlichkeitsmerkmale diese Kinder in der Regel haben, mit denen sie oft ein wunderschönes Licht auf ihr als mangelhaft und anders wahrgenommenes Wesen werfen, das vieles überstrahlt.

Zur Buchform

Wer denkt, dass durch die Malheure und Streiche von Max die Ernsthaftigkeit der Thematik verloren gehen könnte, der irrt. Denn der Leidensdruck aller Betroffenen kommt in den Tagebucheinträgen trotz amüsanter Formulierungen immer wieder zum Ausdruck. Die humorvolle Annäherung soll lediglich dazu dienen, dass die Lektüre leicht lesbar und die Problematik gut verständlich ist.

Karsten Dietrich, Autor von *Aufmerksamkeitsdefizit-Syndrom. ADHS – die Einsamkeit in unserer Mitte* bringt es auf den Punkt:

> Wer die Theorie erläutert bekommt, [...], hört höchst konzentriert und angespannt zu. [...]. Die Theorie vermittelt eine neue Sicht auf die Steuerung von Hirnfunktionen eines jeden Menschen. Sein Denken und Handeln und deren Einschränkung bei ADHS werden auf eine neue Weise transparent. Die Auffälligkeiten werden logisch nachvollziehbar. Wendet man die Theorie an, um sein eigenes Verhalten den Betroffenen gegenüber zu gestalten [...], erreicht man eine unmittelbare Wirkung.[25]

Die Theorie hat aber leider den Nachteil, überaus komplex zu sein. Und da die meisten Menschen heute in der Regel von den Anforderungen des Alltags und des Berufes mehrheitlich überlastet sind, haben sie oft nicht mehr die Kraft oder die Energie, sich mit Theorien in wissenschaftlichen Werken oder Ratgebern auseinanderzusetzen und wollen sich in ihrer oft begrenzten Freizeit lieber unterhalten. Wenn sie dabei auch noch informiert werden, umso besser.

Ebenso sollen betroffene Eltern wissen: Sie sind nicht alleine. Das Verhalten ihres Kindes liegt nicht daran, dass sie es trotz bester Bemühungen nicht erziehen können, es nicht in den Griff bekommen, sondern dass dem auffälligen und anstrengenden Verhalten ihres Sprösslings eine Störung zugrunde liegt, die sich mit Hilfe zweier von der Weltgesundheitsorganisation bzw. der American Psychiatric Association festgelegten Symptomkataloge diagnostizieren lässt und deren Ursache hirnorganische Fehlfunktionen sind.

Gerade bei den letzten Worten kann ich in meinem geistigen Auge sehen, wie sich die Stirn all jener Leser in Falten legt, die der Ansicht sind, ADHS habe andere Ursachen. Hier sei daher der Vollständigkeit halber festgehalten, dass sich bereits seit den Anfängen der Forschung hinsichtlich der Auslöser von ADHS zwei Denkschulen ausmachen lassen. Die eine, mit der auch ich konform gehe, geht von großteils genetisch bedingten, hirnorganischen Ursachen aus; die andere macht äußere Einflussfaktoren wie die Erziehung, das Umfeld, die Umwelt sowie Veränderungen in unserer Gesellschaft dafür verantwortlich[26] (Faktoren, die zwar Symptom-verstärkende Einflüsse sind, aber keinesfalls eine ADHS verursachen). Seit einigen Jahren wird allerdings von einer dritten Gruppe, deren bekannteste Vertreter Gerald Hüther und Helmut Bonney sind, ein weiterer Erklärungsansatz geliefert, der Aspekte aus den beiden anderen Theorien aufgreift, diese jedoch zu einer neuen These verknüpft: Das menschliche Gehirn sei formbar, es erfolge ein ständiger Umbau der Hirnstrukturen, Nervenzellverbände würden sich andauernd neu verknüpfen, um so Gelerntes zu sichern. Veränderungen im Gehirn von Menschen mit ADHS sehen die Vertreter der »Neuroplastizitätsthese des Gehirns« nicht als die *Ursache* der Störung, sondern vielmehr als eine *Folge* der umfeldabhängigen Nutzung des Gehirns,[27] räumen aber dennoch die Tatsache ein, dass es unbestreitbar Kinder gebe, die mit einer besonderen Anfälligkeit für ADHS geboren würden und daher eher dazu neigen, die Störung zu entwickeln.[28] Das heißt, diese Wissenschaftler gehen zwar auch von einer gewissen genetischen Veranlagung für ADHS aus, relativieren aber die Theorie der hirnorganischen Fehlfunktionen insofern, als sie diese als Folge von äußeren Einflüssen und nicht als Ursache sehen (Ein kurzer Überblick zu den neuesten Studien zu den Ursachen von ADHS in leicht verdaulicher Form findet sich bei den Tagebucheinträgen von Mum und Dad in Kapitel 4).

Eine kurze Randbemerkung zum Schluss

Max drückt sich in seinen Geschichten auf eine Art und Weise aus, die in der Regel für einen knapp Zwölfjährigen um eine, wenn nicht sogar mehrere Nummern zu groß ist. Doch zum einen ist Sprachgewandtheit eine der Stärken vieler Kinder mit ADHS. Zum anderen lebt das Buch von einem gewissen Wortwitz. Und da es für Erwachsene bzw. Jugendliche geschrieben ist, kann Max nicht (nur) in der kindlichen Sprache eines Zwölfjährigen seine Tagebucheinträge abfassen.

Darüber hinaus ist Max auffallend selbstreflektiert. Doch will man einen Einblick in das Seelenleben eines derartigen Kindes geben, ist dies nur möglich, wenn Max seine Gedanken, seine Gefühle, was ihn glücklich macht und was traurig, in Worte fassen kann, um sich den anderen mitzuteilen. Denn nur wenn es gelingt zu verstehen, wie diese Energiebündel »ticken«, wird das Umfeld die nötige Geduld im Umgang mit diesen Kindern aufbringen, die sie so dringend brauchen.

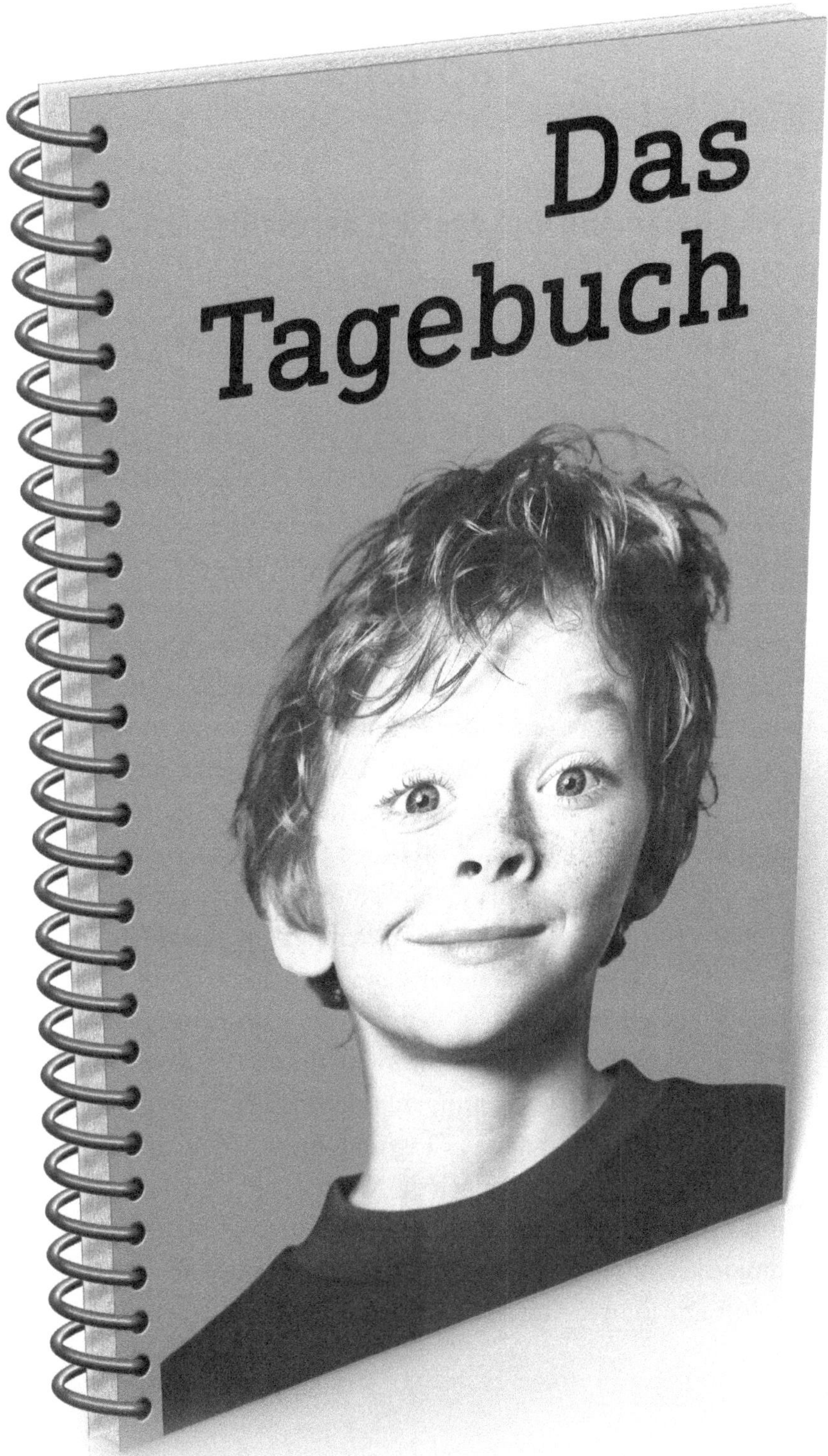
Das
Tagebuch

Kapitel 1

Darf ich vorstellen: Max Bergmann und der Rest der Meute

25. Dezember, Max

Unglaublich! Unpackbar! Und eigentlich: Unerhört! Schenken die mir zu Weihnachten doch glatt ein TAAAAAGEBUCH!! Sag mal, geht's noch? Das war sogar schon im vorigen Jahrhundert, als Mum und Dad noch Kinder waren, ein typisches Weihnachtsgeschenk für Mädchen. Hätte gerade noch gefehlt, dass rosa Elfen über den Einband von dem blöden Ding schweben. »Damit du aufschreiben kannst, was dich bewegt«, hat Mum mit dem Blick gesagt, den sie auch kriegt, wenn sie Babys oder kleine Kätzchen ansieht. Dad guckte ein wenig verunsichert, als wollte er sagen: »Du armer Knopf, hättest wohl lieber einen ferngesteuerten Hubschrauber gehabt als einen Haufen gebundener, leerer Zettel.« Darauf kannst du deine heilige Angelausrüstung verwetten, dass mir das lieber gewesen wäre!

»Damit du aufschreiben kannst, was dich bewegt.« Ein scheiß Tagebuch statt etwas Sinnvollem zu bekommen, das bewegt mich!!! So was kann auch nur meiner Mum einfallen. Die schreibt den ganzen Tag und meint, jedem anderen müsste das auch Spaß machen. Never ever! Und was soll das bringen, aufzuschreiben, was mich bewegt? Träum ich davon weniger? Eck ich deshalb in der Schule nicht mehr so oft an? Schreib ich dann bessere Noten in Klassenarbeiten? Schaff ich's dadurch eher, ruhig sitzen zu bleiben oder mich länger zu konzentrieren? Wohl kaum!

Obwohl – aber das würde ich Mum natürlich nie sagen – .... eigentlich geht's mir jetzt schon ein klein wenig besser. Und auch wenn Schreiben nicht meine Lieblingsbeschäftigung ist, so ist mir schon von oberster Stelle bescheinigt worden, dass das was ist, was ich wirklich kann. Denn in Deutsch gehöre ich zu den Besten – der einzige Gegenstand neben Sport, von dem ich das von mir behaupten kann. »Du schreibst so fantasievoll«, flötet Frau Giebler, unsere Deutschlehrerin, immer, »und dein Ausdruck – wie von einem Sechzehnjährigen.« Ha, irgendwas muss ja sogar ich auf die Reihe kriegen!

Na gut, lass ich eben den ganzen Shitstorm, der täglich auf mich einstürzt, auf die leeren Seiten prasseln, vielleicht ist mir dann wirklich leichter, und ich fühl mich nicht mehr so, als würden mir gleich Kopf, Hals und Brust zerplatzen, weil ich am liebsten schreien würde: IHR SEID ALLE VOLLIDIOTEN!!! Dabei tun rund um mich alle so, als wäre ich einer. Naja, ich fürchte, manchmal haben sie recht. Irgendwie tickt bei mir alles anders.

Glaubt ihr nicht? Könnt ihr euch nicht vorstellen? Nun, dann schlüpft mal in meinen Körper, mit meinem Hirn, mit meiner Seele, und macht mal einen Testlauf, wie ihr funktioniert. Dann checkt mal ab, ob ihr keine bösen Blicke kriegt oder Gemeinheiten hört oder ein mitleidiges Kopfschütteln bekommt, das einem sagt: »Der hat sie doch nicht mehr alle!« oder »Mensch, der ist ja *völlig* durchgeknallt!« oder «Was macht *der* eigentlich in unserer Klasse? Der gehört doch in die Sonderschule! Und wenn nicht, dann gebt ihn zumindest in die Parallelklasse!«

Und das Komische ist, diese Blicke, Gemeinheiten, Kopfschütteln – all das bekomme nur ich! Nicht etwa mein Bruder, der Zillionen Mal so nervt wie ich, oder Ben in unserer Klasse, der auch nicht gerade der Bravste ist und dieses Jahr schon dreimal zum Direktor musste. Oder Sarah, diese Streberin, die jedem 60 Mal pro Pause erklären muss, wie man am besten seine Mappe ordnet oder welche Hausaufgabe wann abzugeben ist. Nein, nur *ich*!

Das Tagebuch wird zwar auch keine Antworten für mich haben und mir sagen können, warum immer nur ich anecke, aber zumindest kann ich mich darin auskotzen. Und genauso wie beim Kotzen ist mir danach hoffentlich leichter. Außerdem könnten mal irgendwelche nachfolgenden Generationen was von meinen geistigen Ergüssen haben. Vielleicht hat einer von denen auch einen so nervigen Bruder wie ich, oder Eltern, die wollen, dass man daheim mithilft, nicht ständig am Handy zockt, Bio-Essen futtert und keine Schimpfwörter verwendet. Ha! Das Tagebuch hat ein Schloss. Da kann ich reinschreiben, was ich will und schimpfen, bis sich die Balken biegen und sämtliche Schreibgeräte rot anlaufen! Ja, liebe Frau Giebler, ich weiß, dass es heißt »Lügen, bis sich die Balken biegen«, aber in *mein* Tagebuch schreib ich rein, was *ich* will!

Eigentlich wollte ich ja noch was über meine Family schreiben, denn wer weiß, wer in 200 Jahren dieses Buch mal findet und gerne wissen würde, welche Bergmanns es gegeben hat und wie die alle getickt haben. Aber sowohl meine Finger als auch der Stift glühen schon, daher: Familienvorstellung folgt morgen ...

P.S.: Vielleicht hat Mum mit diesem Tagebuch doch den richtigen Riecher gehabt, aber so ein ferngesteuerter Hubschrauber wäre auch cool gewesen!

26. Dezember, Max

Also, liebe Enkel, Urenkel, Neffen, Nichten, Männchen vom Mars oder wer auch immer mal mein Tagebuch findet, wenn ich schon lange im Seelenorbit kreise: hier mal ein kurzer Überblick über meine Familie, mich selbst und mein leider seeeehr kompliziertes Leben. Mein Name ist Max, ich war im August elf und bin offenbar anders als die anderen. Warum? Keine Ahnung! Ständig passieren mir irgendwelche komischen Dinge: Ich vergesse die Hälfte meiner Sachen, verliere die andere Hälfte, verletze mich und auch leider manchmal andere ☹ mit rekordverdächtiger Frequenz, kann einfach nicht still sitzen – das Zappeln ist nicht abzustellen, ich schwör's euch, ich checke oft nicht, wenn mich wer anspricht und: Ich befinde mich gedanklich meist in einem weit entfernten Land, und zwar im Traumland.

Dadurch nervt mich die Schule extrem, denn das sind für den Unterricht nicht gerade optimale Voraussetzungen. Dabei sind die Lehrer und die Mitschüler, abgesehen von wenigen Ausnahmen, gar nicht fies, und zu doof für alles bin ich auch nicht wirklich. Nein, es ist nur alles megamühsam für mich. Denn so sehr ich mich zu konzentrieren versuche, immer alles mitzuhaben, meine Arbeitsaufträge und die Hausaufgaben zu erledigen – es funktioniert einfach nicht. Außerdem gerate ich leider immer wieder in Situationen, die in der Schule gar nicht so gerne gesehen sind. Was sich zum einen verheerend auf meine Beurteilung für »Soziales Verhalten« auswirkt und zum anderen den Posteingang meiner Mum mit E-Mail-Fluten der Lehrer überschwemmt. Am liebsten wär ich Robinson Crusoe auf einer Insel, ohne Schule, dafür mit Abenteuern und Entdeckungen, wo ich mir mein Haus bauen und meine Waffen schnitzen müsste und ich glücklich inmitten hunderter Tiere leben könnte. Die liebe ich nämlich – allen voran meine Katze Sira und meinen Kater Moritz.

Die nächste Person, die ich nach mir gleich vorstellen muss, ist meine Mum, die eigentlich soweit ganz okay ist, aber leider die völlig verquere Vorstellung hat, meinen Bruder Smartie und mich vor den Plagen und Gefahren des 21. Jahrhunderts retten zu müssen. Gameboy, Wii, Playstation, Fernsehen, Handy-Zocken, Fast Food, langes Aufbleiben – mit anderen Worten *alles*, was Spaß macht – gibt es bei ihr für uns nur in »homöopathischen Dosen«. Das ist *ihr* Ausdruck, in der Zwischenzeit hab ich allerdings aus leidvoller Erfahrung rausbekommen, was er bedeutet!☹

Und: Sie ist superstreng!!! Wenn die »nein« gesagt hat, wissen Smartie und ich, das heißt auch »nein«. Wenn sie eine Regel aufstellt, wissen wir, da gibt's kein Hintertürchen, kein Umgehen, mit anderen Worten: kein *Entkommen*! Tja, leider, sie meint nämlich, was sie sagt – Diskussion überflüssig.

Allerdings dürfen Smartie und ich schon auch unsere Meinung kundtun, können sagen, was wir von einer Sache halten, wie wir dies oder jenes sehen, oder ob wir denken, irgendwas ist ungerecht von ihr oder Dad. Dann wird das neu besprochen oder verhandelt. Oft sehr lange, muss ich zähneknirschend zugeben. Aber wenn dann jeder einverstanden und die Regel festgelegt oder eine Sache fertig besprochen ist, dann müssen Smartie und ich uns warm anziehen, wenn wir uns nicht dran halten! Tja, eigentlich könnte ich über meine Mum noch die nächsten zehn Seiten vollschreiben oder auch fast das ganze Tagebuch, aber wie sie so tickt, werdet ihr ohnehin schnell mitkriegen, wenn ich mir in Zukunft täglich hier drin den Frust von der Seele schreibe.

Das heißt, der Nächste bitte: mein Dad. Gott sei Dank bei Weitem nicht so streng wie unsere Mum. Ich würde mal sagen, die Worte »Hunde, die bellen, beißen nicht« beschreiben ihn perfekt. Er nörgelt und schreit rum, aber wirkliche Strafen gibt's kaum – Regeln im Übrigen auch nicht. Das heißt, nein, stopp ... Regeln gibt's manchmal auch von ihm, aber da findet sich fast immer irgendein Hintertürchen. Nur manchmal reicht's sogar Dad. Wenn wir uns zum Beispiel in einem Winter schon zum 26. Mal die Schneeschaufel ausgeliehen und sie davon 24 Mal am Spielplatz stehen lassen und zwei Mal bei Opa vergessen haben, dann zieht sogar er einen Schlussstrich, und die Antwort auf Fragen nach der Schaufel lautet: »Grabt mit euren Händen!«

In solchen Situationen hat dann meist unsere Mum eine rettende Idee, wie zum Beispiel, dass wir für die Schaufel 20 Euro Einsatz bezahlen müssen, die wir nur zurückbekommen, wenn sie am Abend wieder im Geräteschuppen steht. Eigentlich sau-mühsam, aber dennoch genial, denn sonst hätten wir gar keine Schaufel. Und ganz ehrlich: Dad sollte sich auch so was einfallen lassen, dann hätten wir in der Zwischenzeit nicht schon die vierte Schaufel. Drei haben's vom Spielplatz nämlich nicht mehr zu uns zurück geschafft, weil sie sich offenbar jemand anders »ausgeliehen« hat.

Aber sonst ist unser Dad super okay. Er hat die coolsten Späße drauf, erlaubt viel mehr als Mum und spielt, tobt und »kämpft« mit uns. Er ist ein richtiges Mucki-Paket, und ich hoffe, ich sehe auch mal so aus. Momentan bietet sich bei mir allerdings eher der optische Vergleich mit einem Spaghetti an, während Dads Oberkörper die Form einer Eistüte hat. Mit Dad kann man außerdem tolle Dinge basteln, er lässt uns fast überall mitarbeiten und: Er ist nie lange böse!

Eigentlich wäre jetzt mein Bruder Smartie (»Matthias«) dran, aber auf den Vollidioten bin ich momentan so sauer, dass ich ihn lieber morgen beschreibe, sonst glaubt jeder, ich rede über ein Monster mit maximal zwei Gramm Gehirnmasse, dem ein lebenswichtiges Organ fehlt: sein *Herz*! Grrrrrr.

27. Dezember, **Max**

Na gut ... das mit dem hirn- und herzlosen Monster war ein wenig übertrieben, denn eigentlich ist Smartie ganz okay, um nicht zu sagen, mehr als okay. Genau genommen ist er wie Dad: braust schnell auf, droht an, mich zu foltern, zu ermorden, auszulöschen ... Und fünf, nein, zwei Minuten später repariert er mir schon wieder meinen Zirkel, der zum Pfeilwerfen nicht ganz so geeignet war, wie ich dachte. Oder föhnt mir mein Mäppchen aus, das ich nach der Schule zum Transportieren von Froschlaich inklusive Teichwasser benutzt hatte.

Zum Thema Schule ist zu Smartie zu sagen, dass er mindestens genauso ein Chaot ist wie ich. Bei der Vorbereitung einer Mathe-Klassenarbeit voriges Jahr fand er von 24 Übungsblättern gerade mal zwei! Trotzdem kriegt er die Schule Zillionen Mal besser auf die Reihe als ich. Der Streber braucht nur zuzuhören und behält 90 Prozent davon. Ha, davon kann ich nur träumen! Nein, nein, nicht von den

90 Prozent, sondern vom *Zuhören.* Es geht einfach nicht, Leute. So sehr ich mich auch anstrenge und mir vornehme: Jetzt hörst du mal so richtig zu, ohne Wenn und Aber. Ohne auf die Zöpfe von Alena zu schauen und zu überlegen, ob es nicht besser gewesen wäre, da ein oranges statt des doofen Barbie-Puppen-rosa Bandes einzuflechten ... und schwupp, kreisen meine Gedanken plötzlich, wie von Zauberhand gelenkt, um Zöpfe, Bänder, Rastalocken und Haarwaschalpträume. Sie sind wie ein Fischschwarm, diese verdammten Gedanken: Willst du einen zu fassen kriegen, streben alle auseinander, ganz wild, in alle Richtungen. Hast du dann doch mal einen gekriegt, ist er kaum zu halten und flutscht dir gleich wieder weg. Dann nimmst du all deine Kraft zusammen ... »Konzentrier dich, Max, konzentrier dich!« ... und wartest, bis sich all der aufgewirbelte Schlamm wieder gelegt hat (im Fischteich *und* in meinem Kopf), und schon geht das ganze Spiel wieder von vorne los: nächster angesteuerter Fisch, nächste in tausend Richtungen flüchtende Fische, nächste Schlammwolke, wieder nix mitgekriegt ...

Habt ihr eigentlich eine Ahnung, wie müüüühhhsam es ist, dieses ewige »Catch me if you can« den ganzen lieben Vormittag lang zu spielen? Und bei den Hausaufgaben am Nachmittag ist's auch nicht viel besser. Da sind's halt nicht die Zöpfe von Alena oder die neuen, coolen Schuhe von Felix, der natürlich auch die falschen Bänder drin hat. Nein, da ist es dann der Schwanz von Sira, meiner Katze, der zuckt, und ich frage mich, wovon sie gerade träumt, oder es sind die Schnurrhaare von Moritz, ihrem Bruder. Oder ich stelle mir überhaupt gleich vor, wie cool es wäre, eine Katze zu sein: den ganzen Tag nur fressen, schlafen und Mäuse jagen und vor allem KEINE SCHULE!

Mist, jetzt ist es schon wieder passiert! Eigentlich wollte ich ja Smartie beschreiben und nicht mich Loser. Denn ganz ehrlich Leute, ich bin einer, nur den anderen mach ich immer vor, dass ich der Größte bin. Ich meine, wenn die alle wüssten, dass ich's gar nicht drauf hab, wie würd ich denn dastehen? Nö, geht gar nicht. Besser immer schön auf dicke Hose machen und nicht auffliegen. Reicht schon, dass meine Mum mich durchschaut, aber die hält wenigstes dicht und spielt das Spielchen mit ... gggrrrrr, nein Max, du schreibst nicht schon wieder von was anderem, du KONZENTRIERST DICH jetzt und schreibst über Smartie.

Also Smartie, die Dritte: Tja, wie gesagt, seines Zeichen ebenfalls Chaot, aber Mathegenie von uns vier Bergmanns, was allerdings bei der Konkurrenz an Mathepfeifen in unserer Familie nicht gerade eine Auszeichnung vergleichbar mit dem Grammy ist. Denn Mum, Dad und ich sind die letzten, nein, die *allerletzten* Idioten in Mathe. Tja, was noch zu Smartie? Genau, Smartie isst gern (wenn Mum uns lassen würde, würde er sich von Burgern und Tiramisu ernähren), und er liiiiiebt Fernsehen. Und auch hier: Wenn Mum uns lassen würde, wahrscheinlich 24/7. Ja, wirklich, er würde mit Sicherheit sieben Tage die Woche 24 Stunden in den Flatscreen in unserem Wohnzimmer glotzen.

Smartie kann mir außerdem oft mega-giga-terra-mäßig auf den Keks gehen, aber wenn's drauf ankommt, verhält er sich – und das muss ich ihm zähneknirschend zugestehen – wie ein Bruder, und zwar einer von der guten Sorte. Wenn ich echten Mist gebaut habe, rennt er nicht gleich zu Mum und verpetzt mich. Nein, er hilft mir aus der Kacke wieder raus. Und wenn mein Sparschwein leer ist und wir ins Kino wollen, kann ich auf ihn zählen, außer in seinem kullern auch nur mehr acht Cent rum.

Ja, und für den Fall, dass ich mich verletze, wirklich böse verletze, wird Smartie blasser als ich. Leider passiert das richtig häufig, weil ich nicht nachdenke, bevor ich von der zwei Meter hohen Mauer vor Timmys Garten springe, in Kroatien in das Loch eines fetten Krebses greife, mit den Skiern über die höchste Schanze im Schanzenpark springe oder kurz mal austeste, ob ein Seil auf einem Spielplatz bis zum Boden reicht. So wie vor ein paar Jahren, als ich einfach das Ende des Seils gepackt habe und gesprungen bin, ohne die kleinen grauen Zellen für das einzusetzen, für das sie vorgesehen sind. Tja, das Seil hat nicht gereicht, und ich bin mit dem Kopf gegen eine Holzkante geknallt. Was soll ich euch sagen, Freunde: Plötzlich waren all die Sterne, die man in einer klaren Nacht sieht, in meinem Kopf, und mein Hinterkopf fühlte sich an, als hätte der Mann mit der Kettensäge ein Muster reingeschnitzt. Nachdem ich dummerweise einen weißen Sonnenhut trug (hey, Leute, ich weiß, gar nicht cool, aber ich war grade mal fünf Jahre alt!) und leider auch ein weißes T-Shirt, sah ich in Kürze aus wie einer von diesen fetten Fleischermeistern. Warum ziehen die eigentlich immer was Weißes an? Rot oder Schwarz wär da pflegeleichter, würd ich mal sagen.

Na, jedenfalls war Smartie plötzlich so weiß wie die Teile meines T-Shirts, die noch nicht rot waren und begann fürchterlich zu heulen. Mum checkte gleich, ob er sich auch verletzt hatte, aber nein, der heulte nur, weil ich aussah wie Lady Gaga im Fleisch-Outfit. Er war nicht mehr abzustellen und selbst, als uns ein netter Herr Eis anbot, wollte er davon nichts wissen. Erst im Rettungswagen kriegte er sich dann wieder ein, als ich schon mein und sein Eis verputzt hatte. Tja, das ist eben Smartie: Nach außen hin cool, wenn wir uns in den Haaren liegen, fies, aber wenn die Kacke am Dampfen ist, kann ich auf ihn zählen.

Eigentlich wäre die Family jetzt vollständig, aber obwohl wir nur zu viert sind, sind wir in Wahrheit zu fünft, denn es fehlt noch eine ganz wichtige Person in meinem Leben: mein Opa. Aber ich bin heute echt schon müde, und meinen Opa kann ich nicht in zwei Zeilen abhandeln. Daher mehr zu meinem Grandpa morgen ...

28. Dezember, **Max**

Ein riesiges Glück, dass Ferien sind, sonst könnte ich keine drei Sätze pro Tag hier reinschreiben. Denn während der Schulzeit sind zwei Drittel vom Tag mit Unterricht und Hin- und Herfahren ver..., ver .... ja, ich sag's ganz einfach: verkackt. Als ob nicht zwei Schultage pro Woche auch reichen würden! Und das letzte Drittel vom Tag wieder Schule, weil pauken oder Hausaufgaben machen. Dann bleibt gerade noch ein bisschen Zeit für coole Dinge wie Schätze mit meinem Metalldetektor suchen oder ganz einfach Fußball spielen oder unten am Bach ein chilliges Lager bauen – aber davon erzähl ich euch ein anderes Mal.

Jetzt kommt mal mein Opa dran. Also, tja, ich weiß gar nicht, wie ich ihn beschreiben soll, damit ihr mir glaubt, Leute. Der ist nämlich nicht so wie ein normaler Opa: alt, runzlig, hört Schlager, geht mit Stock und zittert sich einen ab, wenn er die Marathonstrecke zum Postkasten zurücklegen muss. Nein, Freunde, mein Opa ist *richtig* cool. Bis vor ein paar Jahren hatte er noch ein Cabrio, mit dem er Smartie und mich von der Schule abholte. Da hättet ihr mal die Blicke von Alex, dieser Pfeife, sehen sollen, der dachte, sein Vater ist cool, weil er ihn auf so einem Mini-Motorrad mitgenommen hat, auf dem Alex noch nicht mal hätte mitfahren dürfen.

Abgesehen vom Cabrio hat Opa auch ein Speedboot, mit dem wir jedes Jahr in Kroatien so richtig Vollgas geben. Und wenn Mum nicht die Krise kriegen und ihm die Tochterschaft (heißt das so?) aufkündigen würde, hätte er auch noch irgendeine schwere Maschine. Aber Mum hat ihm klipp und klar gesagt, sie würde ihn nicht pflegen, wenn er sich mit so einem Ding zu Schrott fährt, also hat er's dann besser doch gelassen. Ist mir auch lieber so, ich will auch nicht, dass er sich zu Schrott fährt, und nachdem er leider meine Gene hat, oder besser gesagt ich seine, ist die Gefahr der Verschrottung mega!

Außerdem braucht mein Grandpa eigentlich nicht noch mehr Flitzer, denn auch ohne irgendwelche Gefährte ist er noch mit mehr Speed unterwegs, als es das Datum auf seiner Geburtsurkunde vermuten lassen würde. Wenn wir Radausflüge machen, strampelt er sich zwar einen ab, lässt sich aber trotzdem nicht von uns abhängen (das letzte Mal waren's immerhin zweiunddreißig Kilometer!). Und auch wenn uns die Parents zum Wandern verschleppen, hält er, wenn auch ein bisschen keuchend und schnaufend, mit uns mit. Dabei ist er schon steinalt, denn er wird in diesem Jahr 78! Trotzdem: Mit Schlager und Musikantenstadl kennt er sich nullo aus, aber frag ihn was aus den Charts, und er weiß Bescheid. Hört dieselbe Musik wie Smartie und ich und wenn ich mir ein cooles Lied runterlade, will er es auch haben. Das muss aber ich für ihn machen, denn das einzige, bei dem man ihm sein Alter anmerkt, sind Computer, Smartphones und Co. In Liebesangelegenheiten ist er übrigens auch noch nicht vom Markt, denn wenn ich die Späße der Erwachsenen richtig verstehe, dann sind die Ladys ebenfalls noch ein heißes Thema für ihn. ☺

Aber bei aller Coolness krachen wir doch immer wieder aneinander. Er ist halt leider von der alten Schule und kann es einfach nicht ausstehen, wenn man ihn nicht grüßt oder Widerworte gibt, oder wenn ich ständig meine Sachen vergesse, verliere oder unabsichtlich schrotte. Ich würde ihn so gerne mal in meinen Kopf reinschauen lassen, damit er das Chaos da drin ansehen könnte, und dann würde er kapieren: Ich grüße ihn nicht deshalb nicht, weil ich ihn nicht lieb habe oder ihn ärgern will – warum sollte ich so was machen? Nein, in solchen Fällen bin ich grad wieder mal dabei, einen dieser glitschigen Gedankenfische zu fangen, der sich irgendwo im dichten Schilf versteckt hat, und ich jage ihm nach und verirr mich immer mehr, seh einen anderen Gedankenfisch, jage dem nach, bis der auch wieder weg ist, ha, da ist auch schon der nächste ... und in der Zwischenzeit hat mich mein Opa schon dreimal angeredet und ich hab's nicht gecheckt! Aber ehrlich, Leute, in solchen Situationen könntet ihr drei Stangen Dynamit, sechs Silvesterkracher und 247 Knallfrösche neben mir hochgehen lassen. ICH WÜRDE ES NICHT MERKEN! Ist so. Ich weiß, unvorstellbar, aber ist so.

Wie soll ich das Opa erklären? Für jemanden, der seine sieben Sachen in seinem Oberstübchen beisammen hat, ist das nun mal nicht nachvollziehbar. Selbst Mum, die mich so gut kennt, rastet manchmal aus, wenn sie mich schon viermal angeredet hat und ich immer noch nicht reagiere, oder wenn sie was sagt, ich sag »ja« und zehn Sekunden später frag ich sie, was sie gesagt hat. Grrrrr, da könnte ich ja selbst einen Frustschrei wie ein röhrender Elch ablassen, aber es nützt alles nix. Es ist, wie's ist, besser geht's bei mir eben nicht. Tja, und wenn ich dann geistig in irgendwelchen Venus-Nebeln rumkrebse, fällt mir natürlich gar nicht auf, dass gerade ein Gruß angesagt wäre.

Opa lässt das aber alles nicht gelten. Wenn Mum versucht, ihm zu erklären, dass ich das nicht absichtlich mache, folgt eine stundenlange Diskussion, in der beide immer lauter werden und bei Opa jedes zweite Wort »respektlos« ist. Aber wie soll ich jemandem Respekt entgegenbringen, von dem ich gar nicht merke, dass er da ist, weil mein inneres, geistiges Auge nur glitschige Gedankenfische oder bunte Bänder sieht? Manno, das Leben ist voll kompliziert ...

Kapitel 2

Alter, wozu all die Regeln?

30. Dezember, Max

Als ich vorgestern geschrieben habe, dass das Leben kompliziert ist, dachte ich: »Steigerung unmöglich«, aber ich sollte mich täuschen. Denn Mum, Dad, Smartie und ich haben fast den halben gestrigen Tag damit verbracht, Bedingungen für Silvesterkracher auszuhandeln. Auf einer Seite stand Mum, auf der anderen Dad und wir Kids. Zuerst wollte Mum uns gar keine Feuerwerkskörper kaufen lassen, aber dann haben wir sie daran erinnert, dass sie letztes Jahr versprochen hatte, uns im nächsten Jahr auch welche zu erlauben, weil einfach alle aus unserer Siedlung welche hatten und um Mitternacht wir die absolut einzigen Loser waren, die ohne Kracher dastanden. Doch Mum konnte sich daran natürlich überhaupt nicht mehr erinnern und obwohl Dad auf unserer Seite war, faselte sie ständig was von all dem verschwendeten Geld, mit dem man so und so viele hungrige Kinder sieben Kontinente weiter südlich füttern könnte. Ich hab ihr gesagt, die würden ohnehin nie satt werden, egal ob wir nur drei Knallfrösche hochgehen lassen oder ein Feuerwerk wie bei den Olympischen Spielen veranstalten.

Als sie damit nicht durchkam, ging's um die Gefahren beim Anzünden der Dinger. Stundenlange Erklärungen, wie viele Menschen sich damit schon verstümmelt oder für immer ins Jenseits befördert haben. Warum sie bei all den Erklärungen die ganze Zeit nur mich angesehen hat und kein einziges Mal Dad oder Smartie, war mir zunächst unklar – Smartie aber nicht. Der checkte bald, dass Mum eigentlich nur Angst um mich hatte und er wegen mir Nulldenker um seinen Spaß kommen würde. Also versuchte die Ratte doch glatt, einen Deal für sich alleine auszuhandeln.

Doch wenn man unserer Mum viel vorwerfen kann, aber Ungerechtigkeit gehört nicht dazu. Und es wäre eine himmelschreiende Ungerechtigkeit gewesen, wenn sie Smartie die Kracher erlaubt hätte und mir nicht. Schließlich haben wir uns dann darauf geeinigt, dass jeder von Dad zehn Euro bekommt und noch maximal zehn Euro aus seiner Sparbüchse nehmen darf, um sich Feuerwerkskörper zu kaufen. Außerdem mussten wir beide hoch und heilig versprechen, die Kracher erst am Silvesterabend um Mitternacht anzuzünden und nur, wenn ein Erwachsener dabei ist. Ich habe natürlich wieder einmal die Arschkarte gezogen und habe morgen nun Mum als Aufpasser dabei und Smartie unseren coolen Dad.

P.S.: Mum hat im Übrigen gesagt, um mit gutem Beispiel voranzugehen, wird sie ihr altes Tagebuch wiederbeleben und auch ab und an mal was reinschreiben. Ha, ihr altes Tagebuch! Das ist buchstäblich noch aus dem vorigen Jahrhundert! Ich wette, da zerfallen schon die Seiten unterm Stift. Und wer soll das in zweihundert Jahren mal lesen wollen? Außerdem hat sie sicher nicht die geniale Idee, mal zuerst unsere Familie vorzustellen, bevor sie loslegt. Bleibt nur zu hoffen, dass unsere Tagebücher mal gemeinsam gefunden werden, damit man sich in ihrem dann auch auskennt.

1. Januar, 11:00 Uhr, Mum

Wie kann man sich in seinem eigenen Kind nur so täuschen? Ich dachte, wir hatten einen Deal! Und der lautete: Erstens, die Kracher werden erst am Silvesterabend um Mitternacht gezündet und zweitens nur, wenn ein Erwachsener dabei ist. Max hat es wieder mal geschafft, beide Regeln zu brechen!

Die erste gleich, als wir gestern vom Einkaufen nach Hause kamen. Anstatt *alle* Feuerwerkskörper unten im Vorratsraum zu verstauen, hatte die kleine Ratte sich eine Hand voll Knallfrösche gekrallt und auf den Spielplatz geschmuggelt. Und dort machte offenbar nichts mehr Spaß, als Hanna, die Tochter der Lauterbachs, zu erschrecken, als sie gerade aus dem Garten kam. Die ist ohnehin so eine Stille, Schüchterne, Schreckhafte, und mit Herrn und Frau Lauterbach habe ich auch schon zwei »konstruktive Gespräche« gehabt. Soll heißen, sie haben sich, wenn auch ganz respektvoll und in höflichem Ton, über Max' Schandtaten beschwert.

Unser erstes derartiges Gespräch führten wir, nachdem Max mit dem Fahrrad des Mädels einige wilde Runden auf dem Spielplatz gedreht hatte, in einem Sandhaufen stecken geblieben und dann gegen den Baum neben dem Haufen gekippt und gestürzt war, wobei der Dynamo des Fahrrads abgebrochen war. Seine Rechtfertigung war damals, dass er das Rad »nur mal schnell ausprobieren« wollte, denn mit seinem Flohmarkt-Rad (neue Zweihundert-Euro-Räder wären bei Max dieselbe Fehlinvestition, als würde ich mein nigelnagelneues Auto für einen Stunt ausleihen) – also mit diesem Second-Hand-Rad wäre er nie über den Haufen Streusand am Straßenrand gekommen. Tja, mit Hannas Rad offenbar auch nicht, denn dann war der Dynamo ab und das linke Knie von Max sah aus wie mein Kirschstreuselkuchen: rot mit Hagelzucker drauf. Hanna stand neben ihm und weinte bitterlich. Ob wegen Max' Knie oder ihres Rads, war nicht rauszufinden. Max entschuldigte sich zwar, musste versprechen, so etwas nie wieder zu tun, und wir haben den Schaden auch ersetzt (allerdings mit den letzten Reserven aus seiner Sparbüchse), aber trotzdem: einfach zum Ausrasten!

Und drei Wochen später musste dann Hannas neues Frisbee dran glauben, das Max in den Wipfel der 20 Meter hohen Fichte neben dem Spielplatz versenkte. Bis heute steckt es dort trotz schwerer Herbststürme fest. Da sein Sparschwein damals leer war, musste er das Ding mit dem Taschengeld des darauffolgenden Monats ersetzen. Doch Hanna war traumatisiert, da das Frisbee das Autogramm des Topmodels Lena Gercke trug und das Teil somit gar nicht wirklich ersetzt werden konnte. Und nun das: erschreckt das Mädel mit Knallfröschen!

Aber das war ja, wie gesagt, nur *einer* von zwei Kracher-Regelbrüchen. Und der zweite hat den ersten echt blass aussehen lassen. Als wir nämlich um Mitternacht hinausgingen, um die Feuerwerkskörper der Jungs anzuzünden und uns die Farbenpracht über der Stadt anzusehen, erinnerte ich Max nochmals an den Deal (Kinder wie er brauchen eine mehrmalige Erinnerung an vereinbarte Regeln): Eure Kracher dürft ihr nur starten, wenn ein Erwachsener dabei ist.

Am Anfang klappte das auch wirklich gut. Max fragte mich, ob er denn schon einen anzünden dürfe, beim nächsten, ob er nun wieder einen in die Luft jagen dürfe usw. Bald waren es nur mehr Blicke zu mir, mit denen er sich vergewisserte, dass ich auch wirklich sah, was er machte.

Doch dann lief er plötzlich zum kleinen Philip, dem Sohn unserer Freunde, und ich dachte mir: »Fein, jetzt hat er doch das Interesse verloren, und ich kann all die Feuerwerke rings um uns genießen.« Da hatte ich aber die Rechnung ohne Feuerwerksmeister Max gemacht, denn gerade als ich mich mit einem Glas Sekt gemütlich auf eine Bank gesetzt hatte, vermeinte ich ihn durch die Rauchschwaden, die sich durch die Feuerwerkskörper gebildet hatten, mit einem Feuerzeug in der Hand wahrzunehmen. Und das neben dem achtjährigen Philip!

Ich sprang von der Bank, als ob ich selbst eine der Raketen im Allerwertesten stecken hätte, und nach drei riesigen Schritten stand ich hinter Max, der gerade einen von Philips Pyrokreiseln anzünden wollte. Wutentbrannt packte ich ihn von hinten, riss ihm das Feuerzeug aus der einen Hand, den Pyrokreisel aus der anderen und zeigte nur wortlos mit ausgestrecktem Arm auf die Bank auf der Wiese. Max weiß, was es zu bedeuten hat, wenn ich mit versteinerter Miene nur mehr gestikuliere und gar nicht mehr spreche. Er begann zwar, sich zu rechtfertigen, doch sobald ich meinen Arm ein zweites Mal in Richtung Bank zeigend in die Luft gerissen hatte, kapitulierte er und schlich mit gesenktem Kopf davon. Ich wollte die Stimmung nicht für alle kaputtmachen, und so habe ich gestern gar nichts mehr gesagt, aber wenn er heute aufwacht, dann gibt es ein furchtbar ernstes Gespräch!

Ich frage mich wirklich, warum Max immer und immer wieder vereinbarte Regeln bricht. Aber im Grunde genommen ahne ich die Antwort darauf ohnehin: Er hat vermutlich ADHS. In den vergangenen Jahren habe ich mir ab und zu Literatur zu diesem Thema ausgeliehen, und nach und nach verdichtet sich der Verdacht. Erst vor Kurzem habe ich in einem dieser schlauen Bücher zum Thema Regelbruch nachgelesen: »Das Verinnerlichen von Regeln und Abläufen benötigt lange Zeit.[1] Bei Kindern mit ADHS [...] um ein Vielfaches mehr, [bis] sie diese ohne weiteres Nachdenken automatisch anwenden können.«[2] Noch deutlicher wird es in einem anderen Buch auf den Punkt gebracht: »Bis Regeln richtig verinnerlicht werden, brauchen Kinder und Jugendliche mit ADHS 8 bis 16 mal länger als Gleichaltrige [...].«[3]

Warum nur, frage ich mich. Eine mögliche Antwort hat Helga Simchen: Menschen mit ADHS würde ein Botenstoff im Gehirn fehlen, worunter die Informationsweiterleitung leide. »Deshalb können sie schlecht Regeln einhalten.«[4]

Außerdem zählt Impulsivität zu den typischen ADHS-Symptomen, was häufig in Regelbruch resultiert, weil die Existenz einer Regel gar nicht bedacht wird, bevor gehandelt wird. Scherk und Kamp[5] berichten davon, dass die WHO, also die Weltgesundheitsorganisation, schon vor knapp 40 Jahren einen Diagnosekatalog für ADHS erstellt hat. Und auch die Amerikanische Psychiatrische Vereinigung hat ein derartiges Klassifikationssystem entwickelt. Das heißt: »International wird ADHS inzwischen als eine eigenständige psychiatrische Störung gesehen.«[6] Und wenn Max damals schon die Welt unsicher gemacht hätte, würde ich schwören, die hätten unseren Sohn mal einen Tag zu sich eingeladen und dann sein Verhalten in drei große Symptomblöcke[7] unterteilt, von denen jedes einzelne Symptom auf Max zutrifft.

Das heißt, wenn Max wirklich ADHS hat, ist er eigentlich ein armer Wurm, denn dann hat er offenbar eine richtige *Krankheit*. In riesigen Organisationen wie der

Weltgesundheitsbehörde oder der Amerikanischen Psychiatrischen Vereinigung setzen sich nämlich nicht ein paar Mitarbeiter, die »unerzogene Bengel« zu Hause haben, kurz mal bei einem Kaffee Latte zusammen, tauschen sich aus, machen ein Mini-Brainstorming zum Thema »Symptome bei ADHS« und klopfen dann einen schnell zusammengewürfelten Symptomkatalog in den PC. Das läuft völlig anders.

Mrs. Rogers von weiter oben in unserer Straße hat eine Cousine, die in der WHO arbeitet und die hat ihr erzählt, dass da mal zig, wenn nicht sogar hunderte Studien durchgeführt werden müssen, dann wird in verschiedenen Fachgremien diskutiert und abgewogen, was als Symptom aufgenommen wird und was nicht, dann dauert's noch mal ewig, bis der Katalog steht, und bis er dann veröffentlicht wird, vergehen wieder Monate bis Jahre. So viel Mühe machen sich nicht unzählige Mitarbeiter dieser Organisationen, und auch all die Wissenschaftler – weltweit mehrere tausend! – würden ihre Zeit nicht mit Studien zu ADHS vergeuden, wenn sämtliche Kinder mit den entsprechenden Symptomen einfach nur unerzogene Bälger wären. Nein, ich bin sicher, da steckt viel mehr dahinter als falsche Erziehung. Ich muss mal in den Online-Katalogen der diversen Universitätsbibliotheken Bücher zu den Ursachen von ADHS suchen. Bin schon gespannt, was mich da erwartet ...

1. Januar, 20:30 Uhr, **Max**

Habe ich gestern von einer himmelschreienden Ungerechtigkeit gesprochen, wenn Mum Smartie die Kracher erlaubt hätte und mir nicht? Tja, *gekriegt* hab ich sie und trotzdem war dann alles so UNFAIR!

Okay, okay, dass ich ein paar Knallfrösche auf den Spielplatz geschmuggelt hatte, war nicht wirklich »regelkonform«. Diesen Ausdruck hab ich mir gemerkt, nachdem ihn Mum bei der darauffolgenden Standpauke etwa 300 Mal verwendet hat. ☹ Aber ich hatte gerade mal fünf Knallfrösche gemopst, die ja wirklich völlig ungefährlich sind, und jeder, wirklich *jeder*, schießt am letzten Tag im Jahr auch schon untertags mit irgendwas rum. Da wollte ich eben auch ein bisschen Spaß haben, denn die Dinger um Mitternacht zum Platzen zu bringen, ist sinnlos. Da ist es so laut, dass du die ganze Zeit heimlich furzen kannst und keiner hört's. Blöd war halt, dass genau in dem Augenblick, als ich den ersten Knallfrosch auf die Straße warf, die Gartentür bei Lauterbachs aufging und die kleine Hanna rauskam. Die erschreckte sich natürlich megamäßig, was mir auch wirklich leid tat.

Einmal hat sie mir ihr brandneues Fahrrad geliehen und ich Vollpfosten hab es gleich halb zu Schrott gefahren. Weiß auch nicht, was mir damals eingefallen ist und was ich mir dabei dachte, in den Sandhaufen zu fahren ... Was ich mir dabei dachte? Nichts natürlich, wie immer. Das Denk-Programm ist bei mir in solchen Situationen einfach im Off-Modus, während das Das-muss-ich-jetzt-unbedingt-ausprobieren-Programm auf der höchsten Stufe läuft. Ggggrrr, wie soll ich das nur abstellen? Jeder schreit mich dann an: »Du blödes Kind, kannst du nicht mitdenken?«

»Nein, kann ich nicht, kann ich WIRKLICH nicht!«, würde ich am liebsten zurückbrüllen. Aber wenn ich das täte, würden erst recht alle denken, bei mir ist nicht nur *eine* Schraube locker, sondern sämtliche Rädchen im Oberstübchen kullern da oben rum wie die Münzen in einem Sparschwein, das einer wie wild schüttelt.

Ich frag mich ja oft selber, wie es sein kann, dass ich einfach wild drauf losmache, anstatt vorher mal kurz meine Festplatte hochzufahren und zu überlegen, was dieses oder jenes eigentlich für Folgen haben könnte. Meine Vermutung: Der Wunsch, irgendwas Geiles auszuprobieren, ist so groß, dass es zu einem Festplatten-Tilt kommt, alle Warnlichter ignoriert werden und ich nur noch nach dem Motto »Na dann machen wir halt mal« funktioniere. Anders kann's nicht sein.

Und, habt ihr was bemerkt, Freunde? Mein »Ich will über die Ungerechtigkeit von Silvester berichten«-Gedankenfisch ist mir schon wieder weggeflutscht. Also, zurück zum Silvestertag. Ich denke mal, die Knallfrosch-Sache hätte Mum jetzt nicht so wahnsinnig geflasht, aber um Mitternacht war die Kacke dann wirklich am Dampfen. Am Anfang war ja noch alles im grünen Bereich. Ich hab gefragt, ob ich einen Kracher anzünden darf, Mum hat genickt und ich hab losgelegt. Dann wieder einer, wieder ein Nicken, wieder anzünden, usw. Doch plötzlich sah ich, wie sich der kleine Philip mit seinen Pyrokreiseln abmühte, und da sein Vater, der ihm davor damit geholfen hatte, gerade mit seiner Mutter den Mitternachtswalzer tanzte, sprintete ich zu ihm rüber, um ihm zu zeigen, wie Männer meines Alters mit so was zurechtkommen.

Ähm, nicht ganz korrekt, Leute, eigentlich tat er mir leid, weil er sich so viel Mühe gab und die Dinger nicht zu brennen beginnen wollten. Und außerdem hatte ich auch Angst, er könnte sich selbst anzünden. Ist gerade mal acht geworden, der Kleine! Doch gerade, als ich mein Feuerzeug zur Zündschnur des ersten Kreisels halten wollte, packte mich von hinten eine Hand, die sich anfühlte wie die von Arnold Schwarzenegger in seinen besten Tagen, und ich blickte in das wutentbrannte Gesicht meiner Mum. Sie riss mir Kreisel und Feuerzeug aus der Hand und zeigte mit einem Gesichtsausdruck, der mir sagte, dass jegliche Diskussion überflüssig ist, auf eine Bank, von der aus ich mir dann den Rest der Silvesterschießerei aus der Ferne ansehen durfte. Mein einziger Versuch, mich zu rechtfertigen, verstummte in mir, noch bevor er meine Stimmritzen erreicht hatte, denn sie riss den Arm abermals hoch und ihr Blick wurde immer finsterer.

Als es dann bis 4:00 Uhr morgens lustig weiterging, dachte ich, ich sei noch mal mit einem blauen Auge davon gekommen, aber ich hätte es eigentlich besser wissen sollen. Denn wenn es ums Regeln-Einhalten und vor allem um unsere Sicherheit geht, gibt es bei unserer Mum kein Vergessen und schon gar keine Gnade. Mum erklärte mir heute dann (mindestens fünfmal, nur eben immer mit anderen Worten), dass sowohl der kleine Philip als auch ich noch nicht alt genug seien, ohne Aufsicht mit einem Feuerzeug zu hantieren. Und gerade bei Kindern wie mir sei das besonders gefährlich. Häääähhh??? »Bei Kindern wie mir«? Was, zum Henker, will sie damit sagen? Naja, wenn ich in den Untiefen meines Erinnerungsvermögens ordentlich krame, kann ich's mir schon vorstellen, aber den Gedanken will ich erst gar nicht zu Ende denken ...

Wie auch immer, ich habe versucht, ihr zu erklären, dass es geheißen hatte, ich dürfe keine *Kracher* alleine anzünden, von Kleinkind-Leuchtkram wie Pyrokreiseln sei nie die Rede gewesen. Aber sie meinte nur, dass es für einen bald Zwölfjährigen wohl klar sein müsste, dass es ums Feuer gehe und nicht darum, wie die Dinger alle heißen. Nein, nein und noch mal nein, war nicht klar. Die Adventskranzkerzen darf ich auch oft anzünden, also dachte ich, es geht um die Gefahr, die von den Dingern ausgeht, die explodieren können.

Warum können sich Erwachsene nie klar ausdrücken? Immer müssen wir Kinder erraten, was alles noch in die aufgestellte Regel reinfällt und was dann doch erlaubt ist. Das nächste Mal werde ich auch sagen, Mum kann sich gerne was aus meiner Sparbüchse nehmen, wenn ihr mal das Geld ausgeht und wenn sie dann Scheine nimmt, werd ich sagen, ich hätte nur die Münzen gemeint, weil doch klar sein müsste, dass ich ihr nicht soooo viel Geld geben würde, oder?

Kapitel 3

Drama in der Mathestunde – ein ganz normaler Schulalltag

9. Januar, **Herr Vizzani**, Mathelehrer

Du meine Güte! Das war heute wieder eine – na, sagen wir mal »Herausforderung« – in der 5B. Ich war froh, als die Stunde um war und ich aus der Klasse fliehen konnte. Und warum? Weil dieser kleine Träumer Max die 45 Minuten immer wie gefühlte 45 Stunden erscheinen lässt. Ständig ist irgendwas anderes mit diesem Vergissmeinnicht.

Zuerst kam er gleich zu Beginn der Stunde darauf, dass er sein Mathebuch nicht dabei hatte. Allerdings erst, als er die ganze Klasse mit zehn Minuten Herumkramen, Fluchen, verzweifelt Dreinschauen, wieder Suchen und noch mal Fluchen genervt hatte. Irgendwann dürfte es dann auch ihm gedämmert haben, dass das Buch weder in seinem Schulranzen noch in seinem Bankfach war. Also musste er sich zu Leo setzen, der wie er ebenfalls alleine sitzt. Im Gegensatz zu Leo *will* Max aber alleine sitzen – damit ihn nichts ablenkt. Na, wenn das nicht der Witz des Jahres wird! Damit *ihn* nichts ablenkt? *Er* lenkt *alle anderen* ab!

Jedenfalls hatte er dann endlich seine Nase in Leos Buch, doch dann ging's auch gleich los: quatsch, kicher, hüstel, lach, ... von arbeiten keine Rede. Daher ab mit Max wieder auf seinen Platz und rein mit seiner Nase in mein Buch. Ich brauche es ja ohnehin nicht, nach ein paar Jahren kennt man den Unterrichtsstoff auswendig. Damit war aber immer noch keine Ruhe eingekehrt, denn plötzlich kam diese kleine Nervensäge darauf, dass er keinen Zirkel mithatte und drehte sich in alle Richtungen, um seine Mitschüler zu fragen, ob irgendjemand vielleicht zufällig einen zweiten mithätte.

Dabei hatte ich am Vortag noch explizit daran erinnert und in weiser Voraussicht und nach einem halben Jahr Erfahrung und Dauerstress mit ihm: ihn sogar noch mal extra. Und heute saß er ohne da. Schaute zwar drein wie ein begossener Pudel, aber das nützte auch nichts, kein Zirkel, keine Winkelsymmetrale. Nach längerem Hin und Her stellte sich dann heraus, Max dürfte den Zirkel am Vortag in der 6A vergessen haben. Nachdem es aber schon genug war, dass *eine* Klasse von den Amnesieanwandlungen eines einzigen Schülers bereits mindestens ein Viertel der Schulstunde verpasst hatte, riskierte ich es nicht, ihn in die 6A zu schicken, um den Zirkel zu holen, sondern lieh ihm meinen. Doch meine Freude, die Stunde könne nun endlich beginnen, währte nicht lange, denn aus Max' Richtung vernahm ich schon wieder eindeutige Kram- und Suchgeräusche. Diesmal war's ein weißes Blatt, das fehlte. Mia lieh ihm eines, und so war dann auch dieses Problem gelöst.

Wenn ich zu diesem Zeitpunkt gewusst hätte, dass ich noch nicht mal die Hälfte aller Störungen und Unterbrechungen hinter mir hatte, ich wäre auf der Stelle zur Schulärztin gelaufen und hätte mich krankschreiben lassen. Aber ich dachte ja, nachdem Max dann endlich mit Buch, Zirkel und Papier ausgestattet war (ein Bleistift war, Gott sei Dank, in den Untiefen seines Schulranzens aufgetaucht), könnte es nun endlich losgehen. Weit gefehlt! Nach gerade mal drei Sekunden brummte es in irgendeinem Bankfach und zwar in einem, das genau in Richtung Max lag. Der bekam sofort einen hochroten Kopf, denn eingeschaltete Handys sind an unserer Schule strengstens verboten.

Nachdem ich den obligaten Klassenbucheintrag für ein solches Vergehen vorgenommen hatte, hoffte ich zum gefühlt zwanzigsten Mal in dieser Stunde, dass der Unterricht nun endlich richtig beginnen könne. Doch schon nach kurzer Zeit merkte ich, dass der kleine Dauerträumer *nichts* machte. Er starrte zum Fenster hinaus und hoffte offenbar, dass die restlichen 20 Minuten der Stunde *irgendwie* vergehen würden. Ich forderte ihn auf, nun endlich mit der Lösung der Aufgabe zu beginnen (wobei er erst auf das vierte und auch gleichzeitig lauteste »Max!« reagiert hatte). Er erschrak geradezu, als er seinen Namen hörte, schaute auf sein leeres Blatt und wunderte sich offenbar, dass noch niemand besagte Winkelsymmetralen für ihn in seine Mappe gezaubert hatte. Damit er wenigstens *eine* Winkelsymmetrale zeichnen konnte, gab ich der gesamten Klasse – die anderen hatten ihre Zeichnungen natürlich schon fertig – noch eine Zusatzaufgabe und setzte Max ein Zeitlimit von fünf Minuten für die eine Zeichnung.

Während somit alle beschäftigt waren, putzte ich die Tafel für die nächste Übung. Daher weiß ich nicht, wie das Unglück genau passiert ist. Aber plötzlich hörte ich einen schmerzerfüllten Schrei – richtig geraten: aus Richtung Max kommend – und innerhalb von Sekunden scharten sich alle um den Unglücksraben, und mir war vorerst die Sicht verstellt. Als ich dann endlich zu ihm vorgedrungen war, hatte sich sein weißer Turnschuh im Bereich der großen Zehe schon rot eingefärbt, und auch sein Gesicht war zum zweiten Mal in dieser Stunde hochrot. Diesmal allerdings nicht vor Scham, sondern vor Schmerz, und ich sah ihm an, dass er am liebsten losgeheult hätte. Neben seinem Fuß am Boden lag mein Zirkel, wobei die Spitze noch im Schuh steckte.

Ich wusste zuerst gar nicht, worüber ich mehr verärgert sein sollte: über meinen kaputten Zirkel, die erneute Störung oder die Tatsache, dass ich wegen ihm in diesem Jahr schon zum vierten Mal ein Unfallprotokoll ausfüllen musste. In gereiztem Ton forderte ich Max auf, mit dem ruhigen Hermann zur Schulärztin zu gehen und verständigte seine Mutter. Die war ganz gelassen. Offenbar ist sie von ihrem kleinen Chaoten Schlimmeres gewöhnt. Weniger gelassen war allerdings ich, als ich sah, dass die kleine Ratte in mein Buch gezeichnet hatte! Und nicht etwa eine Winkelsymmetrale. Nein, mein Buch ist nun verziert mit drei Schwertern, zwei Strichmännchen und einem Rennauto. Morgen knöpf ich mir das Kerlchen vor, so viel steht fest!

Was ist nur mit diesem Kind los? Offenbar steht wieder mal ein intensives Gespräch mit den Eltern an. Die Mutter ist zwar immer sehr bemüht, sieht ein, dass ihr Kind extrem anstrengend ist und nimmt den Burschen auch ordentlich an die Kandare, aber ich denke, hier sollte mal ein Psychologe zu Rate gezogen werden. Denn nach meinem Dafürhalten hat Max ADHS. Keine Ahnung, ob den Eltern das bewusst ist. Aber wenn dem so ist, kann man hier Abhilfe schaffen. Medikamente sollen da wahre Wunder wirken.

Vor ein paar Jahren hatte ich schon einmal einen »Max« in einer Klasse, von der ich Klassenlehrer war. Da ließen es die Eltern einfach laufen, erwarteten von der Schule überall Verständnis für ihr ach so armes Kind, das doch eine Krankheit hatte, und dachten wirklich, das Kind müsste von den

Lehrern durch die Schule getragen werden. Aber so kann es nicht gehen. Es können doch nicht die Lehrer allein die ganze Arbeit übernehmen. Das muss eine *Zusammenarbeit* zwischen Lehrkräften und Eltern sein, ein Miteinander. Da müssen alle an einem Strang ziehen und nicht die Eltern in die Laissez-Faire-Richtung und die Schule in Richtung Leistungserbringung und Regeleinhaltung. Wobei die Bergmanns vielleicht gar nicht wissen, was mit ihrem Kind los ist, aber vielleicht liege auch ich mit meiner Vermutung ja falsch.

9. Januar, Max

Eijeijei, was für ein Tag! Deutsch, Englisch, Bio und Sport gingen ja gerade noch so, aber die heutige Mathestunde war der Super-Gau. Also, um gleich mal eines klarzustellen: nicht weil der Mathelehrer so ein Vollpfosten ist (der ist eigentlich mehr als okay) und auch nicht etwa, weil ich nichts gecheckt habe. Nein, nein, der Ursprung des heutigen Horrors liegt ganz woanders. Ich hatte, wie so oft, fast alles vergessen, was ich gebraucht hätte, um einigermaßen vernünftig arbeiten zu können.

Es begann schon mit dem Mathebuch. Ich hätte schwören können, dass ich es gestern eingepackt habe, doch als ich es in der Schule herausnehmen wollte, war es weg. Weg! Wie von Zauberhand verschwunden! Dass das Ganze nichts mit Zauberei zu tun hatte, merkte ich erst, als ich am Nachmittag heimkam und es auf dem Tisch neben meinem Mäppchen und meinem Pausenbrot liegen sah. Dann fiel es mir wieder wie Schuppen von den Augen: aber ja doch, genau! Ich wollte das Pausenbrot so verstauen, dass nichts fettig werden würde, wenn die Box doch ein kleines Leck haben sollte (tja, Leute, auch ich denke ab und an mal mit!). Doch dann sah ich am Tisch den ferngesteuerten Hubschrauber stehen, den mir mein Dad (aus Mitleid wegen des Tagebuches) nach Weihnachten doch noch gekauft hatte und wollte nur eine klitzekleine Runde damit im Wohnzimmer drehen. Was ich dabei allerdings nicht bemerkt hatte, war, dass Dad gestern Abend offenbar eine neue Lampe über dem Sofa montiert hatte, die um einiges tiefer hing als die andere. Prompt knallte ich natürlich mit dem Hubschrauber dagegen, wodurch sich ein Rotorblatt lockerte.

Ja, Leute, ihr ahnt es schon ... Anstatt also meinen Schulranzen fertig zu packen, versuchte ich das Rotorblatt zu fixieren. Und Smartie, diese Pissbirne, sagte mir zwischendurch kein einziges Mal die Zeit an. Erst als für die Strecke zum Bus, für die man circa fünf Minuten braucht, nur mehr drei Minuten blieben, sagte dieser Zeitlupendenker mir, ich solle mich endlich anziehen. In der ganzen Hektik blieb dann die Hälfte der Schulsachen auf dem Tisch liegen.

Anfangs ging mir in der Mathestunde allerdings nur das Buch ab, und da ich ja so sicher war, dass ich es am Vorabend eingepackt hatte, suchte ich überall – und zwar gründlich. Bis es Herrn Vizzani reichte und er mich neben Leo setzte, damit wir beide in dessen Buch schauen konnten. Keine gute Idee, dachte ich mir gleich, denn Leo und ich könnten nie und nimmer zu einem Stare-Down-Contest antreten. Wir brauchen einander nur anzusehen, und schon müssen wir loslachen. Außerdem hat Leo immer die geilsten Storys auf Lager. Mann, was der alles darf ... soooo eine coole Mutter!

Doch gerade, als er mir erzählen wollte, welchen genialen Film er gestern Nacht um elf noch ansehen durfte (23:00 Uhr! Die Uhrzeit kenn ich im Wachzustand nur von Silvester!) – also gerade, als er mir von dem Film erzählen wollte, spürte ich die Hand von Herrn Vizzani auf meiner Schulter, der behauptete, mich bereits dreimal aufgefordert zu haben, mit dem Schwätzen aufzuhören und wieder zurück auf meinen Platz zu gehen. Dreimal? Nie und nimmer. Der ist wie meine Mum. Die behauptet auch immer, sie hätte mich schon so und so oft angesprochen. Dad im Übrigen ebenfalls. Und auch Smartie schreit mich dann oft an und fragt, ob ich das Duschwasser vom Vortag noch in den Ohren hätte. Wenn ich es so recht bedenke, sagen mir das auch eine Menge anderer Leute: Meine Tante, mein Opa, viele Lehrer, und selbst Leo hat sich darüber schon beschwert. Manno, die Antwort auf die Frage, ob ich eventuell wirklich immer erst angeschrien werden muss, bis ich checke, dass jemand mit mir spricht, will ich gar nicht wissen ...

Also jedenfalls musste ich wieder auf meinen Platz zurück, und Herr Vizzani gab mir sein Buch. Gerade wollte ich durchatmen, denn ich wusste, auf meinem Platz, wo mich kein anderer stört, kann ich am besten arbeiten, als mir dämmerte, dass ich zum Zeichnen von diesen absolut sinnlosen Winkelsymmetralen einen Zirkel brauchen würde. Also begann ich wieder zu suchen. Doch alles, was ich fand, war ein abgekauter Bleistift, der aussah, als hätte er das letzte Mal Kontakt mit einem Spitzer gehabt, als ich noch in der Grundschule war.

Was blieb mir also anderes übrig, als Carina um einen Zirkel zu bitten, da die immer alles in doppelter Ausführung dabei hat. Doch gerade als ich mich zu ihr umdrehen wollte, spürte ich zum zweiten Mal in dieser Stunde die Hand von Herrn Vizzani auf meiner Schulter. Nachdem ich ihm gebeichtet hatte, dass ich meinen Zirkel nicht finden konnte, musste ich mir natürlich eine Standpauke darüber anhören, dass er uns – und mich dann sogar noch mal extra – ausdrücklich daran erinnert hatte, einen einzupacken. Alter, *eingepackt* hatte ich ihn ja! Ehrlich! Aber das konnte ich ihm natürlich nicht sagen, denn dann hätte er mich logischerweise gefragt, wie es denn sein könne, dass der Zirkel dann nicht hier sei. Und ehrlich, Freunde, was hätte ich ihm antworten sollen, wenn ich es selbst nicht wusste?

Also erklärte ich ihm, ich hätte ihn offenbar in der vorigen Stunde in der 6A vergessen. Dass er mich nicht dorthin schicken würde, um ihn zu holen, wusste ich. Unfall- und Unfuggefahr zu groß! Mit einer Eselsgeduld, für die er wirklich den Nobelpreis verdient hätte, gab Herr Vizzani mir dann seinen Zirkel. Der sah zwar aus, als hätte Kopernikus schon damit gezeichnet, aber besser als gar kein Zirkel.

Also: Winkelsymmetrale. Doch irgendein mir offenbar nicht wohlgesonnener Mathe-Gott hatte es heute auf mich abgesehen, denn ich merkte, ich hatte kein einziges weißes Blatt mehr. So leise ich konnte, zischelte ich zu Mia rüber, ob sie mir ein Blatt Papier leihen könnte, was sie auch tat. Der Mathelehrer merkte es zwar, wies uns dafür aber nicht zurecht.

Als dann allerdings wenige Sekunden später mein Handy in meinem Bankfach vibrierte, sagte er auch nichts, sondern streckte nur wortlos seine Hand danach aus und nahm mit finsterer Miene den gefühlt 125. Klassenbucheintrag für mich in diesem Schuljahr vor. Eingeschaltete Handys sind in unserer Schule ein absolutes No-Go, und ich hatte völlig vergessen, es auszuschalten.

Aber dann, endlich: Handy weg, Buch, Zirkel, Blatt, Bleistift ... alles vorhanden. Nun *hätte* es losgehen können. Doch es wollte mir einfach nicht klar werden, wieso Mathebuch und Mäppchen überhaupt fehlten! Ich hatte das alles am Vortag eingepackt, zum Geier! War es möglich, dass ich meinen Schulranzen nicht fest verschlossen und ich das ganze Zeug auf dem Schulweg verloren hatte? Horror! Meine Sparbüchse war ohnehin schon leer, und Mum würde mir das alles nie und nimmer nachkaufen. Oder hatte mir irgendein Spaßvogel aus meiner Klasse das Zeug mal kurz versteckt? Aber so etwas wäre nicht wirklich lustig, so was würde keiner aus meiner Klasse machen. Die Kinder in meiner Klasse mögen mich alle, nur will keiner mit mir zu Gruppenarbeiten eingeteilt werden. »Wieso eigentlich?«, fragte ich mich ...

Plötzlich hörte ich von ganz weit weg, dass jemand meinen Namen rief. So ein Mist! Hatte ich etwa geträumt? Alter, ich war ganz wirr im Kopf und brauchte erstmal einige Sekunden, um zu wissen, wo ich überhaupt war. Ach ja, richtig, in der Klasse. Und was war Sache? Ach ja, die Winkelsymmetralen. Schnell ein Blick in meine Mathemappe ... hatte ich überhaupt schon etwas gezeichnet? Noch mal Mist, natürlich nicht! Jedenfalls keine Winkelsymmetrale. Allerdings hatte ich schon ein cooles Auto, einige Strichmännchen und drei Schwerter ins Buch gemalt.

An Herrn Vizzanis Gesichtsausdruck merkte ich, dass jetzt sogar ihm bald der Kragen platzen würde. Mit einer Stimme, die meinen Verdacht bestätigte, bellte er: »Max, du hast jetzt die letzte, und zwar die *allerletzte* Chance, diese verdammte Winkelsymmetrale zu zeichnen. Ich gebe dir exakt fünf Minuten dafür.« Und zur Klasse: »Die anderen machen inzwischen die Zusatzübung auf Seite 45.«

»*Zusatz*übung« – ha! Das hat er bestimmt nur so betont, um mir zu zeigen: »Die haben alle schon die gesamten fünf Beispiele erledigt und nun sind nur mehr *zusätzliche* Übungen für sie übrig, während *du* noch nicht mal begonnen hast!«

»Fünf Minuten. Der tickt doch nicht mehr richtig«, dachte ich mir. »So lange brauch ich schon, bis ich den antiken Zirkel richtig eingestellt habe!« Ich drehte und schraubte, doch das Ding war wohl schon im vorigen Jahrhundert eingerostet. Beim letzten Versuch flutschte mir das Teil dann ganz aus der Hand und landete – mit der Spitze voran – in meinem Schuh. Um genau zu sein: in meinem großen Zeh. Ich schrie auf – ganz uncool, ich weiß –, aber Leute, das schmerzte, als ob ... als ob ... genau! Als ob mir jemand einen Zirkel in den Zeh gerammt hätte! Mein weißer Turnschuh war in Sekunden so rot wie damals das T-Shirt, als ich mir auf dem Spielplatz den Kopf aufgeschlagen hatte. Alle scharten sich nun um mich herum, um nur ja nichts von dem Schauspiel zu verpassen. Nun war der Mathelehrer wirklich sauer, denn es war nicht das erste Mal, dass er wegen mir ein Unfallprotokoll schreiben musste. Mit vor Zorn bebender Stimme schickte er mich zur Schulärztin. Als Bodyguard wählte er Hermann, die Spaßbremse, aus (hat noch nie Mist gebaut und seit Schulanfang gerade mal dreimal gelacht).

Für mich war die Horrorstunde dann aber auch endlich vorbei. Ich war froh, dass ich die Klasse verlassen konnte, denn in der Zwischenzeit hatte der Lehrer bestimmt bemerkt, dass sein steinalter Zirkel kaputt war. Möglicherweise wäre der sogar noch viel wert gewesen. Mein Dad hat auch mal eine Nähmaschine von irgendwelchen Urahnen zum Altwarenhändler gebracht und dafür ganz schön abkassiert. Na, wenigstens habe ich das Buch nicht ruiniert, sonst wäre ich wirklich im A***. Das Buch von Herrn Vizzani! Ach du heilige Kacke! Das war ja sein Buch! Und ich hab da reingekritzelt! Am besten ich stell mich für den Rest der Woche krank, sonst geht der Horror morgen dort weiter, wo er heute aufgehört hat, denn ratet mal, was ich in der ersten Stunde morgen habe: Mathe!

9. Januar, Mum

Na toll, wieder einmal ein Anruf aus der Schule! Natürlich wegen Max, nicht wegen Smartie. Hat's zum vierten Mal in diesem Schuljahr geschafft, sich zu verstümmeln. Das war allerdings nicht alles, was mir der Mathelehrer erzählt hat: Er hatte *alles* vergessen, unser kleiner Hans-guck-in-die-Luft. Außerdem schaute er ständig nur zum Fenster hinaus, arbeitete nicht mit, störte den Unterricht, weil er immer wieder quasselte und rumkramte und, wie so oft, zigmal angesprochen werden musste, bis er endlich reagierte. Und damit nicht genug. Zu allem Übel hat er auch noch in das Buch des Mathelehrers reingekritzelt!

Als ich Max am Abend zur Rede stellte, wie er es geschafft hatte, alles, wirklich *alles* für Mathe zu vergessen, zappelte er von einem Bein auf das andere, und ich ahnte schon, dass er irgendetwas ausgefressen oder zumindest wieder mal eine Regel missachtet haben musste. Und ich sollte recht behalten. Hatte in der Früh doch glatt mit seinem Hubschrauber gespielt, anstatt sich auf seine morgendlichen Pflichten zu konzentrieren.

Wenn ich nicht immer mehr davon überzeugt wäre, dass Max eine wirkliche Krankheit hat, hätte ich ... Nein, ich sag lieber nicht, was ich am liebsten hätte, denn sonst hab ich allein schon für die Vorstellung davon das Jugendamt am Hals.

Wie war das noch mal mit den ganzen Symptomen von Symptomblock A[1] der WHO? Vielleicht hilft es, die noch mal anzusehen, um mich zu beruhigen. Als ich nachschlage, bekomme ich das Gefühl, die waren in den Klassen von den zigtausend Max Bergmanns auf diesem Globus, als sie diesen ersten von drei Blöcken zusammengestellt haben. Für die heutige Mathestunde würden die einzelnen Symptombeschreibungen meiner Meinung nach allerdings wie folgt ergänzt gehören:

1. *Beachtet häufig Einzelheiten nicht oder macht Flüchtigkeitsfehler bei den Schularbeiten, bei der Arbeit oder bei anderen Tätigkeiten.* Na ja, dazu kam's ja gar nicht, denn die Fehler hätten sich ja erst einschleichen können, wenn er seine Arbeitsmaterialien mitgehabt hätte und es überhaupt zu Arbeit im engeren Sinne gekommen wäre.

2. *Hat oft Schwierigkeiten, längere Zeit die Aufmerksamkeit bei Aufgaben oder Spielen aufrechtzuerhalten.* Also beim Spielen ist Aufmerksamkeit bei Max kein Thema, aber bei *Hausaufgaben* klinkt er sich spätestens nach fünf Minuten geistig aus!

3. *Scheint häufig nicht zuzuhören, wenn andere ihn ansprechen.* Hier sollte noch hinzugefügt werden: »Und

wenn er angeschrien wird, meist auch nicht« – Herr Vizzani kann's bestätigen.

4. *Führt häufig Anweisungen anderer nicht vollständig durch und kann Schularbeiten, andere Arbeiten oder Pflichten am Arbeitsplatz nicht zu Ende bringen (nicht aufgrund von oppositionellem Verhalten oder Verständnisschwierigkeiten).* Siehe Symptom Nummer 1, denn die heutige Mathestunde hat gezeigt, dass Arbeiten nicht nur nicht zu Ende geführt werden, sondern dass damit oft erst gar nicht begonnen wird.

5. *Hat häufig Schwierigkeiten, Aufgaben und Aktivitäten zu organisieren.* Naja, wenn unter »organisieren« zu verstehen ist, dass nicht Vorhandenes irgendwie beschafft werden soll, hat die heutige Mathestunde bewiesen, dass Max im »Organisieren« Meister ist, aber die meinen wohl das »Organisieren«, bevor man mit etwas beginnt und nicht dann, wenn andere mit der gestellten Aufgabe schon fast fertig sind. Ich glaube, ich sollte Herrn Vizzani den Symptom-Katalog schicken, damit er sieht, dass Max eigentlich gar nichts für sein Verhalten kann.

6. *Vermeidet häufig oder hat eine Abneigung gegen oder beschäftigt sich häufig nur widerwillig mit Aufgaben, die länger andauernde geistige Anstrengung erfordern (wie Mitarbeit im Unterricht oder Hausaufgaben).* Vielleicht ist die Idee, dem Mathelehrer die Symptomliste zu schicken, doch nicht so genial ...

7. *Verliert häufig Gegenstände, die er/sie für Aufgaben oder Aktivitäten benötigt (z.B. Spielsachen, Hausaufgabenhefte, Stifte, Bücher oder Werkzeug).* Dieser Satz muss

eindeutig auf »Verliert oder vergisst« häufig Gegenstände ausgebessert werden (Zirkel, Papier, gespitzten Bleistift und vor allem Schulbücher!). Und zum Thema Verlieren: Irgendwo habe ich ein Foto von Max' Mäppchen zwei Wochen nach Schulbeginn. Darauf ist zu erkennen, dass nach 14 Schultagen nicht ein einziger neuer Stift drin war, sondern Max hatte offenbar sämtliche, irgendwo auf dem Klassenzimmerboden herumliegenden Stifte als Ersatz für seine verlorenen eingesammelt, damit er wenigstens irgendetwas zum Schreiben hatte.

8. *Lässt sich oft durch äußere Reize leicht ablenken.* Oder auch durch innere! Wieso würde er sonst ständig träumen und nichts, absolut nichts rund um sich mitkriegen? Vor allem, wenn er angesprochen wird, womit sich der Kreis zu Symptom Nr. 3 wieder schließt. Außerdem war er auch sicher im Traumland, als er in das Buch des Mathelehrers gemalt hat, denn selbst wenn ich momentan furchtbar sauer auf ihn bin, muss ich ihm zugestehen, dass er so etwas niemals absichtlich machen würde.

9. *Ist bei Alltagstätigkeiten häufig vergesslich.* Na, dazu später noch mehr, denn wenn ich zu dem Thema jetzt zu schreiben anfange, sitz ich morgen früh noch hier ...

Was mir für die heutige Mathestunde allerdings noch fehlt, ist dieses »Regelbrechen aus Vergesslichkeit bzw. Unüberlegtheit«. Nein, halt, das gehört ja in Symptomblock C. Dazu muss ich auch noch mal in den Büchern nachlesen, denn immer und immer wieder haben wir Situationen, in denen Max eine klar aufgestellte und schon mehrmals besprochene Regel nicht einhält und mir dann einfach der

Geduldsfaden reißt. Gott sei Dank ist der Mathelehrer eine wirkliche Perle, denn laut Mitteilungshefteinträgen hat Max sein Handy schon mehrmals nicht ausgeschaltet, und das immer in der Stunde von Herrn Vizzani. Oder er ist der einzige, der sich die Mühe eines Eintrags macht, was bedeuten würde ... nein, besser nicht darüber nachdenken!

Ich glaube, ich sollte mich nicht nur über die Symptome, sondern auch über die Ursachen von ADHS informieren, vielleicht bringe ich dann mehr Verständnis für unseren kleinen Zappelphilipp auf. Denn wenn ADHS eine Störung ist, die Verhaltensweisen auslöst, für die Max kaum was bis gar nichts kann, dann muss ich einfach ein wenig geduldiger mit ihm sein und darf ihn auch nicht mehr ganz so viel bestrafen.

Kapitel 4

Mum und Dad im Lesefieber über ... ja, was eigentlich?

16. Januar, Mum

Also, meine Vermutung, dass Max eigentlich bedauernswert ist und für all die Probleme, die er sich und allen rund um sich ständig bereitet, eigentlich nicht wirklich was kann, hat sich heute bestätigt. Denn schon bei der Suche nach Büchern zum Thema habe ich erkannt, dass es sich eher um ein medizinisches als ein erziehungstechnisches Problem handeln dürfte. Karin Schleider z. B. schreibt, dass sich »in neueren Studien [...] bei ADHS-Kindern tatsächlich Entwicklungsanomalien im Gehirn feststellen [ließen].«[1]

Und in dem Werk *ADHS – Kindheit und Jugend, Schule und Familie* ist zu lesen:

> Wir wissen heute, dass die ADHS auf einer hirnorganischen Mangelfunktion des kortikalen-strialen Netzwerkes und auf einer dysfunktionalen Informationsverarbeitung zwischen Frontalhirn und Basalganglien beruht. [Außerdem] spielt auch die Hemmung von Impulsen und deren Auswirkung auf das Arbeitsgedächtnis eine entscheidende Rolle.[2]

Oh Gott, bitte noch mal langsam für die Normalsterblichen wie mich. ... Okay, das heißt, dass das Gehirn teilweise nicht so funktioniert, wie es funktionieren sollte und dass die Verarbeitung von Information zwischen verschiedenen Bereichen im Gehirn nicht so abläuft, wie das bei normal arbeitenden Gehirnen der Fall ist. Auch können Impulse nur schwer kontrolliert werden, was wiederum die Funktion des Arbeitsgedächtnisses beeinträchtigt. Wenn Max also ADHS haben sollte, dann ist er wirklich ein armer Wurm! Dass er sich nicht richtig unter Kontrolle hat und sozusagen für sein Verhalten nichts kann, habe ich immer schon gefühlt, aber jetzt sehe ich es schwarz auf weiß. Doch es kommt noch besser, denn auch mit zwei Botenstoffen im Gehirn läuft bei Personen mit ADHS einiges anders, als es sollte und mit der Durchblutung stimmt ebenfalls etwas nicht:

> Neurochemische Studien belegen, dass bei ADHS eine Dysregulation von zwei Botenstoffsystemen besteht (Dopamin und Noradrenalin). Schon vor über 20 Jahren zeigte sich zudem durch Untersuchungen mit bildgebenden Verfahren eine Minderdurchblutung des vorderen Aufmerksamkeitssystems im Stirnhirn [...] und in einem Bereich, der wie eine Art »Gangschaltung« für die Aufmerksamkeit funktioniert. Bei ADHS besteht aber eine vermehrte Durchblutung in den sensomotorischen Rindenfeldern, d. h., dass ein solches Kind quasi wie ein zu hoch drehender Motor zu schnell »überschießt«, wenn es auf etwas reagiert, [und so] Kraft schlecht regulieren kann.[3]

Mann oh Mann, schon wieder so kompliziert – können die nicht in normalem Deutsch schreiben? Aber es nützt nichts, mich interessiert das zu sehr, also quäle ich mich durch und übersetze mir das: Offenbar haben Verfahren wie Computertomografie und Magnetresonanztomografie gezeigt, dass mit zwei Botenstoffen im Gehirn irgendetwas nicht passt. Außerdem scheint durch die schlechte Durchblutung in dem einen Gehirnbereich die Aufmerksamkeit zu leiden, während die zu starke Durchblutung in dem anderen Bereich für die Hyperaktivität und die schlecht dosierte Kraft verantwortlich sein dürfte. Scherk und Kamp berichten sogar, dass bei Menschen mit ADHS »spezielle Regionen wie das Kleinhirn und das Stirnhirn [...] bis zu 12% kleiner [sind]. Diese Unterschiede treten schon im Kindesalter auf.«[4]

Wichtig sei allerdings, dass es keinen Unterschied zwischen Gehirngröße und Leistung gebe, d.h. Menschen mit ADHS unterscheiden sich in ihrer Intelligenz keineswegs von Menschen ohne ADHS: »Die ADHS steht in keiner Beziehung zu einer intellektuellen Minderbegabung.«[5] Das Gehirn von Menschen mit ADHS würde lediglich

> beim Lösen von Testaufgaben [...] andere Netzwerke von Gehirnregionen [benutzen], wie man durch psychologische Tests in Verbindung mit Untersuchungen im Computer- oder Kernspintomografen weiß. Dies bedeutet jedoch nicht zwangsläufig, dass das Gehirn zu anderen Ergebnissen kommt. Der Weg dorthin erfordert aber [...] mehr Energie, die Arbeit wird nicht effizient erledigt.[6]

Insgesamt, so Karin Schleider, würde all dies zeigen, »dass es bei ADHS tatsächlich zu messbaren Funktionsstörungen im Gehirn kommt, die eine Erklärung für das unkonzentrierte, unkontrollierte und ›gedankenlose‹ Verhalten der Kinder liefern.«[7] Das Pech, das diese Heranwachsenden hätten, sei nur, »dass man ihnen ihre partielle Hirnunreife nicht ansieht.«[8]

Das muss ich am Abend Harald vorlesen! Der explodiert in Abständen von etwa 30 Sekunden, wenn er mit Max etwas gemeinsam repariert oder bastelt, weil unser armer ADHS-Zwerg oft gar nicht bei der Sache ist, dann oft impulsiv – also ohne vorher nachzudenken oder zu fragen – irgendwo hingreift, dort schließlich mit viel zu viel Kraft rumschraubt, draufschlägt oder etwas umbiegt und dabei immer wieder etwas zu Bruch geht. Vielleicht hat

Harald dann für Max' wirklich mühsame Art etwas mehr Verständnis, überhaupt, wenn ich ihm zeige, dass in den zwölf Büchern, die ich mir zum Thema ausgeliehen habe, überall mehr oder weniger dasselbe steht! Ups, jetzt nenne ich ihn sogar schon »ADHS-Zwerg«, als ob ich Psychologin wäre und genau wüsste, dass er an dieser Störung leidet, aber je mehr ich lese, desto sicherer werde ich mir!

16. Januar, Dad

Heute hat Doris mir gleich einen ganzen Stapel ADHS-Bücher auf den Schreibtisch gelegt. Da soll ich mal reinschauen, wenn ich Zeit habe. Wenn ich Zeit habe? Davon hätte ich mit Sicherheit mehr, wenn Max, dieser Unglücksrabe, nicht ständig etwas in unserem Haus ruinieren würde! »Ups, das ist mir passiert«, den Spruch höre ich mindestens zehnmal pro Tag. Und selbst an seinem langen Schultag, dem Montag, bringt er's auf bestimmt fünfmal. Hätte mal gerne einen Hunderter für jedes »Ups, das ist mir passiert«, dann bräuchte ich nie wieder in die Firma!

Nun ja, es ist mir ohnehin nichts anderes übrig geblieben, als zumindest eines der Bücher mal kurz durchzublättern und Teile davon zu überfliegen, denn Doris ist überzeugt davon, dass Max an ADHS leidet. Und wenn sie sich was in den Kopf gesetzt hat, gibt es kein Entrinnen. Also habe ich das Buch hergenommen, das oben gelegen hat und siehe da: Volltreffer! Nach schon zwei Minuten bin ich auf den Bericht einer Lehrerin über ein Kind mit ADHS gestoßen und habe meinen Augen nicht getraut. Denn nicht nur, dass ich dort schon allein aufgrund der Verhaltensweise, die diese Lehrerin beschrieben hat, dachte, ich lese etwas über mein eigenes Kind, nein, das Kind, über das die Lehrerin einen Bericht schrieb, hieß auch noch Max!

> **Bericht einer Lehrerin der 5. Klasse Realschule**
> Max ist sehr leicht ablenkbar und in hohem Maße unkonzentriert. Er stört nicht bewusst, sondern ist ständig mit Dingen beschäftigt, die nicht zum Unterricht gehören und hält auch andere Schüler vom Unterricht ab, wenn er nicht alleine sitzt.[9]

Ich konnte es nicht fassen! Die muss bei unserem Max in der Klasse gewesen sein! Aber es kam noch besser:

> Max ist völlig unorganisiert, vergisst ständig Arbeitsmaterial, häufig seine Hausaufgaben und verliert alles, vom Schreibzeug bis zu Kleidungsstücken. [...] Wenn man Max wegen seines Verhaltens tadelt, scheint ihn dies zu treffen, er zeigt Einsicht und hat wohl auch ernsthaft die Absicht, an sich zu arbeiten. Allerdings gelingt es ihm nicht, seine Vorsätze umzusetzen.[10]

»Mann oh Mann«, murmelte ich in mich hinein, »da scheint es ja tatsächlich noch andere Kinder zu geben, die nicht nur so heißen, sondern auch so ticken wie unser Jüngerer!« Ich hab dann gleich das ganze Buch in einem Stück gelesen und dachte auf jeder Seite – nein, bei nahezu jedem Satz: »Die beschreiben da unser Kind!«

Als Max am Abend von der Schule heimkam, hab ich unseren Sturzpiloten und Träumepeter mit völlig neuen Augen gesehen. Ich hab ihn gleich ganz fest in die Arme genommen und wollte ihn gar nicht mehr loslassen. Natürlich hat er mich angesehen, als hätte mir in der Firma einer den Laptop an die Birne geknallt, denn normalerweise bin ich nicht der Kuschelbär-Typ, zumindest nicht mit Max. Auf den bin ich nämlich oft so stinksauer, dass mir eher nach Po-Versohlen als nach Kuscheln zumute ist.

Naja, er kann seine aufgestauten Aggressionen zumindest beim Spaßkämpfen mit mir ausleben, obwohl das meist auch in einer Katastrophe endet. Normalerweise rangeln wir zu dritt, und mit Smartie gibt's nie Probleme. Nur Max weiß einfach oft nicht, wie er seine Kraft dosieren muss und wo die Grenzen sind. So lange, bis ich dann auch einmal härter zupacke und dann gibt's regelmäßig Geheule. Interessant, genau darüber habe ich auch heute etwas in dem Buch gelesen: »[Ein Kind mit ADHS] bewegt sich gern, turnt und hampelt herum, kann beim Toben [...] kein Ende finden, sich nicht ›herunterregulieren‹, d. h. die lustige Balgerei mit Papa abends endet im Geschrei.«[11]

Genau! Jedes Mal dasselbe Theater, aber es beruhigt zu wissen, dass ich nicht der einzige Vater mit diesen Problemen bin ...

Max scheint diese Rumbalgerei aber wirklich zu brauchen – und zwar noch viel mehr als Smartie. Bewegung scheint für ihn wirklich viel wichtiger zu sein als für andere Kinder seines Alters. Doris und ich haben das schon recht früh bemerkt und gerade deshalb ist Doris auch extrem restriktiv mit sämtlichem »Elektronik-Kack«, wie sie es nennt. Immer wieder sagt sie: »Diese ›Entwicklungsbremsen‹ stehlen wertvolle Zeit zum Rausgehen und machen auch süchtig, sodass normale, sinnvolle Beschäftigungen bald uninteressant werden, weil die Kids das Gefühl haben, Fußballspielen, Skateboarden, mit Freunden in ein Schwimmbad fahren würde genau umgekehrt ihnen die Zeit für Tablet, Handy, Playstation und Fernseher stehlen«. An Schultagen gibt's daher maximal 30 Minuten mit derartigen Geräten, am Wochenende – und auch dann nur, wenn's gerade regnet – eine Stunde. Sonst sind die Jungs immer draußen. Und das wollen sie eigentlich auch. Gerade für ein Energiebündel wie Max ist das, wie gesagt, Gold wert. Wenn der an Regentagen mal mehr Zeit als gewöhnlich vor dem Fernseher sitzt oder mit irgendwelchen Elektronik- aber auch Brettspielen verbringt, wird er gegen Abend immer unausstehlicher. Oft rennt er dann im strömenden Regen mit Smartie noch für eine Runde Fußball raus. Und dann kommen beide später wieder ganz happy rein, sind ausgepowert, haben einen Bärenhunger und scheinen innerlich irgendwie ausgewogen zu sein.

Nur habe ich das Gefühl, dass dieses Viel-Zeit-in-der-Natur-Verbringen von klein auf forciert werden muss. Wenn man versucht, einen Vierzehnjährigen an die frische Luft zu schicken, der seine gesamte Kindheit nur hinter dem Tablet verbracht hat, kann man's vergessen. Unsere beiden waren immer schon täglich stundenlang draußen, und als Smartie zu Beginn der Pubertät Anstalten machte, lieber in seinem Zimmer rumzulungern, hatte Doris klare Worte: »Raus mit euch beiden! Bevor ihr nicht zwei Stunden draußen wart, braucht ihr gar nicht reinzukommen.« Max war's recht, nur Smartie hatte offenbar keinen Bock. Doch nach vier, fünf derartigen Situationen hatte es Smartie anscheinend gedämmert, dass er sich danach wirklich ausgeglichener und wohler fühlt, und seither geht er wieder ohne Nörgelei raus.

Zu Doris' Verteidigung muss ich allerdings sagen, dass sie damals mit Smartie auch einige Gespräche geführt hat, in denen sie ihm erklärt hat, dass Bewegung an der frischen Luft wirklich große Bedeutung für die körperliche und geistige Entwicklung hat und dass es für sie ja eigentlich einfacher wäre, ihn einfach machen zu lassen. Aber er sei ihr nun mal wichtig genug, sich den ewigen Diskussionen um Computer, Tablet etc. und dem Rausgehen zu stellen. Und das dürfte irgendwie angekommen sein bei ihm. Oder liegt es daran, dass es über exzessiven IT-Gebrauch und Bewegung an der frischen Luft bei Doris ohnehin kein Rumdiskutieren gibt …

Kapitel 5

Wie ich wieder mal für Einpack-Chaos und Abfahrtspannen gesorgt habe

30. Januar, Mum

Uff, endlich ein halbes Schuljahr um! Wenn ich mir allerdings ausrechne, dass von acht Gymnasiumjahren gerade mal ein Sechzehntel geschafft ist, weiß ich nicht, worüber ich mich freue ... Egal, positiv bleiben. Morgen geht's erst mal ab in die Winterferien zum Skifahren. Wenigstens ist das etwas, das Max wirklich gut kann. Stellt sich auf die Bretter und zischt runter wie ein Profi. Und auch Smartie fährt wie eine Eins.

Vorher ging's heute allerdings noch ans Kofferpacken, und da mussten die Jungs wieder mithelfen. Ich sehe nicht ein, dass ich immer alles für uns vier einpacken soll. Kontrollieren muss ich natürlich danach bei beiden das Ganze auf Vollständigkeit, denn auch Smartie kann mal was vergessen. Und wenn allein Max fürs Packen zuständig wäre, dann hätten wir im Winter wahrscheinlich Badehose und Angel mit dabei, aber die Ski würden fehlen. Trotzdem, irgendwann müssen die Jungs mal anfangen, Verantwortung zu übernehmen.

Also hab ich vor zwei Jahren beiden eine Liste mit den Dingen, die sie einpacken müssen, in die Hand gedrückt und geschaut, was passiert. Smartie war damals schon in Nullkommanichts fertig, doch mit Max gestaltet sich das jedes Mal extrem mühsam. Und heute war's nicht anders. Als ich 30 Minuten, nachdem ich ihm seine Packliste gegeben hatte, seine Zimmertür aufmachte, um zu sehen, wie weit er war, saß er doch glatt an seinem Schreibtisch, hielt die Liste in der einen Hand und ... seinen Hubschrauber in der anderen!

In der ersten Sekunde wusste ich nicht, auf wen ich mehr sauer sein sollte. Auf Harald, weil er ihm diesen Zankapfel gekauft hatte, oder auf Max, weil er wieder einmal nicht das tat, was man ihm aufgetragen hatte. Auf die Frage, was er bereits zum Einpacken herausgesucht hat, kam zuerst einmal sein typischer Rudi-Ratlos-Blick, der mir verriet, dass er nicht mal wusste, *ob* er denn überhaupt schon etwas aus seinem Schrank genommen hatte. Als ihm dämmerte, dass noch kein einziges Kleidungsstück auf seinem Tisch lag, folgte auf den Rudi-Ratlos-Blick ein schreckerfüllter Blick, der wohl sagen sollte: »Oh weh ich hab' schon wieder was anderes gemacht, als ich sollte«.

Nach einer umständlichen Erklärung, warum er mit dem unheilbringenden Fluggerät spielte, anstatt seine Urlaubssachen herauszulegen, fragte ich ihn, wie lange er seiner Einschätzung nach brauchen würde, wenn er jetzt mal wirklich *konzentriert* alles von der Packliste zusammentragen würde. »Zehn Minuten!«, kam als Antwort. Da ich wusste, dass das unrealistisch war, gab ich ihm exakt 15 Minuten, um die Liste abzuarbeiten, mit der Drohung, sein neues Snowboard, das er zu Weihnachten bekommen hatte, würde zu Hause bleiben, wenn er auch nur eine Minute länger brauchen würde. Und siehe da, mit einem Mal ging's.

Ich habe oft wirklich das Gefühl, dass Kinder wie Max einen gewissen Druck brauchen, um bei der Sache zu bleiben. Am Abend las ich dann noch mal in dem Buch nach, mit dem ich heute Morgen auf dem Weg zur Arbeit begonnen hatte. Dort wurde von einer ähnlichen Situation berichtet. Es ging zwar nicht ums Einpacken sondern ums Aufräumen, aber die Szene hätte für Max geschrieben worden sein können:

> Ein solches Kind geht in sein Kinderzimmer, hat dabei eigentlich keine Lust [aufzuräumen], aber weil es jetzt eben sein muss, beginnt es. Reizoffen wie es ist, ergreift es nun ein Auto.
> An diesem Auto wird es entdecken, dass doch ein Rädchen da nicht in Ordnung ist und ihm fällt sofort ein, dass es noch ein anderes, ähnliches Auto zum Reparieren hat. Das ist rot und liegt irgendwo anders im Zimmer. Impulssteuerungsschwach wie es ist, läuft das Kind jetzt über seinen ganzen »Krempel« und beginnt an einer anderen Ecke nach dem Auto zu suchen. Beim Suchen fällt ihm in den Blick, was es schon lange gesucht hat, der blaue Feuerwehrmannhut des Playmobilmannes. Und es wird sofort die Autos fallen lassen. In dem Moment kommt die Mutter herein und sieht ihr Kind mit diesem Feuerwehrmannhut in der Hand wieder über alles hinwegsteigen, um an einer anderen Ecke den Playmobilfeuerwehrmann zu suchen, der dazu gehört. Sie sagt, »Du sollst doch aufräumen und nicht spielen!«[1]

Ja genau! Setzen wir einfach statt »Auto« oder »Playmobilfeuerwehrmann« das Wort »Hubschrauber« ein und statt »aufräumen« nehmen wir »packen«, und schon könnte ich wieder mal denken, die Autorin war heute Abend im Zimmer unseres Sohnes.

30. Januar, Max

Leute, das Leben ist anstrengend, es ist unglaublich! Sogar Urlaub ist anstrengend. Zumindest wenn man eine Mum hat, die meint, man müsste seinen Kindern schon im Kleinkindalter sämtliche Überlebensstrategien fürs Erwachsensein beibringen! Jaaa, ich weiß, dass ich kein Kleinkind mehr bin, soviel check sogar ich, aber Smartie und ich mussten schon als Mini-Zwerge ganz schön viel mithelfen, und je älter wir werden, desto mehr wird das.

Mum hat dafür die tollsten Sprüche parat: »Auch Männer müssen mal allein einen Haushalt führen können!« oder »Schaut euch mal um unter den Kindern und Jugendlichen heute. Die können mit 18 noch keinen Geschirrspüler einräumen, geschweige denn eine Waschmaschine befüllen.« Ja, okay, aber wer braucht das mit zehn Jahren schon? Oder aber das unnötigste Argument von allen: »Eure Freundinnen werden's mir mal danken«. Ha! Da kannst du bei mir lange warten, liebe Mum. Hab Wichtigeres zu tun, als mit irgendwelchen Mädchen rumzuknutschen, wenn's Fahrräder, Taschenmesser, Fußbälle und Pfeil und Bogen gibt!

Aber genug der ekeligen Blicke in die Zukunft, kommen wir zu gestern Abend zurück. Seit einiger Zeit drückt Mum uns vor jedem Urlaub eine Liste in die Hand, auf der die Dinge stehen, die wir einpacken sollen. Smartie, der Streber, hat das Zeug in gefühlten zwei Minuten fertig, und diesmal hat er großkotzig nicht mal Mums Liste genommen, sondern doch glatt behauptet, er sei mit 13 alt genug, um zu wissen, was er in einem Skiurlaub braucht. Und siehe da, noch mal Streber, denn er hatte, wie sich später herausstellte, nur eine

Reserveskibrille vergessen (auch er verliert immer wieder Dinge!), sonst fehlte nicht die kleinste Kleinigkeit.

Und wie lief's bei mir *mit* der Liste? Nicht so gut, ehrlichgestanden. Denn obwohl ich mir geschworen hatte, die Liste besser gar nicht erst aus der Hand zu legen, um nicht vom Einpacken abgelenkt zu werden, kam's dann doch anders. Denn ich musste zuerst mal einiges Schulzeug inklusive meiner letzten Deutsch-Klassenarbeit zur Seite räumen, um Platz auf meinem Schreibtisch zu schaffen. Eigentlich hätte ich die Arbeit seit drei Wochen unterschrieben abgeben sollen, aber sie war so genial geworden, dass ich sie gar nicht wieder hergeben wollte.

Naja, nicht ganz korrekt, Leute. Genial war sie zwar geworden, aber um ehrlich zu sein, hatte ich sie nicht mehr gefunden, denn auf die einzig leere Seite von dem zusammengefalteten A3-Blatt hatte ich einen Masterplan für ein selbst gebasteltes ferngesteuertes Auto gezeichnet, das ich aus dem Motor meines ersten ferngesteuerten Hubschraubers bauen wollte. Den hatte ich im Herbst nämlich drei Minuten, nachdem ich ihn ausgepackt hatte, zu Schrott geflogen. Ich war damals am Boden zerstört, und Opa, der mir das teure Ding geschenkt hatte, gelobte, mir ab jetzt nur noch unverwüstliche Gummiteile zu geben …

Egal, jedenfalls überflog ich die Klassenarbeit noch mal – hab mich also mit *Schulischem* beschäftigt! – und war so richtig stolz, dass es außer Sport noch ein zweites Fach gibt, in dem ich glänze, als mir auf der Rückseite meine eigene private Autobastelanleitung auffiel. Dabei schaute mir das Wort »Hubschrauber« entgegen, und ehe ich mich's versah, hatte ich plötzlich mein neues Fluggerät von Weihnachten in der Hand. Dad hatte mir nämlich nach irgendeinem

Sinneswandel vor ein paar Tagen meinen Hubschrauber repariert und heute, nachdem der Leim nun endlich trocken war, in mein Zimmer gebracht. Er hatte mir zwar halbherzig gesagt, ich solle damit ja nicht wieder im Haus rumfliegen, aber wenn Dad was sagt, meint er's ja meist nicht so. Und selbst wenn er's so meint, weiß ich, es gibt außer ein bisschen Gemeckere keine Strafen.

Also wollte ich, wie unlängst in der Früh, nur mal *ganz kurz* schauen, ob das Teil nun wirklich wieder funktionierte, als plötzlich die Tür aufgerissen wurde und meine Mum im Zimmer stand. Ihr Blick erinnerte mich an die Silvesterkracher-Situation und verriet nichts Gutes. Eigentlich hatte ich mit Geschrei und Strafen gerechnet, doch mit den Oldies muss in den vergangenen zwei Wochen irgendwas passiert sein. Denn wie in letzter Zeit schon einige Male, atmete Mum nur zweimal tief durch und verlangte mit relativ ruhiger Stimme zu wissen, wie es denn sein könne, dass ich mit meinem Hubschrauber statt mit dem Einpacken beschäftigt sei. Nach meiner umständlichen Erklärung fragte sie mich, wie lange ich zum Heraussuchen meiner Sachen brauche, wenn ich mich nun endlich *konzentrieren* würde. Um sie nicht noch wütender zu machen, als sie trotz nach außen gespielter Ruhe innerlich vermutlich war, sagte ich: zehn Minuten. Mum gab mir 15 – Gott sei Dank –, drohte aber an, mein neues Snowboard würde daheim bleiben, wenn ich dann nicht fertig wäre. Gerade als ich mit ihr eine Diskussion über »Strafen, die mit der Tat in Zusammenhang stehen« anfangen wollte, hob sie die Hand in ihrer typischen Weitere-Diskussionen-überflüssig-Art, und ich begann zähneknirschend mit meiner eigentlichen Arbeit.

Den Urlaub ohne Snowboard vor Augen, bemühte ich mich auch wirklich, bei der Sache zu bleiben. 15 Minuten sollten selbst für einen Träumepeter wie mich ausreichen. Außerdem rief Mum alle paar Minuten vom Wohnzimmer hinauf »Wie kommst du voran?«, was mich letztendlich wahrscheinlich vor dem Schlimmsten rettete, da ich gegen Schluss der ganzen Packaktion mit meinem Kater Moritz zu spielen begonnen hatte. Also eigentlich hatte ich ja gar nicht mit ihm gespielt, sondern mich um seine verletzte Pfote gekümmert. Mum macht das viel zu selten, weil sie zu viel um die Ohren hat (z.B. mich ans Weitermachen erinnern ☹).

Als ich dann die Stimme von Mum hörte, hatte ich schon mindestens drei Minuten lang Moritz' Pfote untersucht. Also brachte ich ihn schnell in Smarties Zimmer und machte ihm dort ein kuschliges Nest in dessen Decke. Dann tupfte ich noch etwas Heilsalbe auf die verletzte Stelle und entschuldigte mich bei ihm dafür, ihm seinen warmen Platz in meinem Bett weggenommen zu haben. Wenn Moritz denken und sprechen könnte, hätte er allerdings mit Sicherheit Verständnis für die Ablenkungsgefahr gehabt, die von ihm ausging und sogar angeboten, mir beim Packen zu helfen. Noch dazu, wo ich ihm schon einmal das Leben gerettet habe … aber davon zu erzählen, würde jetzt zu lange dauern. Jetzt muss ich ins Bett, denn morgen heißt's: früh aufstehen. Mum will nämlich immer schon weiß Gott wann weg, damit sie ja die erste am Lift ist. Vollkommen falscher Ehrgeiz, als ob das ein Wettbewerb wäre! Ich hoffe, Opa vergisst Moritz' Pfote nicht. Seit drei Tagen eitert die nämlich, und er kann nur dreibeinig rumhumpeln. Am liebsten würde ich ihn mitnehmen!

31. Januar, Dad

Und da soll man nicht ausrasten! Eigentlich wollten wir heute schon um 5:00 Uhr früh wegfahren, damit wir um spätestens 9:00 Uhr auf der Piste stehen, aber Max hat wieder mal alle Pläne auf den Kopf gestellt. Dabei: Weggekommen wären wir ja um 5:00 Uhr, aber von 9:00 Uhr Skifahren trotzdem keine Spur. Und am Verkehr lag es nicht!

Alles hatte so gut angefangen. Am Vortag hatte ich schon das Auto gepackt, außer Max' Skischuhe und sein Snowboard. Musste wieder seinen Sturschädel durchsetzen, unser Mister-ich-weiß-was-ich-will-und-das-krieg-ich-auch (Smarties Ausdruck!). Die Skischuhe sollten nicht ins Auto, denn dann wären sie beim Lift eiskalt. Als ob sich die bei vier Stunden Autofahrt nicht aufwärmen würden. Nein, tun sie nicht, im Kofferraum ist's nicht warm.

Also statt langer Diskussionen habe ich Max dann erlaubt, seine Skischuhe in der Früh ins Auto zu tragen. Nachdem derzeit in der Nacht bis zu minus zehn Grad sind, dachte ich, es sei möglicherweise besser so, sonst würde er beim Skifahren wieder den ganzen Tag über kalte Füße jammern. Tja, und das Snowboard durfte nicht ins Auto, weil es nigelnagelneu ist und jemand die Skibox in der Nacht aufbrechen könnte. Na, da sei die Gefahr, dass er am Skiort aufgrund von Vergessen statt von Diebstahl schließlich ohne Board dastehen würde, unverhältnismäßig höher, erklärte ich ihm. Doch er blieb dabei: Das Ding sollte im Vorzimmer stehen bleiben, da sei es sicher und könne auch nicht vergessen werden, wenn es an der Eingangstür lehnte. Eigentlich hätte ich's besser wissen müssen, aber Max kann so ermüdend sein mit seinem ewigen Diskutieren, dass ich einfach nachgab. Was für ein Fehler!

Als wir in der Früh aufstanden, lehnte das Board natürlich nicht mehr dort, nur fiel das im üblichen Aufbruchstress niemandem auf. Jeder zog sich schnell an, schnappte sich seinen Rucksack, Doris noch den Laptop, Smartie die Kaffeemaschine, die Doris immer mithaben muss, Max wurde ein Sack mit »Last-Minute-Dingen« in die Hand gedrückt und los ging's. Im Auto hakten wir dann noch mal die wichtigsten Dinge ab: Licht abgedreht? Geschirrspüler leer? Katzendosen hergerichtet? Kein Mist in den Mülleimern? Wunderbar, alles hatte geklappt.

Doch meine aufkommende Urlaubsfreude sollte nicht lange währen, denn als wir ungefähr 15 Minuten auf der Autobahn hinter uns hatten, schrie Max plötzlich so laut auf, dass ich vor Schreck beinahe das Auto neben uns rammte. Kreidebleich teilte er uns mit, er habe das Board und seine Skischuhe vergessen. Wie immer hatte er natürlich tausend Begründungen parat, wie es dazu kommen konnte, doch ich hörte gar nicht mehr hin und schwor mir, mich beim nächsten Mal gegen diesen kleinen Gartenzwerg durchzusetzen!

Nachdem wir gerade eine Ausfahrt verpasst hatten, mussten wir weitere 15 Minuten Richtung Urlaubsort fahren, die ganze Zeit in dem Wissen, dass es leere Kilometer waren. Gegen 6:00 Uhr waren wir dann wieder vor unserer Gartentür, und Max schlich wie ein begossener Pudel ins Haus, um das Board zu holen. Während ich das dann in der Skibox verstaute, lief er noch mal rein, um die Skischuhtasche zu holen, die natürlich nicht in den Kofferraum durfte, sondern unbedingt bei seinen Füßen stehen musste, wo es schön warm war.

20 Minuten später waren wir wieder auf der Autobahn, und ich entspannte mich gerade zum zweiten Mal an diesem Tag, als ich plötzlich ein vertrautes Geräusch wahrnahm, das ich im Auto aber nicht ganz zuordnen konnte. Doris musste es auch bemerkt haben und warf mir einen Blick zu, der sagte: »Hast du auch gehört, was ich gehört habe? Aber *das* kann ich doch gar nicht gehört haben!« Und noch bevor ich die wortlose Frage beantworten konnte, vernahm ich das Geräusch erneut. Und diesmal war ich mir sicher, mich nicht geirrt zu haben: Es miaute irgendwo im Auto!

Wenn ich nicht gerade gute 135 Sachen drauf gehabt hätte, ich hätte eine Notbremsung hingelegt, bei der sich Sebastian Vettel noch was hätte abgucken können. Doris drehte sich zu Max um, und mir zeigte ein Blick in den Rückspiegel, dass wir uns nicht getäuscht hatten. Max saß mit knallroter Birne und angsterfülltem Blick da und wollte irgendwas sagen, aber selbst ihm verschlägt es in gewissen Situationen die Sprache und DAS WAR SO EINE SITUATION. Die Laute, die aus seinem Mund drangen, glichen eher einer Schnappatmung als Worten, was unsere schlimmsten Vermutungen zur Gewissheit werden ließ: Max hatte Moritz mitgenommen.

Die Ironie dieser Namenskombination wurde mir in diesem Augenblick zum ersten Mal so richtig bewusst. Da, bitte, Herr Busch, noch eine Geschichte, die Sie den Streichen der beiden hätten hinzufügen können! Hatte diese kleine Chaos-Maschine auf zwei Beinen doch glatt unseren Kater mitgeschmuggelt! Wenn jemand einen Comic von dieser Situation gezeichnet hätte, so viel grauen Stift hätte der gar nicht gehabt, um all den Rauch und Dampf aus meiner Nase und meinen Ohren darzustellen! Dasselbe galt für Doris. Ich konnte förmlich die kleinen Rädchen in ihrem Gehirn beim Ausdenken all der Strafen und beim Formulieren der Standpauken rattern hören, die sie unserem Unruhestifter wieder halten würde. Max' Gesichtsfarbe hatte in der Zwischenzeit von Dunkelrot auf das zweite Mal Kreidebleich innerhalb einer Stunde gewechselt und selbst im Rückspiegel konnte ich erkennen, dass er Tränen in den Augen hatte.

Eine Erklärung verlangte ich dennoch, und *diesmal* hörte ich zu: Moritz habe eine eitrige Pfote und Opa könne es nicht zugemutet werden, mehrmals täglich zu uns nach Hause zu gehen und die Wunde einzucremen. Außerdem würde Moritz trotz Verletzung den ganzen Tag rumstreunen und sich noch eine Infektion holen. Im Quartier am Urlaubsort sei er sicher. Auf die Fragen, wer denn die Pfote versorgen würde, wenn wir von 9:00 Uhr bis 17:00 Uhr auf der Piste wären und in welchem Zimmereck Moritz bitteschön seine großen und kleinen Geschäfte verrichten sollte, hatte unser Schlaumeier natürlich sofort eine Antwort parat: Da wir immer direkt an der Piste wohnen, würde er alle drei Stunden ins Quartier fahren, und als Katzenklo würde eine Pappschachtel reichen, die man mit Streu füllen könne, zu bekommen in jedem Laden im Skiort.

Als ich gerade darüber nachzudenken begann, ob wir Moritz tatsächlich mitnehmen sollten, was ja de facto geheißen hätte, dass Max wieder einmal seinen Kopf durchgesetzt hätte, übernahm Doris das Kommando und somit die Entscheidung. »Nächste Ausfahrt rechts raus!«, bellte sie. Bei dem Ton wusste auch Max: Diskussion überflüssig. Also *wieder* ab nach Hause. Ich wäre spätestens jetzt weich geworden, denn in der Zwischenzeit hatte Max angefangen, leise auf der Rückbank vor sich hinzuschluchzen. So sauer ich auf ihn war, jetzt tat er mir wirklich leid. Wahrscheinlich machte er sich schreckliche Sorgen um Moritz und fürchtete auch alle möglichen Strafen, vor allem den Verlust seines Snowboards.

Nach zehn Minuten eisiger Stille im Wagen – Moritz dürfte wieder eingeschlafen sein – unterbrochen von einzelnen kleinen Schluchzern, brach Doris das Schweigen. Offenbar hatte sie einige Zeit gebraucht, bis sie ihrer Stimme wieder traute. Sie erklärte Max, mit Opa sei ausgemacht, dass er Moritz zu sich nehmen würde, sobald wir weg seien. Er würde ihn nicht hinauslassen, alle paar Stunden Heilsalbe auf die Verletzung auftragen, und wenn die Pfote nicht in zwei Tagen besser sei, würde er mit ihm zum Tierarzt fahren.

Es war, als hätte man einen Schalter bei Max umgelegt: Sein Gesicht »entfaltete« sich im wahrsten Sinn des Wortes, und beide Mundwinkel reichten fast bis zu seinen Ohren. »Moritz«, rief er, »mein Moritz!«, und knuddelte die Skischuhtasche, in der er Moritz mitgeschmuggelt hatte, so sehr, dass Smartie sie ihm mit den Worten aus der Hand riss: »Gib den Kater her, du Vollidiot, der braucht ja gleich einen Ganzkörpergips und nicht nur eine Heilsalbe!« Smartie öffnete dann – nach einer Rüge von Doris für den »Vollidioten« – vorsichtig den Reißverschluss und ließ Moritz zumindest ein bisschen die Gegend betrachten. Max hätte ihn mit Sicherheit zur Gänze aus der Tasche rausgelassen, und keine zehn Sekunden später wäre er bei mir unterm Bremspedal eingeklemmt gewesen. Und dann hätte nicht nur Moritz einen Ganzkörpergips gebraucht ...

Am Abend im Quartier war ich Max fast dankbar für die Verzögerungen, denn durch das zweimalige Zurückfahren konnten wir erst kurz nach 11:00 Uhr mit dem Skifahren beginnen, was für den ersten Urlaubstag und zum »Aufwärmen« des Körpers ohnehin ganz gut war.

Bei den Liftfahrten, bei denen wir zu zweit waren, unterhielten Doris und ich uns fast ausschließlich über Max. Doris bereute es beinahe schon, vor einem halben Jahr ihren Segen zu den beiden kleinen Katzen gegeben zu haben, und auch ich hatte meine Zweifel, denn immer und immer wieder vergisst Max über dem Spiel mit den Katzen irgend einen »Auftrag«. Doch nach all dem, was wir bisher gelesen haben, wissen wir beide, wie wichtig Tiere gerade für Kinder wie Max sind. Vor allem Katzen wirken mit ihrer Dauerschlaferei, dem Schnurren und dem Streichelbedürfnis unheimlich beruhigend. Tiere (zumindest die mit Fell) sind auch ausnehmend knuddelig, und wenn Kuscheln mit Mum und Dad aufgrund von »unvorteilhaften Stimmungslagen« gerade nicht angesagt ist, kann man das Tier nach Herzenslust drücken und sich bei ihm auch gleich ausweinen. Außerdem – ganz wichtig für Doris – helfen Tiere Kindern, Verantwortung zu übernehmen. Sie müssen gefüttert werden, man muss auf sie Rücksicht nehmen, dafür sorgen, dass sie bei Bedarf zum Tierarzt kommen, im gegebenen Fall daran denken, Medikamente zu verabreichen, bei Katzen darauf achten, dass keine Fenster gekippt sind, die Türen immer offen bleiben, um sie nicht einzusperren etc. Und schließlich *brauchen* Kinder wie Max einfach ein Haustier. Das fühlte ich bei Max immer schon, und es wurde mir bestätigt, als ich letzte Woche in einem der ADHS-Bücher etwas zum Thema »außergewöhnlich starke Tierliebe« gelesen habe. Ich hatte das Buch und noch drei andere zur Thematik eingepackt und las Doris am Abend die betreffende Textstelle vor: »Häufig und typischerweise zeigt sich [bei Kindern mit ADHS] eine ausgeprägte Liebe für Tiere und Natur [...].«[2]

Und ein paar Seiten weiter vorne im selben Buch war zu lesen, dass Menschen mit ADHS auch nicht zögern, ihr Leben für ein Tier einzusetzen.[3] Richtig, auch diese Situation hatten wir schon mal, als Max ... aber dazu ein anderes Mal, mir fallen nach diesem turbulenten Tag schon langsam die Augen zu!

31. Januar, **Max**

Tja Leute, das war heute wieder einmal ein typischer Max-macht-mal-kurz-Chaos-Tag. Versteht mich nicht falsch, ich mache ja nicht *absichtlich* Chaos, auch wenn böse Zungen das immer wieder behaupten. Es passiert einfach! Warum ausgerechnet mir? Keine Ahnung, wenn ich das wüsste, würd ich's abstellen, das könnt ihr mir glauben! Es ist megaanstrengend und auch ganz schön deprimierend, ständig niedergemacht zu werden und dann Entschuldigungen bzw. Erklärungen abliefern zu müssen, wenn die Dinge wieder mal aus dem Ruder gelaufen sind. Teilweise hören die anderen mir gar nicht mal mehr zu. So wie Dad heute.

Aber alles schön von vorne: Wir fuhren ja heute Morgen, zu einem Zeitpunkt, zu dem andere Menschen gerade mal schlafen gehen ☹, in den Urlaub. Dad hatte das Auto schon am Vortag gepackt, doch ich hatte mich geweigert, meine Skischuhe über Nacht in der Eiseskälte zu lassen. Außerdem hatte ich Angst, dass jemand mein geiles Board aus der leicht aufzubrechenden Skibox mopsen könnte. Also musste das auch im Haus bleiben. Um es in der Früh aber nicht zu vergessen, lehnte ich es gegen die Eingangstür. Normalerweise ein idiotensicherer Trick – ja, selbst für Idioten wie mich – aber die Methode hätte nur funktioniert, wenn es dort auch stehen geblieben wäre.

Blieb es aber nicht. Denn als ich mich bereits eine Stunde in meinem Bett hin- und hergewälzt und sogar schon Mum und Dad zu Bett gehen gehört hatte, wusste ich plötzlich, was mich nicht einschlafen ließ: die Angst um Moritz und Sira. Nein, nicht wegen Moritz' Pfote, obwohl mir das auch die ganze Zeit durch den Kopf ging. Der Grund, warum ich nicht schlafen konnte, war vielmehr der, dass ich im Unterbewusstsein gefühlt haben muss, dass von meinem gegen die Eingangstür gelehnten Snowboard eine gewisse Gefahr für meine beiden geliebten Stubentiger ausging. Was, wenn sie das Ding beim Toben rammen würden und es auf eine der beiden drauffallen würde? Von der gebrochenen Pfote bis zur toten Katze war da alles drin. Manno, warum hatten Mum und Dad nicht daran gedacht? Oder Smartie, der offenbar doch nicht ganz so smart ist, wie sein Name vermuten lassen würde. Aber mich »Zeitlupendenker« nennen!

»Na wartet nur, morgen im Auto werd ich euch mal erklären, wer da die Zeitlupendenker sind«, dachte ich mir, schlich runter, nahm das Board und legte es in mein Zimmer direkt neben die Skischuhtasche. Die Skischuhtasche! Es schoss mir ein wie ein Blitz in den Kopf! Da offenbar ich für Moritz die Verantwortung übernehmen musste, weil alle anderen drei Familienmitglieder mit viel wichtigeren Dingen wie Packen, Aufräumen oder Mir-Standpauken-Halten beschäftigt waren, musste *ich* handeln! Auf Zehenspitzen verließ ich noch mal mein Zimmer und machte mich auf die Suche nach Moritz.

Der kleine Rumstreuner war aber drinnen nirgendwo zu finden. Also blieb mir nichts anderes übrig, als mich mitten in der Nacht aus dem Haus zu schleichen und nach ihm zu rufen. Da ich keine Zeit verlieren wollte, schlüpfte ich nur in meinen Bademantel und stieg mit bloßen Füßen in meine Winterstiefel. Wenn Mum oder Dad mich bei minus neun Grad um knapp vor Mitternacht im Badeoutfit draußen erwischt hätten, dann ... nein, die Vorstellung ist zu grausam, da krieg ich ja noch bei dem Gedanken an »Scream« oder »Scary Movie« weniger Gänsehaut (ich kenn zwar nur das Cover der DVDs, aber das reicht schon).

Egal, was tut man nicht alles für den süßesten Kater der Welt! In sicherer Entfernung vom Haus begann ich ihn zu rufen – und hatte Glück. Schon beim dritten »Moritz« kam er dahergelaufen und schmiegte sich an meine Beine. »Der Kater passt zu mir«, dachte ich, »ich hör – angeblich – auch immer erst beim dritten Mal.« Schnell schnappte ich meinen Kuschelwuschel und trug ihn ganz vorsichtig, ohne dabei an die verletzte Pfote zu kommen, in mein Zimmer. Dort wärmten wir uns dann beide in meinem Bett auf.

Um sicherzugehen, dass Moritz in den nächsten fünf Stunden nicht vor Hunger an meiner Zimmertür zu kratzen beginnen würde, holte ich noch eine Schüssel mit Futter aus der Küche, und auch einige extra Päckchen Katzenfutter, die ich in die Skischuhtasche stopfte. So war sie weich und würde Moritz morgen bei der Fahrt keine Druckstellen verursachen, denn das war mein Plan: Moritz sollte in den Urlaub mitkommen, und ich würde ihn in der Skischuhtasche ins Auto schmuggeln. Die Skischuhe brauchte ich ohnehin nicht, ich wollte sowieso in einem Kurs Snowboarden lernen und auf meinem supergeilen Board die Pisten unsicher machen. Um geruchsintensive Unfälle durch Moritz für die nächsten paar Stunden zu vermeiden, holte ich auch noch das Katzenklo in mein Zimmer. Für einen angeblichen Nix-Checker hatte ich alles erstaunlich gut geplant – so dachte ich zumindest. Was mir bei meinem Masterplan nämlich noch gefehlt hätte, wäre eine Betäubungsspritze für Moritz gewesen. Aber schön der Reihe nach ...

Als mein Wecker in der Früh losging, dachte ich, ich wär schon in den Bergen und die Pistenraupe wär über mich gerollt, so kaputt war ich. Trotzdem, ich musste schnell aus dem Bett, damit Mum nicht reinkam, das Board sah und möglicherweise auch noch die Skischuhtasche runtertrug, in der ich ja Moritz verstecken wollte. In Nullkommanix war ich angezogen, rief aus meinem Zimmer, dass ich gleich unten sei, hob Moritz vorsichtig in die Tasche und versteckte die Skischuhe unter meinem Bett. Doch gerade, als ich Board und Tasche schnappen wollte, rief meine Mum von unten hoch, ob ich denn meine beiden Lesebücher für die Schule eingepackt hätte. Au weia! Die hatte ich nicht mal daheim, die waren noch in der Schule! Dabei hatte sie mich mindestens dreimal daran erinnert, sie mitzunehmen. Was nun?

Aber zum zweiten Mal innerhalb von fünf Stunden bewies ich, dass ich meine netten Kosenamen, die sich allesamt auf mein Denkvermögen beziehen, zu Unrecht besitze. Ich rief zu Mum runter, ich hätte die Bücher mit, was nur eine halbe Lüge war, denn meines Wissens konnte man sich alle Bücher auch online runterladen, womit ich gleich zwei Fliegen mit einer Klappe schlagen würde. Erstens konnte ich die Bücher am Abend im Quartier lesen – oder wenn ich wieder einmal wegen einer Verletzung nicht Ski fahren können würde, wie Mum ganz nüchtern bemerkt hatte, als sie mir aufgetragen hatte, die Bücher von der Schule mitzunehmen. Und zweitens hatte ich dadurch einen guten Grund, mein Handy ständig bei mir zu haben, was bei Mum normalerweise ein absolutes No-Go ist. Ganz in Gedanken vertieft über meine geniale Idee und auch weil Mum schon zum zweiten Mal ungeduldig rief, ich solle jetzt endlich runterkommen, alle würden wieder mal nur auf mich warten, zischte ich die Treppen runter, zog mich an, nahm die Dinge entgegen, die mir in die Hand gedrückt wurden – während alle anderen offenbar selbst wussten, was sie zu tragen hatten – und ab ging's ins Auto.

Dort war ich dann gleich mit meinem Handy beschäftigt und versuchte die Bücher runterzuladen, während sich die anderen noch über so absolut unnötigen Kram wie Mülleimer und Geschirrspüler unterhielten. Doch schon bald stand mir der Schweiß auf der Stirn, denn ich fand die Bücher online nicht, und es konnte auch nicht mehr lange dauern, bis Mum merken würde, dass ich die ganze Zeit auf meinem Handy rumspielte. Das eine Buch, das wir gerade lasen, war *Der 35. Mai*, der Titel des anderen war *Bob, der Streuner*. Darin ging es um eine Katze, die … »Ach du heilige Kacke! Moritz! Daheim in der Skischuhtasche! Und Opa würde ihn nicht finden und denken, er sei draußen, wenn er zum Katzenfüttern kommt!« All das fuhr mir in einer Millisekunde durch den Kopf und noch bevor ich mich in den Denk-Modus bringen konnte, stieß ich reflexartig einen Schrei aus, der die Scheiben im Auto zum Beben brachte – oder zumindest Dads Trommelfell, denn der verriss vor lauter Schreck das Auto und knallte beinahe in den Wagen neben uns.

Als ich sagte, dass ich das Snowboard und die Skischuhtasche daheim stehen gelassen hätte, wurde der Blick sowohl von den Parents als auch von Smartie finster. Smartie ist genauso durchgeknallt wie Mum und wollte auch schon um Punkt 9:00 Uhr seine Skier unter dem Drehkreuz des ersten Liftes durchschieben. Und Dad war sauer, weil er zum einen wieder umkehren musste und zum anderen die ganze Sache vorausgesehen hatte.

Natürlich versuchte ich, die Situation aufzuklären. Den Teil, in dem ich im Bademantel um Mitternacht durch die Siedlung gegeistert war, hätte ich natürlich weggelassen und statt um Downloads kreisende Gedanken hätte ich die Suche nach den richtigen Büchern vorgeschoben. Aber keiner wollte was hören.

Ich hatte aber gar keine Zeit, deshalb in Selbstmitleid zu schwelgen, da es in meinem Kopf ab dann wie in einer Fabrik zuging, in der hunderte Maschinen auf Hochtouren arbeiten, aber alle mit anderen Geräuschen und in einem anderen Rhythmus. Denn es stand eine Entscheidung an: Sollte ich, nachdem ich gerade den grenzenlosen Unmut der gesamten Familie auf mich gezogen hatte, noch mal Chaos riskieren, indem ich Moritz ins Auto schmuggeln würde und diesmal sogar ganz bewusst eine Regel brechen? Doch was gab's da lange zu überlegen? Ich war es meinem Kater einfach schuldig, ihn vor einer Pfotenamputation zu bewahren! Und wenn ich Mum und Dad vorgeschlagen hätte, Moritz mitzunehmen, hätten die in einer Million Jahren nicht ja gesagt. Also Augen zu und durch!

Daheim angekommen brachte ich Dad zuerst das Board zum Verstauen und lief dann noch mal in mein Zimmer hoch, um Moritz zu holen. Der schlief zu meinem Erstaunen immer noch gemütlich in der Tasche und hatte offenbar gar nicht bemerkt, wo er war. Als ich die Tasche hochhob, blinzelte er mich verschlafen an und ich beschwor ihn, in den nächsten vier Stunden keinen Mucks zu machen. Sein gelangweiltes Gähnen wertete ich als »Siehst du denn nicht, dass ich ohnehin zu müde wäre, auch nur einen einzigen Maunzer von mir zu geben?« und ab ging die Post ins Auto.

Nun konnte die Tasche natürlich wirklich nicht im Kofferraum stehen. Vorsichtig stellte ich sie zu meinen Füßen und schwor mir, mich zu konzentrieren, nicht auf Moritz draufzutreten. Ich betete zum lieben Gott, er möge Moritz noch vier Stunden schlafen lassen. Wie ich das Problem lösen und meinen Eltern sagen würde, wir müssten vor dem Start auf die Pisten noch einen kurzen Einkehrschwung ins Quartier und in ein Geschäft für Katzenstreu machen, wusste ich noch nicht, aber ich hatte ja noch knapp vier Stunden Zeit, mir das zu überlegen. Vorher musste ich aber noch mein Buch-Download-Problem lösen und hoffte, Mum würde sich weiterhin mit Dad unterhalten und nicht merken, dass ich mein Handy bearbeitete.

Dass das bald meine geringsten Sorgen sein würden, war mir zu diesem Zeitpunkt noch nicht klar. Denn 20 Minuten später hielt ich meine unbequeme Sitzposition mit Moritz zwischen meinen Beinen nicht mehr aus und versuchte, meine Schuhe auszuziehen und die Füße auf der Bank abzustellen. Keine gute Idee! Ich kam dabei an die Tasche, und Moritz, der offenbar befand, jetzt genug geschlafen zu haben, wollte anscheinend aus seiner beengenden Umhüllung raus und miaute. Mum und Dad, die leider noch nicht ganz so steinalt sind, dass ihr Hörvermögen schon was abgekriegt hätte, hatten es auch gehört und sahen einander verwundert an. Ich hoffte und betete inständig, dass Moritz nun Ruhe geben und meine Eltern denken würden, sie hätten sich das Miauen nur eingebildet. Gerade als ich – genial, wie ich dachte – fragen wollte, ob man im Radio ein Baby hatte schreien hören (schreiende Babys und miauende Katzen klingen erstaunlich ähnlich), maunzte Moritz ein zweites Mal, und ich konnte mir die Frage sparen. Denn diesmal war es unverkennbar das Miauen einer verzweifelten Katze, die aus ihrem Gefängnis befreit werden wollte.

Leute, mir stieg's von der Magengegend in den Kopf so heiß auf, als hätte jemand einen Flammenwerfer in meinem Bauch angemacht. Ich wollte was sagen, doch die stark erhöhte Temperatur in Hals- und Kopfbereich hatte offenbar meine Stimmbänder schwer in Mitleidenschaft gezogen. Denn obwohl ich den Mund öffnete, kam kein Pieps raus. Die Blicke von Mum und Dad verfinsterten sich wie vor einem Mordsgewitter im Hochsommer, und diesmal verlangte Dad eine Erklärung, die ich ihm Punkt für Punkt lieferte, nachdem sich meine Stimmbänder vom Hitzeschaden erholt hatten.

An Dads Gesichtsausdruck, den ich im Rückspiegel sah, konnte ich erkennen, dass er zu überlegen begann, ob wir Moritz wirklich mitnehmen sollten. Doch gerade als ein Fünkchen Hoffnung in mir aufkeimte, meldete sich meine Mum zu Wort, die in ihrem für derartige Situationen altbekannten Militärton die Umkehr »anordnete«. Am liebsten hätte ich laut losgeheult, so groß war die Angst um meinen geliebten Kater. Kurz überlegte ich auch anzubieten, die ganze Woche daheimzubleiben, um mich um Moritz zu kümmern, auch wenn ich die geilste Woche des Jahres dadurch versäumen würde. Aber ich wusste, die Parents würden das nie und nimmer erlauben. Immerhin bin ich erst elfeinhalb. Völlig verzweifelt, weil ich keinen Ausweg wusste, schluchzte ich vor mich hin.

Doch dann, nach zehn Minuten – warum hat das so lange gedauert, frag ich mich? – hatte Mum die erlösende Botschaft für mich: Opa würde sich um Moritz kümmern, er sei genau instruiert. Mum erklärte mir alles im Detail, und ich muss sagen, es war wirklich alles bestens durchdacht! Schnell verwarf ich mein Vorhaben, ihnen allen dreien eine Standpauke zu halten, weil sie sich zu wenig um Moritz gekümmert und auch nicht bedacht hatten, dass mein Snowboard auf eine Katze hätte fallen können. Ich war so glücklich, dass ich die Skischuhtasche an mich riss und ganz fest knuddelte, woraufhin sie mir Smartie, der Oberchecker, gleich aus der Hand riss und irgendwas von Ganzkörpergips faselte. Mir war aber in dem Moment alles egal. Mein geliebter Moritz würde gut versorgt werden, Mum hatte mich wegen des Katzenschmuggels nicht zur Schnecke gemacht und mein Board hatte ich als Strafe offenbar auch nicht verloren (was ich schon befürchtet hatte, was allerdings wieder eine Diskussion um »Strafen, die mit der Tat in Zusammenhang stehen«, losgetreten hätte).

Nachdem wir Moritz dann bei Opa abgeliefert hatten, verbrachte ich jedenfalls die restliche Autofahrt, abgesehen von der Sorge um die noch immer nicht vorhandenen Lesebücher, ganz chillaxt, in dem Wissen, Kater und Board waren sicher, und meine Skischuhe hatte ich jetzt auch dabei. Denn wer weiß, Snowboarden kann ich ja noch nicht, und wenn das nicht klappt, bin ich froh, wenn ich auf meine Skier wechseln kann. Wenn ich nämlich was drauf hab, dann ist es Skifahren!

Kapitel 6

Doofe Sessellifte und Grippeviren als Urlaubskiller

1. Februar, **Mum**

Nach all dem Stress schon bei der Anreise hat Max auch heute wieder den Bock abgeschossen. Was heißt *den* Bock? Es waren gleich mehrere, und alle hat er beim Einsteigen in den Lift erlegt. Es ist mir unbegreiflich, wie man allein bei der simplen Handlung des Einsteigens in einen Sessellift so viel falsch machen kann! Noch dazu als super geübter Skifahrer, wie er einer ist.

Schon bei der ersten Fahrt ging's los: Wir stellen uns zu viert bei einem Vierer-Sessellift an, doch als ich mich auf meinen Platz setzen will, ist der schon besetzt: von Max. Heilloses Chaos, panisches Herumrücken, und wenn der Liftwart nicht in letzter Sekunde die Notbremse gezogen hätte, wäre ich vorne über die Holzkante in das Auffangnetz gekippt.

Eine Stunde später, nächstes Chaos. Diesmal stehen wir beim Sechser-Sessellift, vor uns fünf Leute, die sich gemeinsam anstellen. Max, der's wieder einmal nicht erwarten kann, auf den Lift zu kommen, positioniert sich schon mal in dem einen verbleibenden Durchgang, und ehe wir's uns versehen, steht er mit den fremden Leuten hinter der Absperrung. Was ja an und für sich kein Problem wäre, für Max aber, der nicht mal in der U-Bahn neben jemand Fremdem sitzen will, der Super-Gau. »Pech gehabt«, denk ich mir, dann hättest du mal besser aufgepasst.

Zwei Liftfahrten später nimmt das nächste Einstiegsdrama seinen Lauf. Max steht viel zu weit außen und der Sessel fährt einfach an ihm vorbei. Wieder muss er mit Fremden hoch. Oben nehm ich ihn mir dann einmal zur Brust und sage ihm, er muss sich beim Einsteigen mehr *konzentrieren*, träumen kann er während der Liftfahrt. Dort ist er dann allerdings damit beschäftigt, den Leuten auf der Piste unter ihm irgendwelche Blödsinnigkeiten zuzurufen oder zu testen, ob er mit seiner Spucke den äußersten Zipfel eines Tannenbaums trifft. Nachdem meine Worte offenbar auf fruchtlosen Boden gefallen sind, steht Max bei der nächsten Liftfahrt viel zu weit hinten, und der Sessel fährt ihm mit voller Wucht in die Kniekehlen. Das Zurufen des Liftwartes, weiter vorzufahren, und auch mich hat er nicht gehört. Sein Tunnelblick hat mir verraten, dass er in Gedanken schon wieder irgendwo im Traumland war.

Aber ganz ehrlich, genau dort war ich auch meistens als Kind. Er erinnert mich immer wieder so sehr an meine eigene Kindheit. »Ich wünsch dir nichts Schlimmes«, hat meine Mutter mindestens dreimal pro Woche zu mir gesagt, »aber so ein Kind wie dich, damit du mal siehst, was du uns für Prüfungen auferlegst.« Tja, der Fluch hat sich nun ja voll erfüllt. Danke, Mama!

1. Februar, **Max**

Uff, was für ein anstrengender Tag. Nein, nicht das Skifahren, Freunde, das krieg ich, wie gesagt, so geil hin wie kaum ein anderer. Nein, das *Liftfahren* ist anstrengend, oder besser: das Einsteigen. Ich weiß nicht, wer diese Sessellift-Dinger erfunden hat, aber der Typ hätte lieber Bäcker werden sollen als Liftbauer!

Die erste Fehlkonstruktion sind schon mal die einzelnen Plätze. Anstatt die zu kennzeichnen (am besten wäre es, sie wären nummeriert!), ist ein langer, durchgehender Sitz für alle da. Schon beim Vierer-Sessellift ist das verwirrend und dann erst beim Sechser! Ich hab natürlich nicht gecheckt, wo genau mein Platz ist und setzte mich bei der ersten Fahrt deshalb prompt auf den von Mum. Die wäre dann fast im Auffangnetz gelandet. Netterweise hat sie mich nicht vor allen niedergemacht, aber ihr Blick hat mir verraten, dass sie mich am liebsten gepackt und geschüttelt hätte, damit wieder alle Bestandteile meiner Festplatte an der richtigen Stelle sitzen.

Ein paar Liftfahrten später die nächste Panne. Ich fahr mit fünf anderen Leuten durch die Absperrung – wofür ich zugegebenermaßen nicht den Liftkonstrukteur verantwortlich machen kann, aber meine Mum. Die hätte mich ja festhalten können! So peinlich, ich hasse es, wenn ein Fremder neben mir sitzt, und dann gleich links *und* rechts jemand, den ich nicht kenne. Naja, nach acht Minuten war die Qual vorbei – so dachte ich zumindest. Denn schon bei der übernächsten Fahrt stand ich viel zu weit außen, der blöde Sessel zischte an mir vorbei und wieder musste ich mit Fremden hoch! Diesmal allerdings hat der Liftkonstrukteur wieder den Schwarzen Peter, denn dann darf der Einstiegsbereich eben nur so breit sein wie der Sessel!

Und auch die letzte Einstiegspanne geht auf seine Kappe, denn ein paar Fahrten später stand ich nicht weit genug vorne und morgen haben meine Kniekehlen wahrscheinlich die Farbe reifer Pflaumen, weil mir der Sessel hinten voll reingeknallt ist. Können die nicht irgendeine Art Haltelinie in den Schnee malen?

Nein, nein, nein, Leute, die Rechtfertigung, dass all die anderen Skifahrer so eine Linie auch nicht brauchen, lass ich nicht gelten. Voriges Jahr musste auch einmal der Lift abgestellt werden, weil jemand zu weit hinten gestanden hat ... Okay, der war zwar gerade mal vier Jahre alt, aber trotzdem, ich bin kein Einzelfall!

Wenigstens gab's für den Rest des Tages keine Probleme mehr, außer dass Dad und Smartie immer ewig zum Anstellen brauchen und Mum und ich dann vorne an der Einstiegsstelle reihenweise Leute vorlassen müssen. Nur weil diese beiden Hochzeitsschauer, wie Opa immer sagt, auf dem Weg nach vorne endlos quasseln und sich noch dazu über so unwichtige Dinge wie ihre Bestellung beim bevorstehenden Mittagessen unterhalten. Oder sie diskutieren darüber, welche Abfahrt wir als nächstes nehmen sollen. Am liebsten hätte ich ihnen von vorne zugerufen: »Wenn ihr weiter so viel labert, GAR KEINE, denn dann schließt der Lift, bevor ihr die Einstiegsstelle erreicht habt und ihr müsst verkehrt durch die Absperrung wieder raus!« Und für mich immer irgendwelche netten Bezeichnungen parat haben, die mit »Zeitlupen-...« beginnen. Selber Zeitlupe – und das ist noch nett, denn das Tempo von Smartie und Dad beim Anstellen gleicht eher einem Standbild!

2. Februar, Dad

Na toll! Heute Morgen ist Max mit einer Stirn aufgewacht, die so heiß war, dass wir darauf unser Teewasser hätten wärmen können. Gestern hatte er am Tag schon über Halsschmerzen geklagt, und am Abend hatte er sich früher als sonst – und vor allem freiwillig! – ins Bett verabschiedet. Unsere schlimmsten Befürchtungen wurden dann heute Morgen durch das Fieberthermometer bestätigt: 38,9°C. Aus die Maus mit Skifahren für Max und für Doris natürlich auch. Die war wirklich sauer, denn die Skiwoche im Februar ist für sie als Skinarr die beste Woche im Jahr. Aber sie ließ sich Max gegenüber nichts anmerken, denn der konnte ausnahmsweise mal nichts dafür, dass er den geregelten Ablauf der Dinge durcheinander gebracht hatte. Normalerweise sind es ja seine Verletzungen und die dazugehörigen Krankenhausbesuche, die die Familienpläne auf den Kopf stellen, aber gegen eine Grippe ist man eben nicht gefeit. Ich habe Doris zwar angeboten, wir könnten uns abwechseln, aber momentan ist ihr Max' Temperatur zu hoch, und sie besteht darauf, an seiner Seite zu sitzen. So unchristlich der Gedanke auch erscheinen mag, aber die Aussichten auf vier Tage ungestörtes Skifahren ohne Max wirken sehr entspannend auf mich ...

Als Smartie heute ebenfalls zu Bett gegangen war, unterhielten Doris und ich uns noch über Max. Doris berichtete mir, kurz vor Ferienbeginn ein Gespräch mit seiner Klassenlehrerin gehabt zu haben, in dem ihr nahegelegt worden ist, sich zu überlegen, ob wir Max wirklich auf die Schulsportwoche mitschicken möchten. Es könnte für alle Beteiligten zu belastend sein. Und wenn sich sein Verhalten in der Schule nicht änderte, würde ohnehin seitens der Schule *beschlossen*, dass Max an der Sportwoche nicht teilnehmen dürfe.

Sollten wir ihn doch einem Psychologen vorstellen, der dann diagnostizieren würde, was wir ohnehin schon wussten? Und was hätte die Schule dann dazu zu sagen? Doris meinte, die Lehrkräfte sollten es auf alle Fälle wissen, doch gleichzeitig war sie besorgt darüber, dass dann auch die Mitschüler davon Wind bekommen und Max deshalb hänseln könnten. »Kinder können so grausam sein«, meinte Doris, und ich fürchte, damit hat sie recht. Das steht auch in dem Buch, das ich gestern zu lesen begonnen habe:

> Grundsätzlich sollten sich Familien und Therapeuten aber gut überlegen, welche und wie viele Personen über das Problem des Kindes aufgeklärt werden, damit es nicht zu häufig zu negativen Reaktionen kommt. Denn nicht immer ist dem Kind geholfen, wenn alle um es herum von seiner »Störung« wissen. Leider haben viele Menschen Vorurteile oder falsche Vorstellungen über ADHS und können daher nicht angemessen mit dem betroffenen Kind umgehen. Für den Alltag heißt das: Auch wenn es sinnvoll ist, die Lehrer aufzuklären, müssen nicht auch zwingend alle Klassenkameraden [...] informiert werden.[1]

Wir beschlossen daher, Max zwar klarzumachen, dass er sich in der Schule vor allem im Hinblick auf Unruhe stiften und Blödsinn machen zusammenreißen müsse, sonst wäre seine Teilnahme an der Schulsportwoche in Gefahr. Ansonsten würden wir aber vorerst nichts unternehmen und auch Max von unserem Verdacht nichts sagen, sondern uns weiterhin in die entsprechende Literatur einlesen und ihn so weit wie möglich erziehungstechnisch unterstützen. Im Klartext sollte das wohl heißen, dass ich mich endlich zusammenreißen und klarer und konsequenter werden muss und Doris auf dem Kurs bleibt, den sie ohnehin seit über zehn Jahren fährt.

2. Februar, Mum

Zuerst schon fast einen halben Skitag am Anreisetag wegen Max versäumt, und jetzt ist's für Max überhaupt aus mit dem Skifahren, weil er krank geworden ist.

Für mich ist der Urlaub natürlich auch vorbei, denn ich kann Max nicht unbeaufsichtigt lassen. Harald meinte natürlich, ich solle mich nicht so anstellen, der Junge werde im August zwölf. Das sei ein Alter, da könne man schon acht Stunden alleine bleiben. Noch dazu, wo Max ohnehin ans Bett gefesselt sei und so keinen Unfug treiben könne. Ans Bett *gefesselt*? Dass ich nicht lache! Den kleinen Blizzard fesselt keine Grippe ans Bett, da müssten schon schwere Eisenketten oder zwei Gipsbeine her. Nein, danke, da hätte ich keine ruhige Minute auf der Piste.

Ich tröste mich einfach damit, dass ich nun viel Zeit haben würde, all die Bücher über ADHS zu lesen. Eines haben Harald und ich aber jetzt schon beschlossen: Wir werden vorerst niemandem, auch Max selbst nicht, sagen, dass er vermutlich ADHS hat. Ob wir das durch einen Psychologen abklären lassen, werden wir noch sehen. Aber nach all dem, was wir gelesen haben, steht die Diagnose für mich ohnehin fest. Noch dazu erkenne ich mich selbst in so vielen Situationen wieder, und ADHS dürfte ja, wie ich vorgestern gelesen habe, hochgradig vererbbar sein.

Das heißt, ich habe den Verdacht, dass ich als Kind (und ja teilweise auch noch heute), ebenfalls ADHS gehabt habe, nur ohne die Hyperaktivität. Nennt man ADS. Ich muss da mal genauer recherchieren, ausreichend Zeit hab ich jetzt ja.

Jedenfalls haben Harald und ich vereinbart, dass wir Max einfach so unterstützen müssen wie bisher, denn ich kenne andere Kinder mit ADHS, die sind wahre Ausbünde, ja geradezu kleine Teufel. Da gibt es kein Halten, keine Grenzen, absolut null Befolgen von Regeln, nur Rambazamba in der Schule, jeden Nachmittag Geschrei und Gezeter bei den Hausaufgaben, alle fünf Minuten Wutausbrüche usw.

Und wenn ich mir dann das Verhalten der Eltern ansehe, wundert es mich teilweise nicht. Da wird siebzehnmal geschrien, achtzehnmal gedroht und nie folgt eine Konsequenz. Wenn man dann vorsichtig fragt, wieso er nun trotz angekündigten Ballverbots, wenn er noch mal in die Blumen schießen würde, den Ball nicht abzugeben hat, kommen Antworten wie »Dann würde er sich einfach einen anderen Ball holen« oder »Dann würde er absichtlich mit was anderem in die Blumen schießen« oder ganz lapidar »Dieses Kind kannst du nicht strafen«. Na, das möchte ich mal sehen! Soll wohl heißen »Dieses Kind *will* ich nicht strafen«, denn: »Es ist mir zu mühsam, die Strafe einzufordern, die Konsequenz durchzusetzen, mich zu erinnern, was ich überhaupt für eine Konsequenz ausgesprochen habe, wieder in eine Diskussion mit ihr/ihm zu geraten, weil sie/er ja doch immer den längeren Atem hat usw.«

Ja, es ist richtig: ADHS-Kinder haben einen extrem langen Atem, doch meiner als Erwachsener wird doch wohl länger sein? Dass Aufgeben fatal ist, habe ich erst unlängst gelesen: »AD(H)S-Kinder brauchen Grenzen, wer nachgibt, ist der Verlierer und das nicht nur für den Augenblick!«[2]

Auch Max diskutiert oft ewig, und ich gestehe ihm das auch zu, denn Diskussionen mit Mama oder Papa sind ein wichtiges Übungsterrain fürs Erwachsenenleben, wo im Beruf, in der Partnerschaft und überall im Alltag vieles diskutiert und ausgehandelt werden muss. Und wenn man das als Kind nie darf und alles von den Erwachsenen ohne Widerrede hinnehmen muss, steht man mit 20 meist recht blank da und lässt sich entweder von den anderen viel zu viel gefallen, weil man einfach nie gelernt hat, auf angemessene Art und Weise Widerrede zu leisten, oder aber man wehrt sich, was meist in zu unwirschem Ton geschieht, weil man respektvolles Diskutieren nie gelernt hat.

Aber dennoch, so wichtig es ist, einem Kind ausreichend Möglichkeit zum Diskutieren und Aushandeln zu geben – irgendwann ist mal Schluss. Und wenn der Punkt bei mir erreicht ist, dann sage ich Max, dass dieses oder jenes jetzt genau so ist oder zu geschehen hat, *weil ich es sage* – weitere Diskussion überflüssig. Wann dieser Punkt da ist, hängt wohl von jedem persönlich ab, aber bei mir ist er meist recht schnell erreicht, wenn ich müde oder überfordert bin. Das sage ich Max dann aber auch. Mir ist wichtig, dass er weiß, dass ich ihn nicht einfach »abstelle«, weil ich die Stärkere oder Ältere bin, sondern weil ich einfach in dem Augenblick keine Kraft mehr habe, die Dinge weiter zu diskutieren.

Sobald man Max – und im Übrigen auch Smartie – eine Erklärung abliefert, für Dinge, die sie momentan gar nicht so angenehm finden, ist das Problem in 95 Prozent der Fälle gelöst. Es ist ganz, ganz selten, dass ich selbst mit Erklärungen nicht weiterkomme. Wichtig ist dabei immer, dass die Kinder merken, dass nicht ich meinen Willen durchsetzen möchte oder einfach das anordne, was für mich das Bequemste ist, sondern dass sie mir wichtig sind bzw. dass ich dies oder jenes mache oder von ihnen möchte oder verbiete, weil mir ihr Wohl am Herzen liegt. Kinder merken, wenn man das ernst meint und haben dann, ob der Sorge und der Bemühungen für sie, fast immer Einsicht. Hauptsache, sie bekommen nicht das Gefühl, brutal unterdrückt zu werden.

Ich weiß, ich weiß, ich bin auch nicht gerade die Behutsamste, aber bei Kindern wie Max muss der Ton offenbar lauter und barscher sein, damit was ankommt. Er scheint das wirklich zu brauchen, denn ab und zu frage ich ihn, was er als Mum eigentlich anders machen würde. Dann denkt er nach und sagt schließlich: »Nichts, wirklich, außer vielleicht öfter mal Mc Donald's und ein bisschen mehr Handy-Zocken.«

»Und die ganzen Regeln und auch die Strafen, wenn's nicht klappt? Würdest du die nicht abstellen?«

»Nö, Mum, das passt schon so. Sonst würd ich ja machen, was ich will und das wär sicher nicht so toll, vor allem nicht in der Schule.«

Und wenn ich Smartie dieselbe Frage stelle, sagt der nur »Länger aufbleiben.« Aber zur Schlafmenge, die Kinder sowohl vor Mitternacht als auch insgesamt brauchen, hab ich so meine eigene Meinung, doch dazu ein anderes Mal … Mir fällt schon der Stift aus der Hand!

10. Februar, Max

Au weia, jetzt war ich wegen Moritz vom Skiurlaub nicht daheim geblieben und trotzdem habe ich die geilste Woche im Jahr verpasst. Denn ich hab schon am zweiten Urlaubstag gespürt, dass sich da was ankündigt. Der Hals schmerzte, ich war am Abend fix und fertig, und als ich am nächsten Tag aufwachte, glühte mir die Birne so sehr, dass mein Kopf wahrscheinlich als Infrarotlampe durchgegangen wäre. Mir ging's so schlecht, dass ich nicht mal lesen musste (Was für ein Glück! Mum wäre wegen der fehlenden Bücher ausgezuckt.). Sogar die ersten beiden Schultage habe ich noch verpasst – neben dem nicht erledigten Lesepensum der einzige Bonus für den Skiausfall! Glück im Unglück war allerdings noch, dass der Snowboardkurs ebenfalls ausfiel, weil der Lehrer auch krank geworden war. Smartie, der Streber, hatte schon frohlockt, dass er mal sporttechnisch die Nase bei irgendwas vorne haben würde, wenn er in den Kurs gehen würde und ich nicht. Dann hätte ich ihm im nächsten Urlaub beim Boarden natürlich in den Auspuff gekuckt. Tja, mein Lieber, das kannst du dir jetzt abschminken, denn nun ist der Kurs für uns beide auf den nächsten Skiurlaub verschoben.

Zum Thema Grippe ist allerdings noch zu sagen, dass ich daran mit Sicherheit selbst schuld war. Denn der nächtliche Ausritt im Bademantel bei Nordpol-Temperaturen, um Moritz aufzuspüren, war definitiv eine Einladung für alle Grippeviren, sich in meinen Atemwegen einzunisten. Egal, besser eine Stirn im Schmelzofen-Temperaturbereich und ein paar Viren beherbergt als eine Pfote meines Kuschelwuschels geopfert! Morgen geht allerdings auch für mich die Schule wieder los. Alter, soooo lähmend!

Kapitel 7

Einmal Nix-Checker, dann wieder Lebensretter – wie zum Geier geht das?

11. Februar, **Frau Wagner**,
Geografie- und Klassenlehrerin

Ein Tag wie jeder andere? Eigentlich schon: *anstrengend* wie jeder andere, an dem ich unserem lieben Max in irgendeiner Form in der Schule begegne – und das ist ja nahezu täglich, denn heute war er wieder in der Schule.

Im Grunde ist er ein sehr, wirklich *sehr* liebes Kind: immer für alle da, hilft jedem, der irgendetwas brauchen könnte, verteidigt die Schwächeren, kann sich unheimlich gut in seine Mitschüler hineindenken, kämpft wie ein Löwe für Gerechtigkeit (und nicht nur um seine, sondern vor allem um die der anderen), kriegt feuchte Augen, wenn im Schulhof ein kleines Vögelchen aus dem Nest gefallen und es nicht mehr zu retten ist. Und trotzdem: Ich habe noch kaum einen Schüler erlebt, der so extrem anstrengend ist wie dieser kleine Rotschopf! Denn wenn er anderen etwas leihen will, das sie nicht haben, kramt er meist minutenlang, bis er merkt, er hat es selbst nicht. Wenn er Schwächere verteidigt, endet es meist in einer Rauferei. Wenn er um Gerechtigkeit kämpft, wird er den Lehrkräften gegenüber teilweise respektlos. Und wenn er helfen will, richtet er häufig mehr Chaos an, als den anderen lieb ist. So auch heute ...

Nach dem Unterricht finden sich immer wieder ein paar Kinder, die die Klasse in Ordnung bringen, den Medienwagen zurückführen, die Tafel putzen etc. Max ist normalerweise – Gott sei Dank – nicht dabei, denn er fährt nach der Schule immer nach Hause. Seine Mutter arbeitet nämlich nur halbtags, weil sie ihn lieber bei sich und unter Aufsicht hat. Wie gut ich das verstehen kann! Doch heute war noch eine Stunde Zeit bis zu einem Sonderprojekt am Nachmittag, und Max meldete sich freiwillig, beim Säubern der Klasse mitzuhelfen. Ich warf einen Blick auf seinen Tisch, auf dem immer absolutes Chaos herrscht und konnte mir daher beim besten Willen nicht vorstellen, was er zu einer sauberen Klasse beitragen sollte. Doch ich wollte ihn nicht frustrieren und ermunterte ihn auch noch mit den Worten: »Es freut mich, dass du heute mal Gelegenheit hast, auch mitzuhelfen.« Innerlich war ich zwar angespannt, denn ich sah schon wieder ein Unheil nach dem anderen kommen, aber wie gesagt, es wäre vollkommen unpädagogisch gewesen, ihn davon abzuhalten. Allerdings: Unpädagogisch hin und her, besser hätte es meinen Nerven allemal getan.

Es begann schon damit, dass er nach etwa dreißig Sekunden Tafelputzen anfing, am Waschbecken mit dem Schwamm zu spielen: Wasser in den Schwamm hinein, auspressen, wieder Wasser draufrinnen lassen, wieder auspressen und dabei versuchen, irgendwelche Fussel am Waschbeckenrand zu treffen, was zur Folge hatte, dass sich unter dem Becken innerhalb kürzester Zeit eine kleine Pfütze bildete. Gerade als ich ihn abmahnen wollte, rief Anna zu ihm hinüber – er hörte sie erst beim zweiten Mal, was für seine Verhältnisse fast Rekord ist – und sagte, er solle damit aufhören, das ganze Wasser sei bereits unter dem statt im Becken. Ganz bestürzt blickte er zu Boden und sah, welche Bescherung er angerichtet hatte. Schnell griff er sich das nächstbeste Textilstück, und noch bevor ich rufen konnte, dass das nicht das Tafeltuch sei, war Ralphs Sweatshirt schon klatschnass.

Als Max *das* wiederum bemerkte, lief er rot an und bot Ralph seine Jacke an. Der war allerdings ziemlich sauer, denn das Shirt war neu und sein ganzer Stolz. Mit einer leisen Entschuldigung und Ralphs »Vollkoffer« ignorierend, schlich Max zurück zur Tafel, und ich dachte mir zum ersten Mal, dass ich schneller zum Korrigieren der Geografie-Tests kommen würde, wenn ich Max einfach sagen würde, er solle sich setzen, ich würde seinen Teil der Arbeit übernehmen. Doch ich hatte nicht das Herz und hoffte, ab nun würde er zügig und ohne weitere Zwischenfälle mithelfen.

Wo ich diesen Optimismus hernahm, weiß ich nicht. Jedenfalls blieb mir schon zwei Minuten später die Luft weg, als ich von meinen Tests aufblickte und sah, dass er den Computer am Medienwagen mit einem triefend nassen Schwamm abwischte. So schnell ich konnte, lief ich zu ihm und riss ihm den Schwamm aus der Hand. Doch es war zu spät. Der ganze Laptop glänzte vor lauter Wassertropfen, und ein Großteil davon war bestimmt schon ins Innere des Gerätes vorgedrungen. Ich musste all meine Geduld zusammennehmen, um ihn nicht anzuschreien und ihm Dinge an den Kopf zu werfen, die einer Lehrkraft unwürdig gewesen wären. Schnell schickte ich den verlässlichen Hermann in den Werkraum, um einen Föhn zu holen.

Nach fünf Minuten war er zurück, und ich wollte Max schon auffordern, die Schererei, die er verursacht hatte, mit dem Föhn wieder in Ordnung zu bringen. Doch ich besann mich eines Besseren und beauftragte Hermann damit. Eine Geografie-Test-Korrektur später war dieser damit fertig. Max hatte daneben gestanden und ihm betreten zugesehen, und ich hoffte inständig, dass das Gerät noch funktionieren würde. Doch der Laptop ließ sich nicht einmal mehr einschalten. Max stammelte mehrere Entschuldigungen und von rundherum hörte ich seine Klassenkameraden unschöne Worte murmeln. So böse ich auch wegen des kaputten Laptops war, nun tat er mir wieder leid, denn er hatte es nicht absichtlich getan.

Mir blieben allerdings kaum ein paar Sekunden, um über Max nachzudenken, denn plötzlich hörte ich einen lauten Rums und sah Sonja am Boden liegen, die über einen im Weg liegenden Schulranzen gestolpert sein dürfte. So schnell konnte ich gar nicht schauen, wie Max bei ihr war, mit ihr ruhig und bestimmt sprach, sie fragte, ob sie sich verletzt habe, wo es weh tue und meinte, dass sie den Arm, auf den sie zeigte, nicht bewegen solle. Flugs zog er sich seine Jacke aus, legte sie ihr als Kissen unter den Kopf und schickte Hermann zur Schulärztin. Dann hielt er ihre unverletzte Hand und redete ihr weiter gut zu. All das dauerte keine Minute, und ich hatte weder eine Chance etwas zu sagen, noch eine Veranlassung dazu. Dieser kleine Chaos-Verbreiter hatte blitzschnell richtig reagiert und die Ruhe weg! Ich hätte es nicht besser machen können und ehrlich gesagt bezweifle ich sogar, dass ich es selbst so souverän hinbekommen hätte.

Nachdem Sonja auch noch ziemlich blass war, befahl Max Ralph dann noch in ruhigem Ton, ihre Beine hochzulagern. Der wollte dem Mädchen aber nur einen Stuhl unter die Füße schieben, woraufhin Max zischelte: »Der ist viel zu hoch, du Nulldenker! Leg zwei Schulranzen aufeinander und stabilisiere sie mit einem Tisch links und rechts.« Ralph tat, wie ihm gesagt wurde, und zu guter Letzt schickte Max noch zwei Schulkameraden zu den Garderoben, wo die Kinder meist Badetücher für den Schwimmunterricht aufbewahrten, damit Sonja zugedeckt werden konnte, da sie zitterte.

Ich war wirklich baff. Wieso konnte Max nicht sonst auch mit einer derartigen Souveränität agieren? So eine geistige Flexibilität hätte ich ihm nie und nimmer zugetraut! Auch seine Klassenkameraden staunten, und ich konnte an ihren bewundernden Blicken erkennen, dass sie ebenso überrascht waren wie ich.

Ich nahm mir vor, seiner Mutter eine E-Mail zu schreiben, um der armen Frau auch einmal etwas Positives über ihr Kind zu berichten. Den Teil mit dem nassen Sweatshirt und dem ruinierten Computer würde ich auslassen. Es hatte ohnehin keinen Sinn, Max dafür eine Standpauke zu halten, denn beim nächsten Mal bzw. in einer ähnlichen Situation würde nichts anders sein. Den kaputten Laptop wird die Versicherung bezahlen, und Max war mit den abfälligen Bemerkungen seiner Klassenkameraden ohnehin schon genug gestraft worden. Wobei: Die werden sich die bösen Worte nach der Szene mit Sonja gründlich überlegt haben. Das Mädel wurde dann schließlich von der Schulärztin versorgt, und Max war mal ausnahmsweise der Held des Tages!

11. Februar, **Max**

Leute, heute war ein richtig geiler Tag. Hab den anderen endlich mal zeigen können, was in mir steckt. Allerdings wusste ich das selber gar nicht. Dachte kein bisschen darüber nach, was ich da tat. Überrascht? Nicht wirklich, oder? Aber ich berichte schon wieder mal chaotisch. Lasst mich am Anfang beginnen. Nein, nicht vom Schultag, der verlief relativ normal: Hälfte mitgekriegt, andere Hälfte nicht, Hälfte der Sachen mitgehabt, andere Hälfte nicht, zehn Prozent gewusst, neunzig Prozent nicht usw.

Aber dann kam eine Freistunde bis zu einem Sonderprojekt am Nachmittag, die zunächst allerdings nicht so geil verlief. Ich hatte angeboten, auch mal in der Klasse aufzuräumen. Ich meinte zwar ein leichtes Stirnrunzeln bei Frau Wagner erblickt zu haben, aber was gibt's da zu runzeln, wenn ich helfen will? Muss ich mir eingebildet haben. Um nicht irgendwas falsch machen zu können, suchte ich mir den sichersten Job in der Klasse: Tafel putzen. Sollte nicht so schwer sein, oder? Sollte nichts schiefgehen dabei, oder? Tja Freunde, wenn ihr das glaubt, kennt ihr mich immer noch nicht. Loser wie ich schaffen es, sogar dabei zu verkacken.

Ich begann also zu putzen, doch bald verschmierte sich die ganze Tafel, und ich musste den Schwamm auswaschen. Als ich das tat, bemerkte ich, wie geil sich das Wasser in die Poren des neuen Teils einsaugte. Wir haben auch Schwämme daheim, aber so stark saugen die bei Weitem nicht. Wie viel Wasser der wohl zu halten vermochte? Ich presste den Schwamm aus und ließ noch mal Wasser drauf laufen. Wie ein vom Verdurstungstod Bedrohter, saugte der Schwamm das ganze Wasser gierig ein. Noch mal, das war einfach megainteressant. Dabei fiel mir auf, dass am Waschbeckenrand lauter Dreck klebte, den die anderen dort hinterlassen hatten, weil es ihnen offenbar zu mühsam gewesen war, ihn wegzuspülen. Na, wenn ich schon putzte, konnte ich den ja auch gleich beseitigen. Und wenn ich mich schon um den Schmutz der anderen kümmerte, dann wollte ich auch Spaß dran haben. Also ließ ich das Wasser aus dem Schwamm langsam am Beckenrand entlangrinnen.

Plötzlich hörte ich von weit weg Anna rufen. Irgendwas von Wasser am Boden. Und wirklich: Als ich nach unten blickte, stand da schon eine Wasserlache. Schnell schnappte ich das nächste Tuch und wischte auf, bevor es Frau Wagner sehen konnte. Doch die hatte die Bescherung ohnehin schon entdeckt und zu allem Unglück hatte ich zum Aufwischen Ralphs Sweatshirt statt des Tafeltuchs erwischt. Der gab mir alle möglichen Namen, und am liebsten hätte ich ihn an die Situation erinnert, als er mit einem Burger Mayo auf meinen Schulranzen getropft hatte. Und zwei Tage später hatte er mit einem unverschlossenen neongrünen Permanent-Marker durchs Klassenzimmer geschossen, dabei Frau Wagners beigen Oma-Pulli getroffen (endlich konnte man das Ding mal vom Tafelputzlappen unterscheiden), war dann aber nicht Manns genug, zuzugeben, dass er es war, der Farbe in den grauen Alltag des Teils gebracht hatte. Doch das Frau Wagner zu sagen, wäre einer Petzerei gleichgekommen und wenn ich eines nicht bin, dann eine Petze. Also schluckte ich die unschönen Ausdrücke, die er für mich hatte, hinunter und machte mich weiter ans Putzen.

Da ich mit der Tafel eigentlich fertig war, suchte ich mir das nächste Objekt, das schon sauberere Tage gesehen hatte, und das war der Laptop am Medienwagen. Manno, die Tasten sahen aus, als hätten drei Automechaniker ihre Finger dort abgewischt. Ich hoffte, die überhaupt mit dem Schwamm sauber zu kriegen, doch viel Zeit darüber nachzudenken hatte ich nicht, denn plötzlich wurde mir der Schwamm aus der Hand gerissen und Frau Wagner sah mich an, als würde sie mir am liebsten den ganzen Medienwagen an den Kopf knallen. Erst jetzt bemerkte ich, dass der Schwamm wohl etwas zu nass gewesen sein dürfte. Denn zwischen den Tasten des Laptops hätte man Miniboote durchschleusen können.

Frau Wagner schickte Hermann sofort nach einem Föhn, und ich merkte ihr an, dass sie knapp davor war, Dinge auszusprechen, die nur Kinder zu Kindern sagen, aber nicht Lehrer zu Kindern. Wie bei Herrn Vizzani dachte ich mir, dass ihr der Nobelpreis für ihre Beherrschung verliehen werden müsste. Ich stammelte mehrere Entschuldigungen und hörte, wie einige Kinder aus meiner Klasse aussprachen, was Frau Wagner sich offenbar dachte. Am liebsten hätte ich geschrien: »Ihr seid alle Vollidioten, glaubt ihr denn, das habe ich ABSICHTLICH gemacht?« Doch zuzugeben, dass ich nicht bemerkt hatte, dass man mit dem Wasser im Schwamm ein kleines Aquarium hätte füllen können, hätte einen weiteren Nagel in die Schublade mit der Aufschrift »Vollidiot, Inhalt: Maximilian Bergmann« getrieben, und so wartete ich mit hängendem Kopf auf Hermann mit dem Föhn. Der blies dann heiße Luft auf das Teil, was das Zeug hielt, aber es war zu spät, denn das Gerät blieb toter als tot.

Gerade überlegte ich mir, was Mum dazu wohl wieder sagen würde (die obligate Mail von Frau Wagner an Mum musste ja folgen), als ich plötzlich einen lauten Bums hörte und Sonja am Boden liegen sah. Ich sprintete zu ihr – und das ist jetzt der geile Teil des Tages, Leute –, fragte sie, wo's weh tut und sagte ihr, als sie auf ihren Arm zeigte, alles werde gut, wir würden den Arm wieder hinkriegen. Dann legte ich ihr meine Jacke unter den Kopf und schickte Hermann zur Schulärztin. Ralph rief ich zu, er solle Sonjas

Beine hochlagern, da die schon relativ blass aussah, doch diese Hohlbirne wollte sie auf einen Stuhl legen, der viel zu hoch war. Ich gab ihm Anordnung, wie's besser ging, und schickte auch noch zwei Kids nach Handtüchern aus den Garderoben, um die inzwischen frierende Sonja zuzudecken. Wenige Minuten später war auch schon die Schulärztin da und übernahm. Frau Wagner schaute ziemlich ungläubig drein und auch meine Schulkollegen standen stumm da und sahen mich bewundernd an. Das erste Mal nach über einem halben Jahr, dass ich derartige Blicke bekam! Alle fragten sich wohl, wie ich das hingekriegt hatte: ganz ruhig und ohne Hektik und dann auch noch offenbar alles richtig gemacht. Aber ehrlich Leute, ich weiß es selbst nicht. Ging alles wie von Zauberhand. Nur, das bleibt natürlich mein Geheimnis. ☺

P.S.: Da ich im Urlaub mangels Bücher nicht lesen konnte, muss ich das jetzt neben Schule und Hausaufgaben noch erledigen. Soll heißen, dass in nächster Zeit am Abend Lesebuch statt Tagebuch angesagt ist und ich hier kaum was reinschreiben werde!

11. Februar, Mum

Endlich mal ein Lichtblick! Frau Wagner hat geschrieben, dass Max heute so was wie der Held des Tages war. Er habe, als ein Mädchen gestürzt war und sich den Arm verletzt hatte, vollkommen geistesgegenwärtig gehandelt, die richtigen Hilfsmaßnahmen eingeleitet, den anderen sinnvolle

Anweisungen gegeben und die verletzte Klassenkameradin beruhigt. Sie hätte ihm das nie zugetraut.

Ja, ich weiß, dass so etwas in Max steckt, würde man nie vermuten, aber eine solche Situation hatten wir schon einmal. Als in unserer Straße eine alte Dame zusammengebrochen war, setzte Max sofort von seinem Handy einen Notruf ab, schickte ein anderes Kind nach Eisbeuteln, weil die Frau sich den Kopf böse aufgeschlagen hatte, versuchte rauszufinden, ob sie noch atmete und Puls hatte (er war damals knapp zehn!), war dann aber doch heilfroh, als eine erwachsene Person vorbeikam und übernahm. Aber auch damals hatte er alles richtig gemacht.

In den Büchern, die Harald und ich gerade lesen, steht immer wieder, dass Menschen mit ADHS auch viele gute Eigenschaften haben. Geistesgegenwart bzw. Flexibilität gehören dazu. Cordula Neuhaus gibt hier unter anderem Folgendes an:

> »Typische« Symptome außerhalb der Kriterienkataloge DSM-IV und ICD-10 bei ADHS:
> - Spontane Hilfsbereitschaft, Empathiefähigkeit, Fürsorglichkeit und Einsatzbereitschaft, wenn die Hilfsbedürftigkeit erkannt wird
> - In Notsituationen reaktionsschnell (z.T. ausgeprägt) und auffallend »souverän« in der Entscheidung/Handlungsorganisation[1]

Und in einem zweiten Buch ist zu lesen:

> Spontaneität: Auch wenn impulsives Verhalten bei geregelten Abläufen oft als störend empfunden wird, kann es in anderen Situationen von Vorteil sein. Auf neue Herausforderungen können ADHSler schnell und spontan reagieren und wissen gleich eine Lösung.[2]

Tja, scheint wohl heute bei unserem Max so gewesen zu sein. Gott sei Dank einmal nicht der Chaos-Verbreiter, sondern ganz im Gegenteil: Mister-check-it-all, wie Smartie fast ein wenig neidisch bemerkte. Hat ihm sicher auch gut getan, mal die Nasenspitze vorne zu haben und nicht der ewige Loser zu sein. Wie schön wär's, wenn die nächsten Mails von der Klassenlehrerin ähnlichen Inhalt hätten, aber eine kleine, innere Stimme sagt mir, dass das so wahrscheinlich ist wie ein Verkehrsstau in der Antarktis.

19. Februar, 10:15 Uhr, **Mum**

Wusste ich's doch, dass die in der Antarktis ihre Verkehrssituation im Griff haben. Schon heute kam die nächste Mail von Frau Wagner und laut der war Max nicht der Held, sondern wieder mal das Vergissmeinnicht des Tages. Schon vor über zwei Wochen dürfte ein Informationsblatt an die Eltern ausgeteilt worden sein, auf dem stand, dass die Kinder für einen Ausflug zum Verkehrssicherheitstraining 20 Euro in der Schule abzugeben hatten. Max war offenbar der einzige, der es schaffte, das Geld zwei Wochen lang zu vergessen. Auch den Zettel mit den Informationen zum Ausflug habe ich bis heute nicht zu Gesicht bekommen. Das heißt, der Lehrkraft fehlt auch meine Unterschrift. Wirklich zum Ausrasten! Wenn der heute nach Hause kommt, wünscht er sich wahrscheinlich, er wäre in der Schule geblieben, so geladen bin ich!

19. Februar, **Herr Rank**, Musiklehrer

Einfach unbeschreiblich, was ist nur mit diesem Jungen los? Ständig in irgendwelche Kalamitäten verwickelt! Und heute war es nicht anders. Ich ging gerade in Richtung große Pausenhalle, als ich eine Ansammlung von Schülern sah, in deren Mitte sich offenbar eine Rauferei abspielte. Schnell versuchte ich mir den Weg zum »Kern« der Sache zu bahnen und war nicht wirklich überrascht, als ich den kleinen Bergmann schwitzend und keuchend mit einem Burschen aus der achten (!) Klasse raufen sah. Sein Blick war wutentbrannt, und sein Gesicht hatte beinahe die gleiche Farbe wie seine Haare. Der große Bursche und er waren ineinander verkeilt, und noch bevor ich Gelegenheit hatte, mich zum einen zu fragen, wie es sein könne, dass sich ein Vierzehnjähriger mit einem Elfjährigen prügelt, und zum anderen die beiden zum sofortigen Beenden der Rauferei abzumahnen, hatte Max dem Achtklässler eine zwischen die Beine verpasst, dass dieser benommen zur Seite taumelte und sich seine empfindlichen Teile hielt.

Um weitere Ausschreitungen zu verhindern, griff ich mir den kleinen Rabauken und herrschte ihn an, *augenblicklich* mit dem Schlagen aufzuhören und mich zum Herrn Direktor zu begleiten. Den Achtklässler fragte ich noch, ob er die Schulärztin brauche, doch dieser verneinte beschämt – wie konnte sich der Riese von diesem Zwerg nur so vermöbeln lassen? – und so ging es ab in Richtung Direktion. Auf dem Weg dorthin verlangte ich von dem kleinen Taugenichts eine Erklärung, doch da kamen natürlich nur lahme Ausreden, wie »Ich musste meinen Freund verteidigen«, »Er hatte meinen Freund beleidigt« usw.

Von wegen! Ich kenne das Bürschchen, das ist immer für Rabatz zu haben. Kaum brodelt's wo, wer ist dabei? Max! Wen trifft man zehnmal so häufig wie andere Schüler auf dem Weg zur Schulärztin an? Richtig, Max, den Selbstverstümmler. Wer hat in 80 Prozent der Fälle seine Musik-Unterlagen nicht dabei? Wieder richtig geraten: Max. Wer träumt im Unterricht, hat kaum Ahnung, welchen Stoff wir gerade durchnehmen und weiß so gut wie *nichts* bei den Wiederholungen? Ja, Raterei überflüssig, denn die Antwort ist immer wieder: Max! Ich möchte wissen, wie dieser Dauerträumer, Sturzpilot und Rabatzmeister überhaupt durch die Schule kommt. Nun ja, es ist ja erst ein halbes Jahr um, aber seine schlechteste Note ist eine Drei! Wie macht er das, bitte? Das haben sich alle auf der Konferenz Ende Januar gefragt, wo er allein 20 Minuten unserer wertvollen Zeit in Anspruch genommen hat, weil er nur Probleme schafft. Offenbar lernt er dann doch einiges daheim. Ich frage mich nur, mit welchen Unterlagen, denn der Kerl hat ja nie was mit, kann daher auch in kein Heft schreiben, verliert die ausgeteilten Zettel – die liegen dann mit Schuhabdrücken versehen am Klassenboden verteilt – und weiß auch, wie gesagt, meist nichts. Offenbar sind da seine Eltern sehr dahinter. Nur bis zur zwölften Klasse halten weder er noch die Eltern das durch!

Das alles ging mir durch den Kopf, als Max neben mir seine Ausreden herunterbetete. »Soll er das doch dem Herrn Direktor weismachen«, dachte ich mir. Dem erklärte ich, was ich gesehen hatte, schloss die Tür zur Direktion, wischte mir den Schweiß von der Stirn und war froh, in die nächste Klasse gehen zu können, in der zwar auch ein Bergmann saß, der aber in keinster Weise mit seinem jüngeren Bruder vergleichbar ist. Max' Mutter aber schrieb ich in der nächsten großen Pause eine saftige E-Mail, in der Hoffnung, die würde ihm eine ordentliche Standpauke halten. Wo sind die guten alten Tage, als es da noch ganz andere Mittel gab?

19. Februar, 13:05 Uhr, **Mum**

Zwei böse Lehrer-Mails an einem Tag – das ist sogar für Max Rekord! Die Hoffnung auf einen Verkehrsstau auf der einzigen Straße in der Antarktis ist somit vollends gestorben. Hat sich heute doch glatt mit einem Schulkollegen geprügelt. Ich muss sagen, das kenn ich eigentlich gar nicht von ihm, denn er ist zwar ein Zappelphilipp, ein Chaos-Verbreiter und ein Unfugtreiber, aber so richtig aggressiv gegen andere, außer gegen Smartie, wird er normal nicht. Da muss schon was Ordentliches vorgefallen sein. Na, um 14:30 Uhr bin ich gescheiter, denn da kommt er von der Schule heim und dann sollte er mal besser eine super Begründung parat haben – für das nicht abgegebene Geld, den nicht unterschriebenen Zettel und vor allem für die Schlägerei! Ich bin nur froh, dass ich heute einen Home-Office-Tag habe, in der Firma kann ich solche Mails wirklich nicht gebrauchen.

19. Februar, 19:30 Uhr, **Max**

Ich weiß nicht, Freunde, warum muss das Leben so anstrengend sein? Ständig ist was los, das Wellen macht. Und nachdem mir das Wasser ohnehin fast immer bis zum Hals und oft noch drüber steht, sind Wellen das Letzte, was ich brauchen kann! Heute gab's gleich wieder zwei megastressige Vorfälle – und der zweite davon produzierte geradezu eine Tsunami-Flutwelle.

Dabei war ich an keinem der beiden Events wirklich schuld! Aber mir glaubt ja nie jemand was. Einmal Loser, immer Loser. Scheint so das Motto in der Schule zu sein. Eigentlich nicht nur in der Schule. Hab das Gefühl, dass mich jeder, der mich länger als fünf Minuten kennt, in eine Schublade steckt, ein Etikett draufklebt und lauter nette Bezeichnungen wie »Nulldenker«, »Chaos-Profi«, »Träumepeter«, »Vergissmeinnicht« oder »Schnellkochtopf« draufschreibt.

Die sollten echt mal in meinem Körper drinstecken. Wobei der Körper geht ja grad mal so, aber die Schaltzentrale in der obersten Etage! Am liebsten würde ich die anschreien: »Kleiner Hirntausch gefällig? Nein, lieber nicht? Dachte ich's mir doch. Wer will schon mit einem Nix-Checker wie mir Hirn tauschen?« Aber damit würd ich mich ja als Vollpfosten outen. Nö, wie gesagt, lieber nix anmerken lassen und weiter auf cool machen. Allerdings: Wie soll ich wirklich vorgeben, ein cooler Checker-Boy zu sein, wenn ich nichts, absolut *nichts* auf die Reihe kriege? Und solche Situationen wie mit Sonja vorgestern sind leider die Ausnahme.

Nun ja, lasst mich mal erzählen, was heute wieder Sache gewesen ist. In der ersten Stunde war Sport, da ging noch alles gut. Aber in der zweiten Stunde hatten wir Geo. Und bevor die Geo-Lehrerin, die ja gleichzeitig unsere Klassenlehrerin ist, mit dem richtigen Unterricht beginnt, gibt's meist irgendwas Organisatorisches. Heute sammelte sie von den letzten Kindern, die die 20 Euro für das Verkehrssicherheitstraining noch immer nicht bezahlt hatten, das Geld ein. Ich hätte es ja schon lange abgegeben, da Mum immer drauf besteht, dass ich 20 Euro Reservegeld dabei habe, sollte mal irgendwas in der Schule zu bezahlen sein oder sollte sie dringend was eingekauft brauchen. Dann kann sie mich auf dem Heimweg anrufen, ich sause in das Geschäft neben der Busstation, und Mum muss nicht extra wieder wegfahren.

Aber diese 20 Euro hatte ich vor über einer Woche schon Sonja geliehen, die es für das Sicherheitstraining brauchte. Sie hatte das Geld wie ich vergessen, tat mir aber so leid, dass ich ihr meine 20 Reserve-Euros lieh, die ich bis heute nicht zurückbekommen habe. Aber nachdem sogar ich mich ab und zu an etwas erinnere, hatte ich die 20 Euro gestern aus meiner Spardose genommen, weil heute der letzte Tag war, an dem man sie einzahlen konnte. Denn als ich Mum gestern darum bat, hatte sie nur einen Hunderter und meinte, ich solle das Reservegeld nehmen, sie würde es mir heute zurückgeben. Wie sollte ich ihr sagen, dass ich das Sonja schon vor einer Woche gegeben hatte? Sie wäre ausgeflippt. Denn wir müssen das einfach *immer* mit dabei haben. »Was, wenn ihr mal in der ersten Stunde eine Klassenarbeit habt und die U-Bahn ist defekt? Dann braucht ihr Geld für ein Taxi!« Alter, solche Zufälle sind so wahrscheinlich wie eine Ufo-Landung auf unserem Schulhof! Aber sagt das mal Mum.

Egal, jedenfalls hatte ich meine 20 Euro endlich dabei. Doch als Frau Wagner ankündigte, diese nun von den Letzten einzusammeln, kriegte Felix neben mir einen hochroten Kopf, und ich wusste sofort: Er hat das Geld vergessen. Nachdem Felix' Eltern extrem streng sind, stiegen dem gleich die Tränen in die Augen, weil er schon ahnte, was ihn nach einer Mail an die Eltern daheim erwarten würde. Manno, ich kenne das. Flaues Gefühl in der Magengegend, schwitzige Hände, Ohrensausen – das ganze Programm. Ich wusste zwar auch, was *mich* daheim erwarten würde, wenn besagte Mail in Mums Posteingang landen würde, aber Felix tat mir so leid, dass ich ihm meinen Zwanziger unter der Bank rüberschob. Er blickte mich dankbar an und hatte innerhalb von fünf Sekunden seine normale Gesichtsfarbe zurück.

Was er natürlich nicht wusste, war, dass das meine einzigen 20 Euro waren – sonst hätte er sie nicht genommen, denn Felix ist ein wahrer Freund. Nachdem das Geld aber zuerst von ihm eingesammelt wurde, konnte er nur noch tatenlos zusehen, wie ich von Frau Wagner zur Schnecke gemacht wurde. Er wollte zwar was sagen, doch ich trat ihm einfach auf den Fuß, und er verstummte. In der Pause meinte er dann, dass er mir echt was schulde, aber ich winkte ab und meinte, meine Mum würde schon verstehen. In Wirklichkeit verbrachte ich allerdings den Rest der Pause damit, Mum in Gedanken zu erklären, was mich bewogen hatte, Felix mein Geld zu geben. Zu dem Zeitpunkt wusste ich noch nicht, dass ich Mum noch ganz andere Dinge zu erklären haben würde, wenn ich heimkam.

In der nächsten Pause gingen Felix und ich nämlich zum Buffet. Felix bekommt nie Pausenbrot von daheim mit, sondern seine Mum drückt ihm jeden Tag drei Euro in die Hand, begleitet von den Worten: »Kauf dir was am Buffet, ich bin nicht dazugekommen, dir ein Pausenbrot zu machen.« Keinen Tag kommt sie dazu? Alter, das gibt's doch nicht! Aber eigentlich hätte ich das manchmal auch gern bei meiner Mum. Beim Buffet gibt es nämlich lauter leckere Sachen. In meiner Pausenbrotschachtel sind aber ständig Biobrote mit Biowurst oder Bioaufstrich und haufenweise

Obst und Gemüse drin. Nicht, dass ich Obst und Gemüse nicht mag, ich find es eigentlich richtig lecker. Aber irgendwo sind auch Grenzen, die bei Mum allerdings erst bei der Größe meiner Pausenbrotschachtel erreicht sind – und die ist megagroß. Wenn ich dann aber was sage, kommen Argumente wie: »Du hast ohnehin nichts auf den Rippen« oder »Du brauchst das, du bist noch im Wachsen« oder »Für deine Entwicklung ist das wichtig«. Ja, Mum, aber ich bin elf, wiege 32 Kilo, und du gibst mir Mengen für drei muckibepackte Schwerarbeiter mit! Ich könnte Felix ja jeden Tag was von mir abgeben, aber der kauft sich lieber eine Schnitzelsemmel oder einen Hotdog am Buffet und als Nachschlag eine Zimtschnecke oder ein Schoko-Croissant.

Womit wir auch schon beim heutigen Problem wären. Da Felix immer so ungesundes, fettmachendes Zeug in sich hineinstopft und seiner Mum offenbar egal ist, dass er bei einer Körpergröße von gerade mal 1,35 Metern gewichtsmäßig bald mit den meisten Lehrern an unserer Schule konkurrieren kann, wird Felix immer wieder von irgendwelchen Assis in der Schule verarscht. Wenn ich dabei bin, sag ich ihnen ganz klar, wo sie sich ihre netten Bemerkungen hinstecken können, und in der Regel ist dann Ruhe. Denn die meisten Fünft- und auch Sechstklässler wissen, dass ich im Sport mega bin und im Sportunterricht beim Ringen keiner auch nur die leiseste Chance gegen mich hat. Aber von der siebenten Klasse aufwärts nimmt mich Zwerg natürlich keiner mehr ernst, und selbst bei meinem angeblich eingeschränkten Denkvermögen weiß ich, wo meine Grenzen sind. Theoretisch. Im Ruhezustand. Wenn ich nicht gereizt werde.

Aber all das war nicht mehr der Fall, als sich plötzlich dieser gehirnamputierte Vollpfosten aus der 8D hinter uns beim

Buffet anstellte und zu Felix meinte, er solle Platz machen, eine Runde um die Schule joggen würde ihm besser bekommen, als seine Schwimmreifen mit einer Schnitzelsemmel vom Buffet noch weiter aufzupumpen. Felix wurde hochrot und sein Mund schnappte wie bei einem Weihnachtskarpfen kurz vorm Anbraten nur auf und zu, ohne dass was rauskam. Ich war in einer Millisekunde auf Hundert und sagte dem Penner, er solle lieber selbst mal eine Runde um die Schule drehen, vielleicht würde die Sauerstoffzufuhr seinem verkümmerten Gehirn gut tun, und außerdem könnten seine Spaghetti-Beine ohnehin ein paar Muckis brauchen. »Sagtest du gerade Spaghetti-Beine, Fliegengewicht?«, kam es von einer Etage oberhalb zurück. An dieser Stelle wäre es wohl besser gewesen, einen Abgang zu machen. Aber wie gesagt, ich weiß eben nur im Ruhezustand und *theoretisch*, wo meine Grenzen sind, doch der Zustand war mir spätestens abhandengekommen, als das Arschgesicht zu meinem besten Freund irgendwas von Schwimmreifen gefaselt hatte.

Also stellte ich mich auf die Zehenspitzen, um nicht ganz so weit hochsehen zu müssen und antwortete, dass das Fliegengewicht ihm gleich derartig eine verpassen würde, dass er sich für die nächsten Wochen nichts mehr am Buffet zu kaufen brauche, sondern Apfelmus und Grießbrei von zu Hause werde mitnehmen müssen, wenn er nicht gleich einen Abgang mache. Das ließ Mister Heuschreckenbein natürlich nicht auf sich sitzen und versuchte mir eine zu scheuern. Doch Schnelligkeit und Reaktionsvermögen sind meine zweiten Vornamen, und ich duckte mich und wich geschickt aus. Das brachte die Flachpfeife nur noch mehr in Rage, und er versuchte, mich in den Schwitzkasten zu nehmen, was ihm auch gelang, da ich wegen all der Kinder, die sich in der Zwischenzeit rings um uns geschart hatten, nicht schnell genug ausweichen konnte. Doch der Aufschneider hatte die Kraft eines Dreijährigen, und mit einem gezielten Schlag in sein Allerheiligstes befreite ich mich. In dem Moment spürte ich eine Hand an meinem Oberarm und wollte gerade zu einem zweiten Schlag ausholen, als ich sah, dass es Herr Rank war. Meine Fresse, was für ein Glück, Leute! Stellt euch mal vor, ich hätte dem Lehrer eine verpasst! Der war ohnehin kurz vorm Explodieren und herrschte mich nur an, dass es nun ab zum Herrn Direktor gehen würde.

Meine Erklärungen interessierten ihn nullo, und ich fragte mich zum zigtausendsten Mal in meinem Leben, warum so viele Erwachsene die schlechte Angewohnheit haben, Kindern nicht die Chance zu geben, Dinge zu erklären. Wenigstens ist der Direx nicht einer von dieser Sorte. Der hört mir immer zu, hat dann ein paar strenge, aber wenigstens nicht gemeine und meist sogar hilfreiche Worte, und entlässt mich wieder in die Klasse.

Da er also ein wirklich Netter ist, war's mir besonders unangenehm, wieder mal in seinem Zimmer zu landen. Ehrlich, Freunde, die Erwachsenen, die nicht fies zu mir sind und mir auf Augenhöhe begegnen, die will ich einfach nicht enttäuschen. Die nehmen sich Zeit, schlucken ihren Ärger runter und reden sich oft den Mund fusselig, und dann bau ich wieder Mist. Aber ich kann's oft nicht wirklich steuern! Meistens mach ich irgendwelchen Blödsinn, ohne auch nur eine Sekunde vorher nachzudenken, was passieren könnte. Irgendwas dürfte da mit meinen Schaltplänen im Gehirn nicht funktionieren. Denn warum passiert so was immer nur mir und nicht den anderen? Ich hab den Verdacht, mit mir stimmt wirklich was nicht. Noch dazu hab ich Mum und Dad in letzter

Zeit öfter mal miteinander leise reden hören, wenn sie dachten, ich sei außer Hörweite. Unterhielten sich über irgend so eine Krankheit mit vier Buchstaben, zu der auch in letzter Zeit überall Bücher rumliegen. Muss da mal ein bisschen reinlesen. Hat vielleicht gar nichts mit mir zu tun, aber mein Bauchgefühl sagt mir, dass es nicht um Smartie, Mum oder Dad geht.

All das ging mir durch den Kopf, als wir unterwegs waren zum Direktor. Ich hatte schon ein bisschen Schiss vorm Direx, denn geprügelt hatte ich mich noch nie, und ich wusste nicht, wie er darauf reagieren würde. Aber ich kann euch Entwarnung geben, Leute. Er hörte sich meine Story von Anfang bis Ende an und erklärte mir dann nur, er werde auch ein Gespräch mit besagtem Jungen führen. Ich fügte noch hinzu, meine Version könnten mindestens 20 Kinder bestätigen, aber ich denke, er glaubte mir. Dann meinte er noch, ich dürfe mich nicht herausfordern lassen, auch wenn es um die Ehre oder das Wohl eines anderen gehe. Es würde zwar für mich sprechen, meinen Freund zu verteidigen, doch dafür gebe es andere Wege. Man könne so was auch mit Worten klären.

Auf die Frage, wie das denn bitte gehen solle, wenn so ein ... ich rang nach Worten, um nicht »Vollidiot« oder Ähnliches sagen zu müssen ... respektloser Kerl eine derartige Verbalattacke startete, konterte er, ich hätte auch sagen können, dass ich dankbar wäre, wenn mein Freund in Ruhe gelassen würde, denn der hätte mit seinem Gewicht ohnehin schon zu kämpfen und wäre auch froh, wenn's anders wäre. Worte wie die seinen würden nur noch mehr verletzen.

»Da hätte der doch nur drüber gelacht«, erwiderte ich.

»Möglicherweise«, antwortete der Direx, »aber glaube mir, das hätte gesessen. Du mit deinen elf Jahren zeigst ihm, dass er verletzend und respektlos war und hast dich besser im Griff, als er mit 14. Auch wenn er noch was Aufmüpfiges entgegnet hätte, es wäre ihm trotzdem peinlich gewesen, dass du die Ruhe und die Oberhand bewahrt hast, obwohl du drei Klassen unter ihm bist. Und das nächste Mal hätte er sich so eine Aussage überlegt, um nicht wieder dumm dazustehen. Und wenn er trotzdem handgreiflich geworden wäre, wärst du weggegangen und zu mir gekommen. Das ist kein Petzen, das ist nötig, um die Sicherheit aller Kinder und Jugendlicher hier im Schulgebäude zu wahren. Und Max, so leid es mir tut, aber beim nächsten Mal muss ich dir eine schriftliche Verwarnung geben, denn Handgreiflichkeiten – auch wenn die Motive noch so verständlich sind – gehen nun mal gar nicht in der Schule.«

Ich hatte verstanden, war aber auch echt dankbar für diese Worte, denn irgendwie konnte ich mir vorstellen, dass das mit dem ruhig Bleiben und vernünftig Reden funktionieren und ich auch ganz cool dastehen könnte, ohne mich zu schlagen. Blieb nur noch das Problem zu lösen, dass meine Fäuste nicht wieder eigenmächtig in den Autopilot switchen würden, wenn meine Körpertemperatur vor Wut auf über 100 Grad stieg. Aber man soll nicht pessimistisch sein, vielleicht würde mir das das nächste Mal ja wirklich gelingen. Viel Zeit hatte ich jedenfalls nicht, darüber nachzudenken. Denn eine Stunde später war die Schule aus, und ich war sicher, Herr Rank, dessen Vorstellungen von gut erzogenen Kindern aus dem *vorvor*letzten Jahrhundert stammen, hatte schon eine Mail an Mum in den Internet-Orbit versandt. Na, wenigstens ließ die mich auch immer mal meine Version der Dinge schildern, bevor sie ihre Strafen aussprach!

Als ich heimkam, sah ich schon an ihrer finsteren Miene, dass dieses Fossil tatsächlich eine Mail geschrieben hatte, aber die gute, alte Mum war trotz der höchstwahrscheinlich krassesten Worte von Ranki von ihrer Methode »Zuerst beide Seiten anhören, dann urteilen« nicht abzubringen und verlangte zu wissen, was geschehen war. Als ich ihr alles berichtet hatte, war ihr Gesichtsausdruck schon entspannter und sie vergewisserte sich noch mal mit einem ihrer berühmten bohrenden Blicke, die bedeuten »Sagst du auch wirklich die Wahrheit? Du weißt ja, ich komm schlussendlich doch drauf«, ob meine Version der Schilderung auch der Realität entsprach. Doch ich versicherte ihr, dass ganz viele Kinder dabei gewesen seien, die das alles bestätigen konnten. Dann riet sie mir mehr oder weniger dasselbe wie der Direx und sagte, die anderen würden innerlich vor Neid erblassen, auch wenn sie sich's nicht anmerken lassen würden, wenn ich bei der nächsten ähnlichen Situation ganz ruhig und souverän reagieren würde. Na, wenn das jetzt schon zwei sagen, die was davon verstehen dürften und die im Leben eigentlich recht viel voranbringen, wird wahrscheinlich was Wahres dran sein.

Mum wollte natürlich auch eine Erklärung, warum ich von meinem Reservegeld nicht die 20 Euro bezahlt hatte. Als ich ihr sagte, dass ich die 20 Euro schon lange hätte bezahlen können, aber mir die anderen ebenso leid taten, wurde ihr Gesichtsausdruck ganz weich. Sie nahm mich in den Arm und sagte: »Du erinnerst mich immer wieder so sehr an mich selbst als Kind. Mir taten auch immer alle so schrecklich leid, vor allem die Außenseiter. Dann hab ich mich mit ihnen angefreundet, weil sie sonst niemanden hatten und stand dadurch selbst auf der Abschussliste.« Mir fiel sofort Felix ein, den auch alle wegen seines Gewichts mobbten, und ich überlegte, ob ich auch ein Außenseiter war. Teilweise schon, nur hatte ich irgendwie das Gefühl, dass das weniger an Felix als an mir selbst lag. Doch das sagte ich Mum nicht, es hätte sie nur traurig gemacht. Ich für meinen Teil habe mir jedenfalls vorgenommen, nicht mehr handgreiflich zu werden, auch wenn mich einer noch so sehr reizt. Ob ich das wohl durchhalten werde?

P.S.: Von den beiden Büchern für die Schule habe ich erst ein halbes gelesen. Außerdem fangen die ganzen Tests und Klassenarbeiten nächste Woche wieder an. Werd also ab jetzt noch weniger Zeit für das gute, alte Tagebuch haben, weil ich ständig die Nase in Büchern, Mappen und Heften haben werde. Nur dass ihr nicht denkt, mir wär die Tinte ausgegangen ...

19. Februar, 21:00 Uhr, **Dad**

Hat heute wieder ganz schön aufgemischt, unser kleiner Druckkochtopf. Ganz die Mama, kann ich nur sagen. Ist in drei Millisekunden auf 20.000 Bar, aber auch genauso schnell wieder unten. In solchen Situationen, vor allem dann, wenn es darum geht, jemanden zu verteidigen, kann er ganz schön wütend und dann auch teilweise aggressiv werden. Dass das typisch für Kinder mit ADHS ist, schreibt auch Karin Schleider in ihrem Buch:

> Es gibt Situationen, in denen ansonsten gutmütige Kinder mit ADHS ebenfalls zu aggressiven Verhaltensweisen greifen. [...] Aber im Gegensatz zu Kindern mit einer Störung des Sozialverhaltens, deren aggressive Verhaltensweisen tatsächlich darauf abzielen, andere einzuschüchtern oder zu schädigen, handeln Kinder mit ADHS nicht willkürlich. Es tut ihnen

hinterher leid, sie können ihre Schuld eingestehen und sich entschuldigen. Auch können sie anderen leicht verzeihen und sind selten nachtragend.[3]

Und Max hat ja heute wirklich wieder mal Robin Hood gespielt und seinen Freund, der wegen seines Übergewichts immer gehänselt wird, verteidigt. Dieses Sich-um-die-anderen Kümmern, ständig Mitleid mit den anderen haben und die Schwächeren verteidigen, hat unser Sohn offenbar auch von Doris. Sie hat mir da schon genug Geschichten aus ihrer eigenen Kindheit erzählt. Ich bilde mir ein, dazu hab ich vorige Woche was in einem der Bücher gelesen. Wo war das doch gleich? Richtig, Scherk und Kamp schreiben dazu Folgendes:

> ADHSler zeichnen sich durch einen ausgeprägten Gerechtigkeitssinn aus [...]. Ein faires, manchmal schon fast »mütterliches« Verhalten ist ihnen äußerst wichtig, vor allem bei (in ihren Augen) Schwächeren![4]

Und in zwei anderen Büchern stand zum Thema Gerechtigkeitssinn:

> Die sich sonst als so regelwidrig zeigenden Kinder beeindrucken als feinsinnige »Anwälte der Gerechtigkeit« und dulden keine Fortsetzung von beobachteten Ungerechtigkeiten [...],[5] auch wenn [sie] dadurch selbst Ärger bekommen.[6]

Ob wir diese Textstelle Herrn Rank schicken sollten?

6. März, Mum

Die nächste Mail aus der Schule. Am liebsten würde ich die alle in den Spam-Ordner leiten lassen und den dann ungelesen leeren! Max kann so ein liebes, empathisches, hilfsbereites und fürsorgliches Kind sein, und dann gibt es wieder Situationen, in denen man denkt, es steckt ein kleines Teufelchen in ihm. Heute war wieder so eine ... wenn die Version der Biologie-Lehrerin stimmt, und davon gehe ich jetzt mal aus: »Liebe Frau Bergmann! Leider muss ich mich heute an Sie wenden, da Max wieder einmal disziplinär auffällig war. Aufgrund des überaus milden Wetters durften die Kinder die heutige große Pause im Schulhof verbringen. Dort hatte Max allerdings nichts Besseres zu tun, als Regenwürmer auf Stöcke zu setzen und den Mädchen damit nachzulaufen, die kreischend und quietschend vor ihm flüchteten. Ich verstehe nicht, warum Max sich immer wieder derart in Szene setzen muss und bitte Sie, ihm klarzumachen, dass er sich mit solchen Aktionen nur selbst schadet. Mit freundlichen Grüßen, Ursula Annhoff.«

Tja, was soll ich sagen? Auch ich verstehe nicht, was in solchen Situationen in Max fährt, welcher Schalk ihn reitet, so etwas zu tun. Da setzt er sich immer für die Schwachen ein, kämpft wie ein Löwe um Gerechtigkeit, kriegt feuchte Augen, wenn jemand traurig ist und dann immer wieder so was! Eigentlich denke ich, ich könnte bis auf den Grund seiner Seele blicken, aber manche Abgründe sind selbst mir zu tief und ich weiß keine Antwort. Na, wenn er morgen nach Hause kommt, sollte er besser eine wissen! Heute komme ich von einer Veranstaltung so spät heim, dass ich ihn nicht mehr sehen werde. Besser so, denn morgen pfeift's aus meinem Druckkochtopf nicht mehr so sehr wie grade eben!

6. März, Max

Heute ist mir so gar nicht zum Spaßen zumute, denn ich hab wieder mal Mist gebaut. Hab Amarena (wie kann man sein Kind nur nach einer Eissorte benennen?) und Sarah geärgert, und jeder fragt sich, warum. Ja, frag ich mich auch. Wobei, wenn ich tief in mich reinschaue, hab ich ja eigentlich Antworten, aber die behalt ich lieber für mich, nur euch sag ich's.

Antwort Nr. 1: Amarena nervt immer unheimlich mit ihrer Besserwisserei. »Ich hoffe, du hast mitbekommen, dass wir zum Test nicht nur die Arbeitsblätter kriegen, sondern auch Teile aus dem Buch.«

»Ich hoffe, du hast *mitbekommen*?« Alter, was geht mit der?

Oder eines ihrer Lieblingsthemen, wenn ich eine Hausaufgabe zurückbekomme (sie sitzt zwei Plätze neben mir – nicht zum Aushalten!). Dann schielt sie über ihren Brillenrand, damit sie ja sieht, ob ich Fehler drin habe und erinnert mich in der Pause: »Vergiss nicht, Herr Vizzani legt *unheimlichen* Wert auf Verbesserungen!«, wobei das Wort »unheimlich« etwa eine Oktave höher liegt als der Rest vom Satz. Da würd ich am liebsten drauf sagen: »Und ich würd dir *unheimlich* gern für jede Besserwisserei einen deiner dämlichen Zöpfe abschneiden!« Aber da wär ich ja in einer Pause schon fertig und wie sollte ich mich für den Rest des Tages, der Woche, des Schuljahres ... revanchieren?

Oder wenn irgendein Lehrer uns für den nächsten Tag noch mal extra an was erinnert, könnt ihr einen drauf lassen, dass Amarena am Ende des Schultages zu mir herkommt, mich von oben herab ansieht (ja, sie ist vier Zentimeter größer als ich) und oberlehrermäßig meint: »Vergiss nicht, Max, wir sollen morgen ... bla-bla«. Da muss ich mir halb die Zunge abbeißen, dass ich nicht sage: »Vergiss du lieber nicht, dass es im Leben noch was anderes gibt als die doofe Schule. Denn sonst wachst du mit 18 auf und deine Jugend ist spaßlos an dir vorübergegangen!« Aber ganz ehrlich, ich glaub, der macht gerade die Schule Spaß!

Nun zu Antwort Nr. 2: Sarah, diese Giftspritze! Egal, worum man diese Barbiepuppe bittet, die Antwort ist »Nein!« Ab und zu vergess ich mal was, Leute. Oder auch öfters als ab und zu. Aber egal. Wann immer ich sie frage, ob sie mir eventuell einen Bleistift leihen könnte, von denen sie mindestens fünf fein säuberlich gespitzte in ihrem Mäppchen hat, oder ob sie für mich vielleicht ein Blatt kariertes Papier hätte (sie hat immer einen ganzen Block!), oder ob sie mir ihre Geo-Mappe zum Kopieren leihen könnte, die Antworten sind mehr oder weniger immer gleich. Auf die Anfrage nach der Geo-Mappe hat sie zum Beispiel erst vor Kurzem im Oberlehrerton erwidert: »Aber mein lieber Max, warum hast du die denn nicht vollständig? Meine Mappe kann ich dir nicht leihen. Die würdest du auf dem Weg zum Kopierraum entweder verlieren oder bis zur Unkenntlichkeit entstellen. Sorry, Max. Werd einfach erwachsen!« Alter, wenn sie kein Mädchen wäre, würd ich ihr mal zeigen, was Männer auf dem Weg zum Erwachsenwerden mit Leuten machen, die den Mund so voll nehmen. Und was soll heißen, ich würde die Mappe auf dem Weg zum Kopierraum verlieren? Tickt die noch richtig? Das ist gerade mal ein Stockwerk! Das würde selbst ich nicht mal schaffen.

Allerdings, wenn ich mich an Leos Bio-Mappe auf dem Weg dorthin erinnere ... und ich erinnere mich noch genau, es ist, als wär's gestern gewesen. Gerade wollte ich mir die

Mappe von Leo kopieren gehen, als Herr Karbat daherkam und mich ins Lehrerzimmer abkommandierte, weil ich angeblich meine fünf Euro Werkbeitrag als einziger noch immer nicht bezahlt hatte. Dabei waren die in meiner Hosentasche. Aber nein, ich musste zum Lehrerzimmer, damit er mich aus der Liste derer austragen konnte, die noch nicht bezahlt hatten. Manno, wozu musste ich *dafür* mitlatschen? Konnte der sich meinen Namen keine 30 Sekunden lang merken? Noch dazu, wo jeder Lehrer gerade *meinen* Namen ohnehin am besten kennt. ☹ Und wo ich doch angeblich der einzige war, der noch nicht bezahlt hatte? Aber es war nichts zu machen, ich musste mitkommen.

Mit diesem sinnlosen Trip zum Lehrerzimmer verging fast die ganze Pause, und ich hatte keine Zeit mehr, Leos Mappe zu kopieren. Schnell trug ich mich in die Liste des Lehrers ein. Sekunden später läutete es und ich musste flugs in die Klasse zurück, da wir Physiktest hatten. Und da das das einzige Fach war, in dem ich im Halbjahr knapp an einer Vier vorbeigeschrammt war, konnte ich es mir echt nicht leisten, zu spät zu kommen. Tja, was soll ich sagen, Leute? So passierte es dann: Ich hatte zum Eintragen in die Liste Leos Mappe auf das Pult neben mir gelegt und als es läutete, rannte ich, schon etwas panisch wegen des Physiktests, zur Klasse zurück.

Leo fiel die fehlende Mappe auch nicht auf, denn sein schwächstes Fach ist ebenfalls Physik. Als ich in die Klasse kam, saß er mit leicht roten Wangen da, und ich konnte erkennen, wie seine Gedanken um das Trägheitsgesetz, die Umrechnung von Bar auf Pascal und den Unterschied zwischen Kohäsion und Adhäsion kreisten. Erst als der Test vorbei war und es zur nächsten Pause läutete, fragte mich Leo nach der Mappe. Mann, mir wurde ganz schwummrig, denn zunächst hatte ich natürlich keine Ahnung, wo die überhaupt sein könnte. Sie war mir doch nicht auf dem Weg zum Kopierraum aus der Hand gefallen, ohne dass ich es gemerkt hatte? So bekloppt war ja nicht mal ich! Und überhaupt: Wo waren die Kopien? Ach ja, richtig, ich war ja gar nicht bis zum Kopierraum gekommen. Hatte ja den Sinnlosausflug zum Lehrerzimmer mit dem Werklehrer absolvieren müssen. Das Lehrerzimmer! Genau! Da hatte ich die Mappe liegen lassen, als ich mich in die doofe Liste eintrug. Also schnell eine Etage höher. Aber da lag sie nicht! Runter zum Hausmeister, ob sie abgegeben worden war. Nein, auch nicht. Meine Panik stieg von Minute zu Minute. Schon läutete es wieder, und ich musste zurück in die Klasse.

Die nächsten 45 Minuten war keine Konzentration darauf, was der Lehrer vorne sagte, möglich ... Ja, ja, ich weiß, was ihr jetzt denkt: Wo ist der Unterschied zu sonst? Die Antwort: im Grad der Konzentration. Während die sonst bei, sagen wir mal, 20 Prozent liegt, waren's in der Stunde nach dem Mappen-Gau definitiv null Komma null periodisch Prozent. Doch all das Nachdenken wegen der Mappe war ohnehin nutzlos, denn wenn sie nicht mal der Hausmeister hatte, musste sie irgendein Witzbold versteckt oder eingesteckt haben. Als es läutete – Gott sei Dank war mit diesem Läuten der Schultag zu Ende –, suchten Leo und ich das ganze Schulgebäude ab, aber nichts! Ich entschuldigte mich hundertmal bei Leo, der zwar sauer war, aber versuchte, es sich nicht anmerken zu lassen.

Auf dem Heimweg gelobte ich, alles eigenhändig für Leo nachzuschreiben. Und wenn es bedeuten würde, Amarena oder Sarah auf Knien um ihre Mappen gegen 100

Euro Einsatz zu bitten. Doch das Glück war mir hold. Am nächsten Tag kam ein Mädchen aus der 5C in unsere Klasse, das Leos Mappe in der Hand hielt und meinte, es habe sie im Papierkorb neben dem Buffet gefunden. Wir bedankten uns, und ich brachte der Finderin am Tag darauf eine fette Tafel Schoko dafür mit. Ich fragte mich allerdings, welche absolute Hohlbirne eine Mappe, auf der Name und Klasse draufstehen, einfach in den Müll wirft!

Gott sei Dank war die Mappe blitzsauber und hatte keine halben Schnitzelsemmeln oder literweise Ketchup von nicht aufgegessenen Hotdogs drauf kleben. Die Kids in unserer Schule werfen immer so viel Essen weg – mir ist das unbegreiflich. Bei uns daheim hängen ein paar Fotos von Kindern aus Afrika, da sind keine zwei Millimeter Haut über den Rippen. Und nicht nur über den Rippen. Auch die Oberarme und Beine sehen aus, als bestünden sie nur aus Haut und Knochen. Die würden sich den Arsch für einen halben Hotdog aufreißen. Und hier wird alles in den Mülleimer geworfen. Mum hat da eine ganz andere Einstellung. Man nimmt sich beim Mittagessen so viel man möchte, aber das wird gegessen. Jeder kann auch jederzeit nachhaben, aber was am Teller ist, muss weg! (»Man nimmt sich, so viel man möchte« gilt übrigens nicht bei Gemüse. Da bestimmt sie, wie viel man mindestens möchten muss. Mir ist's egal, aber Smartie nicht ☺).

Tja, merkt ihr was? Wieder mal tausende Gedankenfische. Ich laber und laber über alles Mögliche, nur nicht über die Gründe, warum die Würmer-Geschichte heute »passiert« ist.

Also, Antwort Nr. 3, warum ich ab und zu mal andere nerve und trieze: Ähm, das ist gar nicht so leicht zu erklären. Hat irgendwie was mit meiner Sonderstellung als Loser in der Klasse zu tun. Denn wenn Miss Know-it-all Amarena auch unheimlich nervt und die Barbiepuppe Sarah auch wirklich überhaupt nicht meine Kragenweite ist, so ist das nur die halbe Wahrheit. Die andere Hälfte liegt bei irgendwas, das ich nicht genau benennen kann. Aber es hat etwas mit cool Sein und mit dem Standing unter den Burschen in der Klasse zu tun. Wenn man Mist baut, kriegt man zwar einen Anschiss, hat aber meistens auch den Respekt der coolen Jungs in der Klasse. Und wenn man so drauf ist wie ich, bei Schulischem nix auf die Reihe kriegt und immer ziemlich doof dasteht, muss man irgendwie zusehen, dass man sich den Respekt der Mitschüler auf andere Art und Weise holt. Spitzenleistungen im Sport allein reichen da nicht. Da muss man mit ein bisschen mehr aufwarten können. Aber was hab ich da schon vorzuweisen? Nie was mit, verlier und vergess alles, wenn die Lehrer was fragen, meist keine Antwort, Noten so durchschnittlich – ich kann mit nichts glänzen ... Bleibt nur, den Klassenclown und Hampelmann zu spielen, und: keine Angst vor irgendwas zu haben.

Aber ich leg mich jetzt lieber schlafen, denn wenn ich noch munter bin, wenn Mum nach Hause kommt, haben wir mit Sicherheit eines unserer legendären Gespräche. Doch bei Mum gibt's da ohnehin kein Entrinnen, das heißt, wenn ich heute schon schlafe, nimmt sie mich eben morgen in die Mangel. Ach du heilige Kacke! Sagte ich gerade »keine Angst vor irgendwas haben«???

7. März, Max

Puh, gerade noch mal mit einem blauen Auge davongekommen. Mum hat mich in die Mangel genommen und wollte genau wissen, was ich mir dabei eigentlich gedacht hatte, die Mädels so zu triezen. Zuerst wollte ich ihr nur Grund Nr. 1 und Nr. 2 sagen, aber dann dachte ich mir: Kannst ehrlich sein zu Mum, die sagt nie was Verletzendes. Überhaupt wenn ich ihr mein Herz ausschütte, und mit der Wahrheit fahr ich bei ihr ohnehin immer am besten. Und so sagte ich ihr dann auch Grund Nr. 3 – so gut ich das eben formulieren konnte – und sie verstand sofort.

Allerdings erklärte sie mir dazu einiges. Zum einen meinte sie, dass solche Aktionen am Ende des Tages nur Stress für mich, aber auch für sie bedeuten. Sie hätte jedes Mal 120 Puls, wenn sie sehe, dass ein Lehrer geschrieben habe. Und wenn sie mit dem Lesen der Mail fertig sei, liege der dann meist bei 180. Nicht so gut für sie.

Und auch für mich sei das nicht gerade förderlich. Jemand mit meinen Noten könne sich derartigen disziplinären Blödsinn einfach nicht leisten. Man stünde dann gleich auf der Abschussliste und wenn einer so sehr nervt wie ich, wäre es nur nachvollziehbar, wenn die Lehrkräfte versuchen würden, ihn möglichst bald mal loszuwerden. «Ab mit dem in die untere Klasse«, oder überhaupt aus der Schule, sei dann das Motto. Auch wäre das den Lehrkräften gegenüber nicht fair. Fast alle seien wirklich um mich bemüht, und dann würde ich immer wieder solche Stücke liefern. Denen ginge vermutlich auch bald die Geduld aus. Und die Lehrer, die mich gegen die Herrn Ranks dieser Welt bei der Konferenz verteidigen würden, hätten bald keine Motivation mehr zu solch löblichen Taten.

Ich hörte zu und wusste, Mum hatte mit jedem Wort recht. Aber wo war die Lösung fürs cool Sein? Mum hatte natürlich auch dafür eine: »Man kann sich nicht nur mit Nervigem in Szene setzen, sondern auch mit Nettem. Erinnere dich an den Fall mit Sonja. Da warst du hilfsbereit und trotzdem cool. Ich weiß schon, dass sich nicht jeden Tag jemand verletzt und du den Helden spielen kannst, aber wenn jemand kein Pausenbrot mit hat, kannst du was von deinem abgeben, wenn ein Mädchen oder Bursche aus deiner Klasse sein Geld vergessen hat, kannst du ihr oder ihm etwas leihen, was du ja schon gemacht hast. Wenn jemand mal traurig dreinschaut, kannst du fragen, was er oder sie auf dem Herzen hat. Und vor allem, wenn jemand versucht, dich zu ärgern, bleib cool und überlegen. Sag einfach ruhig, dass du dieses oder jenes nicht möchtest und geh weg. Und wenn dich derjenige immer noch nicht in Ruhe lässt, wird das ein Lehrer regeln müssen.«

Tja, Mum, klingt alles einfach und logisch, aber ist schwieriger, als du denkst. Das hab ich ihr auch gesagt, aber sie hat gemeint, das sei wie beim Tennis: Wenn keiner den Ball zurückschlägt, vergeht dem anderen irgendwann mal die Lust aufs Spielen. Ein Teil von mir will das ja auch glauben, aber der andere Teil, der auf viereinhalb Jahre Schulerfahrung zurückblickt, schreit: »Blödsinn, das wird nicht funktionieren!«

7. März, Mum

Nicht zu fassen! Max hat doch glatt die zwei Mädchen aus seiner Klasse mit den Wurm-bestückten Stöcken gejagt, nur um cool zu sein und um als Klassenkasper witzig rüberzukommen. Dürfte irgendwie das Selbstbewusstsein pushen. Da habe ich doch vor Kurzem erst etwas darüber gelesen. Richtig, Neuhaus schreibt da Folgendes: »Der unaufmerksam-impulsiv-hyperaktive Typ wird […] zum Klassenclown; ärgert andere.«[7]

Ja, und Max gehört zum unaufmerksam-impulsiv-hyperaktiven Typ. (Es gibt bei Menschen mit AD(H)S ja auch den vorwiegend unaufmerksamen Typ, der fast nur träumt, aber nicht hyperaktiv ist. In dem Fall spricht man von ADS. Dann gibt es den eher seltenen vorwiegend impulsiven, hyperaktiven Typ und am häufigsten ist der Mischtyp, der unaufmerksam, hyperaktiv und impulsiv ist.[8]) Auch im Buch von Niehage und Schäfers steht bei den schulbezogenen typischen Symptomen, dass sich ADHS-Kinder häufig zum Klassenclown machen[9] und auf der nächsten Seite ist zu lesen: »Geringes Selbstwertgefühl, […], häufig mit angeberischer Fassade […].«[10]

Stimmt. Immer schön den coolen Typen raushängen lassen, damit keiner merkt, wie unsicher und verletzlich es tief drinnen aussieht. Besser den starken Mann mimen. So schade, denn das ist eigentlich nicht Max. Jeder, der ihn nicht richtig kennt, denkt, er ist ein asozialer Angeber, der nichts anderes im Kopf hat, als die anderen zu ärgern und alle fünf Minuten Mist zu bauen und zwar absichtlich. Dabei »passieren« ihm 90 Prozent des »Mists« und die anderen zehn Prozent gehen auf das Konto »Ich will als Checker-Boy« rüberkommen bzw. »Ich will Spaß haben, wird schon schiefgehen«. Ich bin sicher alles andere als eine Mutter, die's einfach laufen lässt und ihr armes »krankes« Kind unter eine Käseglocke stellt. Denn dass gerade Kinder mit

ADHS eine strenge Hand, also klare Strukturen, Regeln und Konsequenzen brauchen, lese ich in den diversen Büchern immer wieder. Helga Simchen bringt das klar auf den Punkt. Eltern mit ADHS-Kindern sollten »eindeutige Regeln von Anfang an schriftlich festlegen und einhalten [...].«[11]

Auch in einem anderen Buch stand dazu:

> Kein Kind mit diesem Syndrom macht etwas, was nicht vorher angekündigt, dann eingefordert und hinterher kontrolliert wird. [...] Gegebenenfalls brauchen diese Kinder Regelpläne und Regelverträge, wobei Regeln ganz klar definiert sein müssen und dann regelmäßig eingefordert werden müssen.[12]

Und genau das hab ich bei Max vom Kleinkindalter an auch getan. Da hat mich mein Bauchgefühl nicht verlassen. Ich fühle mich jetzt nur bestätigt, wenn ich das alles lese und bin froh, es richtig gemacht zu haben. Aber dennoch: Diese Kinder haben's wirklich schwer. Sie kriegen einfach so gut wie gar nichts auf die Reihe, stören – wirklich meist unabsichtlich – in einer Tour, nerven daher ständig die Umgebung, vergessen und verlieren alles, müssen ihre Zappeligkeit im Unterricht *stundenlang* unter Kontrolle halten, sind extrem ablenkbar, träumen sehr viel vor sich hin, wodurch sie Wesentliches versäumen und werden dann – wen wundert's – von Lehrern, Mitschülern und sogar der eigenen Familie angefeindet. Dass der Selbstwert dieser Kinder und Jugendlichen weit unter null liegt, ist völlig klar. Natürlich versuchen sie dann, sich auf alle möglichen Arten und Weisen in den Vordergrund zu spielen.

Aber all diejenigen, die ihn anfeinden, sollten mal am Abend im Kinderzimmer sein, wenn Max fragt, ob ich mich noch zu ihm kuschle und ihm den Kopf kraule oder ihm etwas aus einem Buch vorlese. Oder er will, dass ich mich zu ihm setze und er mir erzählen kann, was ihn bedrückt – meist Malheure oder Anfeindungen des Tages. Auch tagsüber kommt er unzählige Male zu mir und möchte in den Arm genommen werden. Andere Kinder seines Alters sind schon lange über diese Kuschelphase hinaus und finden es uncool, von Mum oder Dad geherzt zu werden. Nicht so Max. Auch dazu hab ich vor Kurzem was gelesen. Da ging's darum, dass Kinder mit AHDS Jahre hinter der normalen Entwicklung herhinken: »Wesentliche Merkmale [der ADHS] sind die deutliche seelische Entwicklungsverzögerung in Form einer noch eher kindlichen Verhaltensweise [...].«[13]

Ach Gottchen, wenn's nur das allein wäre ...

Kapitel 8

Wie sich eine Million Ameisen im Po anfühlen

22. März, Mum

Dass ADHS-Kinder extrem hyperaktiv und zappelig sind, weiß man ja, aber das, was Max aufführt, muss selbst außerhalb der Norm dessen liegen, was für diese Kinder als »normal« gilt. Heute hatten wir einen Skitag eingelegt, da die beiden Jungs vor Saisonschluss unbedingt noch mal ein paar Hänge runterdüsen wollten. Und Max hatte ja mit seiner Grippe in den Schulferien ohnehin nur eineinhalb Skitage gehabt.

Wie immer brachen wir früh auf, um bei Betriebsbeginn der Lifte schon vor Ort zu sein und die Menschenmassen ab 10:00 Uhr zu vermeiden. Trotzdem, bei Max keine Spur von morgendlicher Müdigkeit. Ging schon im Auto los: Aschenbecher hinten auf, zu, auf, zu – bis es mir reichte und ich ihm sagte, er solle die Finger davon lassen. »T'schuldige Mum, hab gar nicht gemerkt, dass ich damit spiele.« Ja, ich weiß, wie immer ... Aber es dauerte keine zwei Minuten, da war das nächste Ding dran, mit dem er Geräusche produzierte: die Schnallen von seinen Skischuhen, die er mit dem Fuß öffnete und wieder schloss. Wieder: auf, zu, auf, zu, ... Diesmal war es Harald, der »stopp« rief. Die nächste Entschuldigung. Ich sah mit einem kurzen Blick nach hinten, wie er nun seine Arme verschränkte und die Beine übereinanderschlug, offenbar in dem Versuch, ja nicht wieder mit irgendetwas unbewusst zu spielen zu beginnen.

Aber diese guten Vorsätze halten bei Max gerade mal zwei bis drei Minuten, solange er sich darauf konzentriert. Doch dann driftet er wieder ab, Arme und Beine machen sich irgendwie selbstständig, und weiter geht die Nerverei. Diesmal waren es seine Füße, mit denen er auf Haralds Gurt stieg, was bei jeder Autofahrt im Zehn-Minuten-Rhythmus der Fall ist.

Nachdem er aufgefordert wurde, auch das zu unterlassen, schaute er wieder mal drein wie ein begossener Pudel, und ich nahm mir vor, ihn ab jetzt nicht mehr zu ermahnen, sondern ihn einfach machen zu lassen. Doch das war unmöglich! Denn das nächste Geräusch kam vom Kippschalter der Aircondition. An, ab, an, ab ... So sehr ich mich auch bemühte, es zu ignorieren, es ging nicht. Also drückte ich Max ein Buch in die Hand und sagte ihm, er solle bis zum Skiort lesen. Das würde ihm auch helfen, seine Arme und Beine halbwegs ruhig zu halten.

So dachte ich zumindest, doch Max schaffte es, auch während des Lesens Geräusche zu produzieren, indem er unentwegt den Schnappmechanismus der mittleren, ungenutzten Gurthalterung drückte. »Das nächste Mal zieht er seine dicken Skihandschuhe schon im Auto an«, schwor ich mir und drehte das Radio lauter, um die Geräusche zu übertönen. Doch die Handschuhe hätten auch nichts daran geändert, dass er Harald in regelmäßigen Abständen durch sein Herumgewetze mit den Beinen immer wieder durch dessen Sitzlehne in den Rücken trat. Um mich irgendwie zu beruhigen, nahm ich mein Buch heraus, das ich mir für die Fahrt mitgenommen hatte, vor allem, weil ich mir einbildete, auf den ersten Seiten zu genau diesem Thema etwas gelesen zu haben. Und wirklich:

> Er ist pausenlos in Bewegung, angetrieben wie ein Motor, ständig am Zappeln, er klopft mit den Fingern und scharrt mit den Füßen. [...] Bei Autofahrten treibt er alle auf die Palme. Er macht die Aschenbecher auf und zu, spielt an den Fenstern herum, zerrt an den Sicherheitsgurten und tritt die anderen auf der Rückbank.[1]

Wie so oft hatte ich das Gefühl, der Autor muss gerade eben live dabeigewesen sein! Wenn statt »tritt die anderen auf der Rückbank« jetzt auch noch »tritt den Fahrer in den Rücken« gestanden hätte, wär's gruselig geworden. Gott sei Dank waren wir bald bei den Liften – und los ging's.

Der Vormittag verlief ohne größere Zwischenfälle, und auch beim Anstellen am Lift nahm Max sich zusammen und versuchte nicht zu drängeln, wie er's sonst immer tut. Am Mittagstisch allerdings ging's schon wieder los. Obwohl er sich auf den Pisten gerade völlig ausgepowert hatte (Normaltempo gibt's nicht, stehenbleiben und Pausen machen auch nicht), konnte er einfach nicht ruhig auf seinem Stuhl im Lokal sitzen bleiben. Da es draußen stürmte und schneite, saßen wir drinnen, und Max hatte seine Skischuhe ausgezogen, weil er sonst »Hitzestau« bekommen würde, wie er immer sagt. Es hinderte ihn also nichts daran, sich auf den Sessel zu knien, oder auf einem Bein zu sitzen, dann wieder ein Bein auf dem Nebenstuhl abzustützen ...

Als dann das Essen da war, sagte ich ihm, er müsse seine Skischuhe wieder anziehen, wenn er nicht wenigstens während des Essens ruhig sitzen bleiben würde – Hitzestau hin oder her. Damit begann eine Dauerwipperei von abwechselnd dem linken bzw. dem rechten Bein. Zusätzlich begann er mit sämtlichen Gegenständen am Tisch zu spielen. Zuerst musste der Salzstreuer dran glauben, den er zwischen Daumen und

Zeigefinger hin- und herdrehte, bis er umfiel und statt seiner Pommes nun die Tischdecke gesalzen war. Dann war es der Löffel, den die Kellnerin nicht abgeräumt hatte und auf dessen Spitze er ständig drückte, weil es offenbar super spannend war zu beobachten, wie der Löffel dadurch auf- und abwippte. Und als ich mich dann mit Harald über die Planung des nächsten Tages unterhielt, katapultierte er ein kleines Papierkügelchen mit dem Löffel direkt auf den Nebentisch ... wo es im Suppenteller eines älteren Herrn landete.

Diesmal war es nicht nur seine Gesichtsfarbe, die sich auf purpurrot änderte, sondern auch meine. Max wollte eine Entschuldigung stammeln, brachte aber nur unverständliche Laute hervor. Also übernahm ich das, musste mir dann aber, während ich Max im ruhigsten Ton, zu dem ich in der Situation fähig war, zur Rede stellte, im Hintergrund abfällige Bemerkungen des älteren Herrn anhören, der sich über die Jugend von heute und die Eltern, die ihre Kinder nicht mehr im Griff haben, ausließ. Dem war es in dieser Situation auch nicht zu verdenken. Mein Angebot, eine neue Suppe für ihn zu bestellen, lehnte er mit den Worten ab, dass das typisch für die jungen Leute von heute sei, wegen so einer Kleinigkeit gleich eine volle Suppentasse in den Müll zu kippen. Die Tasse, die er habe, sei noch einwandfrei, Kügelchen hin oder her.

Ich gab auf und ließ es sein, drohte aber Max, dass er sich beim nächsten Blödsinn dieser Art den Seiten 100 bis 150 in seinem Lesebuch statt seiner Skier widmen dürfe. Mit gesenktem Blick gelobte er, sich zu bemühen, was für etwa fünf Minuten auch gelang. Doch sein Bewegungsdrang war stärker als alle guten Vorsätze, er begann mit dem Stuhl herumzuwippen und hielt sich dabei auch noch am Tischtuch fest. Ich dachte, der historische Zappelphilipp des Frankfurter Nervenarztes Heinrich Hoffmann würde vor mir sitzen und herrschte ihn an, augenblicklich damit aufzuhören. Nach zwei Minuten ging's wieder los. Ich gab auf und sagte Harald und Smartie, Max und ich würden schon mal eine Abfahrt alleine machen und sie in 15 Minuten unten am Lift treffen. Es war die einzige Chance, das Restaurant ohne weitere Zwischenfälle zu verlassen. Natürlich hätte ich Max mit weiteren Strafen drohen können, aber es wäre sinnlos gewesen. Davon wird auch in dem Buch *Wackelpeter und Trotzkopf in der Pubertät* berichtet:

> Diese Unruhe scheint von der Umgebung oder durch Aufforderungen kaum dauerhaft beeinflussbar zu sein. [Die Eltern] ermahnen den Jugendlichen, ruhig zu sein; möglicherweise reagiert er auch darauf, aber nach wenigen Sekunden oder Minuten ist die Unruhe wieder da.[2]

Das heißt, »diese kontinuierliche Unruhe kann bei Kindern durch die üblichen pädagogischen Maßnahmen nicht wesentlich beeinflusst werden.«[3]

Strafen sind in solchen Fällen also sinnlos. Da fallen mir wieder die Textstellen der Bücher ein, in denen es um die hirnorganischen Ursachen für ADHS geht. Dort wurde ja berichtet, eine verstärkte Durchblutung in gewissen Gehirnregionen führe dazu, dass solche Kinder wie ein zu hoch drehender Motor zu schnell überschießen. Das heißt, Strafen wären nicht nur sinnlos, sondern auch gemein. Denn alles, was nicht absichtlich geschieht, sondern im »Traumland-Modus«, kann einfach nicht bestraft werden. Max ist nun mal nicht in der Lage, sich lange auf etwas zu konzentrieren, und es gibt nichts Ungerechteres, als für etwas bestraft zu werden, das man nicht absichtlich getan hat. Und es gibt auch nichts

Sinnloseres, denn es hat keinen Effekt. Es kränkt und frustriert, weil man als Betroffener keine Lösung hat und sich die Frage stellt, wie man es beim nächsten Mal besser machen soll. Und schließlich erzeugt diese Art von »Erziehungsmaßnahme« nur Hass all jenen gegenüber, die derartige Strafen aussprechen, weil man das Gefühl hat, nicht verstanden und ungerecht behandelt zu werden. Die Papierkugel-Aktion zu bestrafen (absichtlich geschossen, wenn auch nicht mit dem Ziel, die Suppenschüssel des Gegenübers zu treffen) ist eine Sache, das Schaukeln mit dem Stuhl, das Rumspielen mit Gegenständen am Tisch etc. eine andere. Ich weiß noch genau, wie oft ich als Kind für sogenannte »Hirnlosaktionen« bestraft wurde. »Wenn du noch einmal auf irgendwas ›ja‹ sagst und mich dann eine Minute später fragst, was ich gesagt habe, schreibst du hundertmal ›Ich soll nicht immer mit ›Ja‹ antworten und dann gleich wieder vergessen, was Mama gesagt hat‹«, – so die Drohungen meiner Mutter, weil ich einfach nicht imstande war, mir ihre Anweisungen zu merken. Wie oft ich diesen doofen Satz hatte schreiben müssen! Wie viele Stunden ich damit zubrachte, endlose Seiten mit Derartigem zu füllen. Wie viele Tränen ich vergoss, weil ich das einfach nur gemein fand, da ich es nicht absichtlich getan hatte und auch nicht wusste, wie ich es ändern konnte! Nichts hätte ich mir mehr gewünscht als ein Gespräch mit meiner Mutter oder meinem Vater, das Angebot irgendeiner Lösung, damit mir das nicht mehr passiert. Aber nichts. Offenbar bin ich aber nicht die einzige, die sich da in ihrer Kindheit oft gekränkt gefühlt hat, denn Helga Simchen schreibt: »Mütter mit ausgeprägtem AD(H)S […] haben in ihrer Kindheit selbst viel Ungerechtigkeit erfahren und sind mit dem Gefühl, anders zu sein und nicht verstanden zu werden, aufgewachsen.«[4]

AD(H)S kannte in meiner Kindheit allerdings noch niemand, und so hatten meine Eltern natürlich keine Ahnung, dass es nicht daran lag, dass ich mich nicht bemühte oder mir ihre Drohungen egal waren. Selbst wenn sie mir damals angeboten hätten, mir das zu schenken, was ich mir viele Jahre lang am meisten gewünscht hatte, nämlich eine Katze, hätte ich es nicht geschafft, nicht mehr zu träumen. Ich hatte mir damals geschworen, dass – sollte ich mal Nachwuchs haben – meine Kinder für Derartiges nicht bestraft würden. Ich muss allerdings zugeben, dass das nicht einfach ist, denn es nervt unheimlich, immer und immer wieder dasselbe zu sagen.

Und die Lösung? Ehrlich gesagt, es gibt kaum eine. Ich ermahne Max zwar immer wieder, er müsse eben versuchen, sich wirklich, *wirklich* zu konzentrieren, und ich merke an seinem verbissenen Gesichtsausdruck auch oft, dass er's versucht. Aber es reicht eben noch nicht aus, immer »ordnungsgemäß« zu funktionieren. Es wird von Jahr zu Jahr besser, und manchmal macht er auch innerhalb weniger Wochen einen regelrechten Entwicklungsschub durch. Dann tritt er allerdings wieder monatelang auf der Stelle. Doch Kinder wie er brauchen Unterstützung und keine Strafen für Dinge, die sich ihrer Kontrolle entziehen:

> Fatal ist es, wenn Eltern oder Lehrer das auffällige Verhalten der Kinder nicht auf deren spezifische Probleme zurückführen, sondern durch negative Charaktereigenschaften der Kinder erklären, also die Kinder als faul, ungezogen, rücksichtslos und böswillig bezeichnen. Damit übersehen sie deren Not und versagen ihnen die Unterstützung.[5]

Aus diesem Grund strafte ich Max eben nicht für all die nervtötenden Aktionen am Mittagstisch.

Der Rest des Nachmittags verlief, dem Himmel sei Dank, genauso reibungslos wie der Vormittag. Die Heimfahrt allerdings war wieder ähnlich mühsam, mit zig Ermahnungen, was Max alles sein lassen solle.

Daheim erlaubte ich den Kindern dann noch, einen Film anzusehen, und freute mich schon, während ich die Skisachen verstaute, endlich, *endlich* Ruhe vor dieser kleinen Bewegungskanone zu haben. Doch ich hätte unser Kind besser kennen müssen. Gerade räumte ich den letzten Skischuh in den Kasten, als ich plötzlich einen lauten Bums hörte. Ich ließ alles liegen und stehen und sauste ins Wohnzimmer. Dort lag Max jammernd am Boden, hochrot im Gesicht und hielt sich sein Bein. »Mister-Ameisen-im-Po konnte nicht still sitzen und musste Kopfstände machen«, teilte mir Smartie sauer mit, der bei seinem Film unterbrochen wurde und nicht ahnen konnte, dass Max sich wirklich arg verletzt hatte. »Dabei ist er umgefallen und mit dem Bein gegen den Stuhl geknallt.« Ich berührte die gerötete Stelle leicht und Max schrie vor Schmerz auf. »So viel zum gemütlichen Fernsehabend«, dachte ich mir. »Wenn er sich beim Skifahren nichts bricht, schafft er's danach.« Also wieder mal auf ins Krankenhaus.

Dort musste ich mir ein Stirnrunzeln der Dame bei der Anmeldung gefallen lassen, die sah, dass ich mit Max schon dreizehn Mal in den letzten acht Jahren da gewesen war. »Siehst du«, zischelte ich ihm zu, »die entziehen mir bald die Erziehungsberechtigung, weil die denken, ich misshandle dich womöglich!« Doch Max saß nur da wie ein Häufchen Elend und antwortete nicht. Offenbar hatte er wirklich schlimme Schmerzen.

Drei Stunden später verließen wir das Krankenhaus mit Gipsbein und Krücken, und ich fragte mich, wie unser kleiner Bewegungsfanatiker seinen Drang mit dem Gips ausleben würde. Nun, dann würde er für die nächsten vier Wochen endlich mal stillsitzen müssen. Da hatte ich mich aber gehörig getäuscht!

22. März, Dad

Heute haben wir einen die Saison abschließenden Skitag eingelegt, der alles andere als erholsam war. Nicht nur dass Max bei der Autofahrt ständig genervt hat, hat er auch beim Mittagessen nur Chaos verbreitet. Doris beschloss dann, mit Max schon mal eine Runde zu fahren, bis Smartie und ich mit dem Essen fertig waren. Du meine Güte, war das eine Ruhe, als dieser Störenfried weg war! Endlich konnten wir beide unser Schnitzel genießen und liefen nicht ständig Gefahr, an einem durch Erschrecken »eingeatmeten« Bissen zu ersticken!

Beim Heimfahren dann wieder dasselbe Theater wie beim Hinfahren. Doris und ich warteten nur noch drauf, bis Max für mindestens acht Stunden eine horizontale Position eingenommen haben würde. »Dann hören wir von ihm nur noch seinen Atem und das Rascheln der Bettdecke«, frohlockte ich bereits und freute mich schon so richtig auf einen gemütlichen Abend.

Doch unser kleiner Bruchpilot machte uns einen Strich durch die Rechnung. Er turnte glatt daheim vor dem Fernseher rum, anstatt sich auf seine vier Buchstaben zu setzen und einfach nur zuzusehen. Dabei fiel er um und verletzte sich böse am Bein. Doris, die darauf besteht, bei sämtlichen medizinischen Angelegenheiten der Kinder dabei zu sein, fuhr mit Max zum etwa 154. Mal zur Unfallambulanz und musste sich dann statt eines guten Films das finstere Gesicht der Schwester am Empfang ansehen, die feststellte, dass Max Stammgast in ihrem Krankenhaus ist. Vor einer Stunde hat sie angerufen. Wird wohl noch ein Weilchen dauern, bis die beiden zurück sind.

Um nicht alleine dem Vergnügen zu frönen und auch, um Doris mit beruhigenden Worten bei ihrer Rückkehr vom Krankenhaus zu empfangen, habe ich aufs Fernsehen verzichtet und zum Thema Hyperaktivität noch mal in den diversen Büchern geblättert. Dabei bin ich auf den Kriterienkatalog der WHO gestoßen, den mir Doris schon mal vorgelesen hat. Es war Symptomblock B[6], der mich interessiert hat und den ich mir auch im Hinblick auf alle unsere bisherigen »Restaurant-Situationen« durchgelesen habe:

Überaktivität

1. *Zappelt häufig mit Händen oder Füßen oder rutscht auf dem Stuhl herum.* Und nicht nur daheim und in der Schule (hören wir von den Lehrern immer wieder), sondern auch im Restaurant gibt's kein Halten, obwohl ihm unsere Ermahnungen vor Fremden wirklich peinlich sind.
2. *Steht {häufig} im Unterricht oder in anderen Situationen auf, in denen Sitzenbleiben erwartet wird.* Nun ja, Aufstehen und im Restaurant rumlaufen traut er sich nicht, da bekommt er ein Problem mit Doris. Aber vielleicht wär's eine Idee gewesen, ihn ein paar Runden *ums* Restaurant laufen zu lassen.
3. *Läuft häufig herum oder klettert exzessiv in Situationen, in denen dies unpassend ist (Bei Jugendlichen oder Erwachsenen kann dies auf ein subjektives Unruhegefühl beschränkt bleiben).* Stimmt! Letztes Jahr im Sommerurlaub ist er ständig unterm Tisch rumgekrabbelt, als wär

er erst drei Jahre alt. Oder aber er lehnte sich über die Bank und hing mit dem Oberkörper fast am Nachbartisch. Am liebsten wären wir jeden Tag in ein anderes Restaurant gegangen, aber in dem kleinen Ort gab's nur drei. Also musste uns in den zwei Wochen, in denen wir dort waren, jedes mehrmals ertragen.

4. *Hat häufig Schwierigkeiten, ruhig zu spielen oder sich mit Freizeitaktivitäten ruhig zu beschäftigen.* Siehe Fernsehen. Nicht mal dabei kann er seinen kleinen Po ruhig halten.

5. *{Ist häufig auf »Achse« oder handelt oftmals, als wäre er »getrieben«}. (Zeigt ein anhaltendes Muster exzessiver motorischer Aktivität, das durch die soziale Umgebung oder durch Aufforderungen nicht durchgreifend beeinflussbar ist.)* Typisches Beispiel heute: die Autofahrt! Wie oft wir ihn ermahnten, dieses oder jenes zu unterlassen. Doch so sehr er sich bemühte – und man sah ihm an, dass er das tat – irgendwelche Bewegungs- und Geräusch-Dämonen ergriffen immer wieder Besitz von ihm und machten die Autofahrt für ihn und uns zum Dauerstresserlebnis.

Ob all das ein Trost für Doris sein würde? Es ist schon eigenartig: Man weiß, dass sein Kind nicht mit »normalen« Maßstäben zu messen ist, weil es – da sind wir uns eigentlich sicher – ADHS hat. Und obwohl man das weiß, geht einem einfach regelmäßig die Geduld aus. Wie oft Doris und ich uns schon vorgenommen haben, ruhig mit ihm zu sprechen und nicht zu toben, wenn er zum gefühlt 865. Mal in einer Woche was kaputt gemacht oder vergessen hat, wenn er nach dem vierten oder fünften lauten »Max« immer noch nicht reagiert, wenn er Blödsinn macht, weil's nun mal so lustig ist, wenn, wenn, wenn ... Nicht auszurasten gelingt aber nur in den seltensten Fällen, weil einfach nach so vielen Jahren Dauerstress die Nerven blank liegen. Aber was man wirklich nicht vergessen darf: nicht nur unsere, sondern auch seine. Ich werde das Doris heute, wenn die beiden zurückkommen und Max im Bett liegt, noch mal vor Augen führen. Auch wenn sie's schon weiß, es tut immer wieder gut, es zu hören oder zu lesen. Denn diese »Beweise« bzw. Erklärungen, warum unser Sohn anders ist, dass wir nicht die einzigen sind, die mit einem so schwierigen Kind zurechtkommen müssen und vor allem, dass Max eine anerkannte Störung hat, beruhigen immer wieder unheimlich.

Allerdings, wie gesagt, nicht in allen Situationen. Die schlimmste Geduldprobe für mich ist der Wochenendputz. Ständig muss man ihn ermahnen, nun endlich weiterzumachen, weil er entweder schon wieder mit einem Staubfussel spielt, oder in einer Ecke ein vergessenes Spielteil gefunden hat und anfängt, damit rumzumachen, oder eine Katze auf dem Sofa streichelt, oder, oder, oder ... Allerdings scheinen wir auch mit diesem Problem nicht alleine zu sein, denn Russell Barkley schreibt dazu: »Im häuslichen Bereich gehört es zu den Standardklagen von Eltern, dass sich die Kinder mit ADHS nicht in altersentsprechendem Maß an der Hausarbeit beteiligen oder andere Aufgaben übernehmen.«[7] Ganz genau. Ich werde dann oft richtig unrund und schreie ihn an, nun *endlich* weiterzuarbeiten. Oder aber ich mach gleich seinen Teil der Arbeit mit, bevor ich mir lange Diskussionen antue.

Aber bei Doris geht so was gar nicht. »Es kann nicht sein, dass sich drei in der Familie abrackern und einer spielt!«, dröhnt es dann durchs ganze Haus. »Max, komm hierher zum Tisch!« Und wenn er dann da ist: »Wir vereinbaren jetzt genau, welche Arbeiten du in welcher Zeit erledigen wirst, und wenn du die Zeit insgesamt nicht einhältst, verlierst du genau diese Zeit heute Abend beim Familienfilm.« Dann setzen sich die beiden zusammen, Doris fragt Max bei jeder einzelnen Aufgabe (Teppiche ausschütteln, Geschirrspüler ausräumen, wieder einräumen, Katzenplatz säubern, ...), wie lange er denkt, dass er dafür brauchen würde, und sie notieren gemeinsam die Minuten. Beim Einschätzen der Zeit ist Max erstaunlich realistisch (obwohl ich da in den ADHS-Büchern was anderes gelesen habe), aber beim Einhalten nicht (das stimmt wieder mit den Aussagen in den Büchern überein!).

Ich muss allerdings noch hinzufügen, dass Doris dann alle paar Minuten nachfragt, wie Max vorankommt. Denn ein Kind wie Max driftet nun mal einfach ab und ist am Ende nicht mal mit der Hälfte der vereinbarten Arbeiten fertig, auch wenn sämtliche Drohungen dieser Erde wie ein Damoklesschwert über ihm schweben. Woher Doris diese Geduld nimmt, wo sie eigentlich die personifizierte Ungeduld ist, weiß ich ohnehin nicht.

Ich glaube, Mütter haben da ein Extra-Gen, denn bei Max reißt Doris sich wirklich zusammen (ich merke ja, wie sie innerlich jedes Mal knapp am Überkochen ist) und bleibt einfach dran: Erklären, vormachen, Max machen lassen, korrigieren, Max' Versuche des Besserwissens abwehren, wieder machen lassen, seine Wutausbrüche hinnehmen, wenn's nicht so klappt, wie er das will, noch ein Versuch ... und so weiter und so fort. Aber das scheint wirklich der einzige Weg zu sein.

Denn sonst könnte unser ADHS-Zwerg (Doris' Ausdruck) heute mit seinen noch nicht mal zwölf Jahren bestimmt nicht alleine Kuchen backen, das gesamte Haus auf Vordermann bringen (auch wenn's ohne Antreiben ewig dauert), ordentlich Schuhe putzen, die Waschmaschine alleine befüllen und starten, Rasen mähen etc. Dabei handelt es sich um Dinge, die schon bei Kindern *ohne* ADHS eher die Ausnahme in dem Alter sind. Zugegeben, nach dem Kuchenbacken sieht die Küche aus, als wäre eine Concorde darin gelandet, und beim Rasenmähen hat er schon zweimal das Kabel gekappt. Aber, wenn man sie nichts versuchen lässt, werden sie es eben nie lernen, so Doris. Womit sie im Grunde recht hat – eine Meinung, die ich allerdings zu dem Zeitpunkt, als ich das Kabel wieder flicken musste, nicht wirklich mit ihr teilte. Nun ja, ich muss mir jetzt wohl auch überlegen, was ich dazu beitragen kann, dass Max von mir ebenfalls mehr Führung bekommt. Und zwar nicht nur beim Mithelfen im Haushalt, sondern vor allem, wenn es darum geht, dass Max sich an Ausgemachtes halten muss. Vielleicht ist Doris' *Drei-Schritte-Modell*, wie sie es nennt, gar nicht so schlecht (1) klare Vorgaben, (2) angedrohte Konsequenzen, wenn die Vorgaben nicht eingehalten werden und (3) Verwirklichung der angedrohten Konsequenz, wenn etwas nicht so klappt wie ausgemacht.

Sie ist der Überzeugung, dass Max sich auf das verlassen können muss, was sein erwachsenes Gegenüber ankündigt. Und wenn es bedeutet, dass er sich drauf verlassen kann, dass die angedrohten Konsequenzen eingehalten werden. Aber als Gegenpol braucht er auch genauso viel Liebe, Verständnis für sein Verhalten, viele lange Gespräche und nun mal eine extra Portion Aufmerksamkeit.

Das alles ist leichter gesagt als getan. Ich komme nun mal, wenn ich schon auf Hundert bin, nicht so schnell auf eine im Ernstfall auch realisierbare Konsequenz. Und selbst wenn: Dann tut er mir wieder leid, und ich halte das Verbot oder die angedrohte Strafe nicht ein. Doch es scheint einfach so zu sein, dass ich mir in Max' Interesse meine Reaktionen doch genauer überlegen muss.

23. März, Max

Tja, ihr Lieben, seit gestern schreibt »Max mit Gipsbein«. Fürs Schreiben besser als »Max mit Gipshand«. Und auch für den Wochenendputz äußerst vorteilhaft – der fällt nun für einige Wochen für mich aus. ☺ Aber für Sport in der Schule und überhaupt auch sonst fürs Bewegen gar nicht lustig. In der Schule haben zwar alle die Krücken bewundert, und fast jeder wollte mal eine Runde damit drehen, aber als sich der erste Hype gelegt hatte, war ich wieder Max, der Sturzpilot, und musste froh sein, Felix und Leo zu haben, die anboten, mir meinen Schulranzen zu tragen. Der ist in letzter Zeit immer megaschwer, weil da alle Schulsachen drin sind, die ich besitze – neue Anti-Vergessens-Strategie!

Wie kam's überhaupt zum Gipsbein? Die lange oder die kurze Version? Nun ja, nachdem der Sportunterricht am Nachmittag für mich heute ausfiel, ich somit nur bis 11:45 Uhr Schule hatte und draußen rumtoben ja ohnehin entfällt ☹, hab ich viel Zeit ... Also die lange.

Gestern brachen wir wieder mal recht früh auf, weil's auf einen letzten Saisontag in die Berge zum Skifahren ging. Diesmal gab's allerdings keine Anfahrtspannen. Soll heißen, wir mussten nicht zweimal umkehren, denn wir hatten von Anfang an alles dabei, außer Moritz natürlich. Seiner Pfote geht's im Übrigen wieder top, denn Opa hatte die richtig gut gepflegt.

Tja, aber auch wenn's keine wirklichen Pannen gab, so war die Autofahrt dennoch für alle ziemlich mühsam. Warum? Ihr ahnt es schon. Sämtliche Nervereien hatten natürlich ihren Ursprung bei mir. Irgendwie schaffte ich es, mir ständig Ermahnungen von Mum und Dad zuzuziehen, da ich in einer Tour was machte, das die anderen störte: Ich hatte meine Hände oder Füße an den Gurten, den Gurthalterungen, den Aschenbechern, den Skischuhschnallen – einfach an allem, mit dem man irgendwie rumspielen konnte. Weiß auch nicht, warum ich das immer mache. In einer Tour wurde ich aufgefordert, dieses oder jenes zu lassen, und auch Smartie, dieser Musterschüler, verdrehte ständig die Augen, als ich wieder und wieder zurechtgewiesen wurde. Würde dem mal meinen Kopf gönnen, nur 15 Minuten lang, damit der Augenverdreher mal sieht, wie das ist, wenn sich Arme und Beine verselbstständigen, die Finger einfach wo dran sind, ohne dass man's merkt, ja sogar die Zehen an was rummachen, ohne dass das ans Gehirn rückgemeldet wird!

Um viertel vor neun waren wir dann endlich da und auf ging's. Beim Lift hab ich mich echt, echt bemüht, nicht zu drängeln und mit Smartie und Dad geduldig zu sein, und ich finde, schon allein dafür hätte ich einen Orden verdient. Auch über die Sonntagsfahrer (von denen es an Sonntagen auf den Pisten tatsächlich zehnmal so viel gibt wie an Wochentagen) verlor ich kein Wort und lobte mich gerade innerlich für meine Reife (zweiter Orden), als es ans Mittagessen ging – wo ich dann innerhalb von fünf Minuten all die Orden wieder verlor.

Denn da ging's weiter, wo's im Auto aufgehört hatte. Meine Finger – und ich sage bewusst nicht »ich« – mussten einfach mit allem spielen, was in Reichweite war und die Beine wollten auch nicht stillhalten. Jedes Mal, wenn ich ermahnt wurde, bemerkte ich, dass die plötzlich woanders waren als noch vor einer Minute! Unter meinem Po, am Nebenstuhl, auf der Querstrebe des Tisches ... Es war wie verhext! Mum meinte dann, wenn das Essen da sei, sei Schluss mit Rumwetzen, da hätte ich dann wirklich ordentlich zu sitzen.

Manno, die stellt sich das so einfach vor. Aber ich übte schon mal für den Ernstfall (Essen am Tisch) und konzentrierte mich auf meine Beine. Doch dann machten sich wieder die Hände selbstständig und ehe ich mich's versah, lag der Salzstreuer quer am Tisch. Mit gesenktem Blick stellte ich ihn in das dafür vorgesehene Metallgestell, als ich plötzlich die in Papier eingepackten Zahnstocher sah. Ha! Ein oder zwei weniger würden dem Restaurant nicht fehlen, und damit konnte ich weder Geräusche produzieren noch irgendeine Misere anrichten.

Ich nahm also den ersten Zahnstocher aus der Papierhülle, knüllte sie zusammen und, weil ich nicht wusste, was ich damit tun sollte, flippte ich das Minikügelchen mittels Löffel-Katapult einfach weg. Bei dem Dreck, der im Restaurant am Boden lag, konnte das keinen Unterschied machen. Allerdings traf ich nicht den Boden, sondern die Suppenschüssel des alten Rackers gegenüber. Ich weiß, ich weiß, »Racker« ist nicht gerade nett und normalerweise bin ich älteren Menschen gegenüber nicht respektlos. Doch obwohl ich eine Entschuldigung stammelte und Mum sogar anbot, eine neue Suppe für ihn zu bestellen, hatte der nichts Besseres zu tun, als über die jungen Menschen von heute abzulästern (er meinte übrigens auch Mum damit – hä???).

Alter, manchmal wünsch ich mir, dass ich die Zeit einfach um 60 bis 80 Jahre zurückspulen könnte, und dann würde ich gern sehen, welchen Mist die Oldies alle in ihrer Kindheit und Jugend gebaut haben. Waren sicher auch keine Engel. Gibt natürlich heute von denen keiner mehr zu, bzw. hat der gute alte Alzheimer dafür gesorgt, dass sie's alle tatsächlich schon vergessen haben.

Na, jedenfalls kriegte ich ohnehin einen Anschiss von Mum, die so sauer war, dass ich mich nicht getraute ihr zu sagen, dass es nicht absichtlich gewesen ist. Sie hätte mir ohnehin nur geantwortet »Das wär ja noch schöner – auch noch absichtlich!« Womit sie natürlich recht gehabt hätte. Während des Essens versuchte ich mich am Riemen zu reißen, musste aber trotzdem ständig ermahnt werden: »Hand auf den Tisch, Ellenbogen weg, sitz aufrecht, ...« Alter Schwede, sooo mühsam!! Ist doch sch***egal, wie man isst, Hauptsache das Essen landet im Mund. Wir gehen sowieso nie in ein Fünfsternehotel essen, und wenn ich in der Schule so weitermache, kann ich mir irgendein Schickimicki-Restaurant auch als Erwachsener nie und nimmer leisten. Aber da gibt's kein Diskutieren bei Mum, sie besteht darauf. Der gute alte Dad würde mich einfach machen lassen, aber keine Chance bei Mum.

Als ich dann nach dem Essen mit dem Stuhl zu kippeln begann und beinahe das Tischtuch samt allem, was draufstand, vom Tisch zog, reichte es Mum, und sie schlug vor, mit mir schon mal eine Runde zu fahren, damit Dad und Smartie, die beiden Ewig-Esser, in Ruhe ihre Schnitzel mit Pommes verdrücken konnten. Wo die beiden das alles nur hinessen? Mir reicht's nach ein paar Bissen, dann möchte ich vom Tisch aufstehen und was anderes machen, als irgendwas in mich reinzustopfen! Gott sei Dank geht's Mum auch so und daher zischten wir nach draußen.

Auch am Nachmittag passierte nichts Nennenswertes, außer der absolut mühsamen Heimfahrt, weil ich wieder mit Geräuschen und Dauerbewegen den Nerv der gesamten

Family tötete. Als wir daheim waren, erlaubte uns Mum, einen Film anzusehen. Aber, Leute, auch da schaff ich's meistens nicht, still zu sitzen, und so begann ich eben, ein bisschen rumzuturnen. Vom Film bekam ich trotzdem alles mit, doch als ich auf dem Kopf stehend im Fernseher plötzlich sah, wie ein Mann aus einem Flugzeug sprang und das Ganze dann aus dessen Perspektive zu sehen war, verlor ich plötzlich das Gleichgewicht und fiel um. Leider knallte ich dabei mit dem Bein an den Stuhl und verletzte mich böse. Also ab ins Krankenhaus.

Mum schaute grimmig drein, denn ihren Abend hatte sie sich gemütlich vor dem Fernseher und nicht schon wieder in der Unfallambulanz vorgestellt. Ihr Gesichtsausdruck wurde noch finsterer, als die Tante bei der Aufnahme sie mit hochgezogener Augenbraue betrachtete und damit wohl zum Ausdruck bringen wollte, dass Mum offenbar nicht auf mich aufpassen kann, weil wir so oft da sind. Kapieren die das alle nicht? Nicht Mum kann nicht auf mich aufpassen, *ich* krieg das nicht auf die Reihe!

28. März, **Smartie**

Jetzt geht er auf Krücken und trotzdem hat er kein Sitzfleisch! Heute waren wir mit Dad angeln. Dad braucht den Ausgleich. Als IT-Techniker hat er einen megastressigen Job. Beim Angeln kann er abschalten. Und auch ich liebe die »Wurmbaderei«, wie Tante Alma unser Hobby immer abfällig nennt. Doch leider ist diese normalerweise super entspannende Freizeitbeschäftigung kein wirkliches Vergnügen, wenn dieser nervtötende Springaffe dabei ist. Dad meint immer, er müsse mitkommen. Wahrscheinlich, weil Mum darauf besteht. »Angeln beruhigt, man ist in der Natur, man übt Ausdauer und Geduld, ...« – bla-bla-bla und nochmals bla! Mum hat ja *keine Ahnung*, die ist ja nie dabei. Wo übt denn dieses Jojo Ausdauer und Geduld? Ganz im Gegenteil. Wenn nach fünf Minuten nicht schon der erste Fisch an der Angel hängt, fängt er an, unrund zu werden. Und nach spätestens zehn Minuten rennt er vom Angelplatz weg, sagt, ich soll auf seine Rute aufpassen und hat 100 wichtigere Dinge zu tun: Libellen fangen, Muscheln suchen, Frösche aufspüren, Käfer sammeln usw.

Doch heute waren Dad und ich guter Dinge, denn er konnte ja kaum wohin mit seinem Gipsbein und den Krücken. Hofften wir. Dachten wir. Glaubten wir zu wissen. Aber wie immer belehrte uns Mister-Hornissen-im-Po eines Besseren. Denn nachdem wir alle ausgeworfen hatten, dauerte es wie immer keine fünf Minuten und Max wurde zappelig. »Kann ich mal kurz da vorgehen und schauen, ob es schon Froschlaich gibt?« Dad erklärte ihm, dass es zwar für Ende März schön warm, aber für Froschlaich noch zu früh sei. Doch unser Amphibienspezialist kam mit den unglaublichsten Argumenten aus dem Biologieunterricht, so lange, bis Dad aufgab. Grinsend, weil er wie immer als Sieger aus der Diskussion hervorgegangen war, humpelte er auf seinen Krücken davon. Dad hätte es einfach besser wissen und den kleinen Unruhestifter nicht aus den Augen lassen sollen. Aber es war eben einfacher nachzugeben. Ich selbst war allerdings auch froh, dass er weg war und nun endlich Stille herrschte.

Gerade begannen wir, die Ruhe zu genießen, als wir plötzlich lautes Geschrei vernahmen. Dad sprang auf und lief in Richtung Geräuschquelle, ich hinterher. Ich hatte panische Angst, Max könnte ins Wasser gefallen sein, denn ich war sicher, mit seinem Gipsbein würde er nicht schwimmen können. Doch unser Rotschopf stand, ohne auch nur einen einzigen Wassertropfen an sich zu haben, am Ufer und schrie herum, als wär er ein Schiffbrüchiger knapp vorm Ertrinken! Alter, wozu das Gezeter, dachte ich mir. Da bemerkte ich, dass irgendwas an ihm fehlte. Irgendwie sah er asymmetrisch aus. Und dann wusste ich es plötzlich: Er hatte nur eine Krücke und wo sich die andere befand, war unschwer zu erraten: im Wasser. Und nein, nicht etwa am Ufer, sondern gut zehn Meter vom Ufer entfernt!

»Wie hat dieser einbeinige Heuhüpfer sie dorthin gekriegt?«, fragte ich mich. Dad war das offenbar egal. Die Dinger waren zu teuer, als eine davon einfach im Wasser verrosten zu lassen. Also blieb ihm nichts anderes übrig, als sich auszuziehen und in das eisige Nass zu steigen. Fluchend und mit vor Kälte eingezogenem Bauch, arbeitete er sich bis zu dem Teil vor. Als er wieder draußen war, schrie er Max an, dass er ab jetzt an seinem Klappstuhl wie angeklebt zu sitzen habe, sonst würde es was setzen. In Gedanken hörte ich Mum, dass »sonst würde es was setzen« keine angemessene Konsequenz sei, aber mir war's egal. Ich wollte nur endlich meinen Angeltag genießen.

Max allerdings auch, aber seine Vorstellung von einem gelungenen Angeltag war es nicht, ruhig zu sitzen und zu fischen. Nach etwa 15 Minuten fragte er Dad, ob er sich wenigstens im Umkreis von 20 Metern ein bisschen umsehen dürfe. Dad, der sich inzwischen schon eingekriegt hatte, war's offenbar *wieder* zu mühsam zu diskutieren, und ließ Max abermals einfach machen.

Böser Fehler des Tages Nummer zwei, denn kaum war Max von unserem Angelplatz weggehumpelt, hatte er sich schon wieder in Schwierigkeiten gebracht. Abermals hörte man sein jämmerliches Geschrei und wieder rutschte mir und Dad das Herz in die Hose. »Wenn er jetzt nicht tatsächlich am Ertrinken ist, ertränk ich ihn eigenhändig!«, schwor ich mir. Doch wie schon vor 15 Minuten: kein bisschen nass am ganzen Spaghetti-Körper. Dafür steckte er mit seinem Gipsbein in einem morschen Boot fest und konnte sich aus eigener Kraft nicht mehr befreien. Auch Dad schaffte es nicht, und so musste ich aus unserem eigenen Boot, das momentan allerdings auch mit einem großen Leck am Ufer liegt, irgend so ein hackenartiges Ding holen, um das Loch, in dem Max' Bein gefangen war, zu vergrößern. Alter Schwede, am liebsten hätte ich den Rabatz-Macher gefesselt und geknebelt ins Auto gelegt, um endlich zum Angeln zu kommen.

Dad schrie diesmal noch lauter als vorher und kündigte nun eine Tracht Prügel an, wenn Max sich noch mal von uns entfernen würde. »Machst du Späße?«, dachte ich mir. Dad hat in all den Jahren weder gegen Max noch mich jemals die Hand erhoben. Wer sollte das also ernst nehmen? Max war offenbar dennoch irgendwie beeindruckt und blieb vorerst auf seinen vier Buchstaben sitzen. Was allerdings nicht hieß, dass er es nicht trotzdem wieder schaffte, Chaos zu verbreiten. Und das kam so: Beim Angeln wirft man aus, muss dann aber die Rolle mit der Angelschnur offen lassen, sodass im Falle eines Bisses der Fisch die Möglichkeit hat, mit dem Köder im Maul davonzuschwimmen, ohne zu merken, dass er eigentlich schon fast am Haken hängt. Öffnet man die Rolle nicht, … naja, liegt auf der Hand, oder? Dann zieht der Fisch die Angel ins Wasser. Und unser kleiner Chaosbolzen, der meist einfach nur macht, in Gedanken aber ganz woanders ist, hatte tatsächlich die Rolle festgestellt!

Wie's der Teufel wollte, biss natürlich genau bei ihm ein relativ schwerer Fisch an. Es dauerte gerade mal eine Millisekunde, und auf der Angelhalterung, auf der Max' Rute lag, war gähnende Leere, da sich die Angel gerade mit einem lauten »Platsch« ins Wasser verabschiedet hatte. Doch während Dad und ich noch völlig perplex der Rute hinterherstarrten, die nun über den Grund des Sees gezogen wurde, fackelte Max nicht lange rum und … sprang hinterher!

Jetzt schlug's wirklich Dreizehn! Er trug seine gesamte Angelausrüstung inklusive Anorak und hatte ein Gipsbein! Doch solche Kleinigkeiten können einen Max Bergmann nicht beeindrucken. Dad und mich allerdings schon. Gerade wollte Dad zum Sprung ansetzen, um Max zu »retten«, als dieser auftauchte und schrie: »Er ist noch dran!« Hatte dieser Hans Dampf in allen Gassen doch tatsächlich die Rute wieder erwischt! Da er gerade noch Boden unter den Füßen hatte, humpelte er keuchend aus dem Wasser, während er die Schnur samt Fisch am Haken einkurbelte. Nach einigen Minuten hatte er den Fisch bis zum Ufer gezogen, und wir starrten alle auf den prächtigen Karpfen.

Weniger prächtig sah nun allerdings Max' Gips aus. Der begann sich allmählich aufzulösen, und Dad und ich wussten: aus und vorbei mit einem Angeltag, der gerade einmal angefangen hatte. Dad befahl Max, sich hinzusetzen, um zu vermeiden, dass sein Bein, das nun nicht mehr durch den Gips geschützt war, Schaden nehmen würde. Dann sagte er mir, ich solle vom Auto eine Decke holen und die Tasche mit der Reservekleidung. Die haben wir im Auto, seit Max mit drei Jahren in ein Biotop gefallen ist und wir deshalb einen Familienausflug abbrechen mussten, weil es damals gerade mal fünf Grad hatte und sich Max sonst in den nassen Klamotten den Tod geholt hätte. Fluchend half Dad dann Max beim Umziehen, während ich mehr als angepisst unsere Angelsachen zusammenpackte, weil ich *wieder mal* wegen Max den ganzen Spaß verpasste.

Was Mum von einer abermaligen Fahrt ins Krankenhaus halten würde, konnte ich mir schon vorstellen. Und ihr Gesichtsausdruck, als sie Max mit aufgeweichtem Gips sah, bestätigte meine Vermutung. Sie drohte Max, die Krücken wegzunehmen, denn hüpfend könne er nicht weit kommen. Ha, Mum, hast du Amnesie, oder was? Der kommt selbst mit zwei gebrochenen Beinen oder sogar im Ganzkörpergips überall hin! Dass den nichts aufhält, hat er doch schon oft genug bewiesen!

28. März, Dad

Dieser kleine Racker war das letzte Mal für lange Zeit zum Angeln mit! Und wenn Doris sich auf den Kopf stellt, ich fahr nur noch mit Smartie. Der Junge hat nicht nur eine Rakete in seinem kleinen Po stecken, sondern ein ganzes Arsenal! Dabei dachte ich, das Gipsbein würde eine Garantie fürs Stillsitzen sein.

Weit gefehlt! Der hat mit Gipsbein mehr Durcheinander angerichtet als ohne! Zuerst versenkt er eine Krücke im Wasser (hab ganz vergessen ihn zu fragen, wie er das eigentlich hingekriegt hat), dann bricht er mit einem Bein durch ein morsches Holzteil auf einem Boot, auf dem er gar nichts zu suchen hatte. Und dann zieht ihm ein Fisch die Angel ins Wasser, weil er die Rolle arretiert hat, und der Wahnsinnskerl springt dem Ding in Vollmontur hinterher, pfeif auf den Gips!

Natürlich war an Angeln nicht mehr zu denken, da Max (a) völlig durchnässt war und (b) sich der Gips völlig aufgeweicht hatte und Max ins Krankenhaus musste, um einen neuen angelegt zu bekommen. Dort hat er dann von der Dame bei der Anmeldung gehört, dass die Kasse gerade einmal zwei Eingipsungen zahlt, wenn man den Gips aus Unachtsamkeit immer wieder ruiniert. Doris hat ihm klipp und klar gesagt, den nächsten würde er von seinem Taschengeld zu bezahlen haben.

Das Gute daran ist: Jetzt traut er sich gar nicht mehr mit aufs Fischwasser, weil er Angst hat, dass der Gips wieder irgendwie ans Wasser kommt, und ich erspar mir höchstwahrscheinlich die Diskussionen mit Doris. Die war zwar echt sauer wegen des abermaligen Krankenhausbesuchs, aber noch saurer war ich, weil ich kaum zum Angeln gekommen war. So versuchte sie mich am Abend zu »beruhigen« und las mir einige Textstellen über Hyperaktivität aus den diversen Büchern vor:

> Das dritte Merkmal der ADHS ist die Hyperaktivität, die sich zum einen in der typischen motorischen Unruhe und zum anderen in ständigem und vielem Sprechen äußert. Äußere Anzeichen der ADHS sind Unruhe, Zappeligkeit, Hin- und Herlaufen, starke Bewegung und der unaufhörliche Rededrang, der die Umwelt oft regelrecht nervt.[8]

Naja, Max redet zwar auch viel, aber das hält sich gerade noch im Rahmen. Aber diese Zappeligkeit! Wenn die nur irgendwie abzustellen wäre. Geht aber offenbar nicht, denn in einem anderen Buch war zu lesen, dass betroffene Kinder dieses für das Umfeld anstrengende Verhalten nicht steuern bzw. unterdrücken können:

> [...] in der Tat leiden diese oft hochbegabten und kreativen Kinder unter ihrem Mangel an Selbstkontrolle und Selbststeuerung. Sie finden einfach »die Bremse« nicht und fühlen sich ihren Bewegungsimpulsen hilflos ausgeliefert.[9]

Hm, wenn ich sowas höre, frage ich mich, wer ärmer ist, Max oder wir. Oft muss er stundenlang ruhig sitzen: im Auto, in der Schule, beim Angeln und kann diesen Bewegungsdrang dann eben nicht ausleben. Doris erzählte, dass sie dazu gerade eben beim Warten im Krankenhaus etwas gelesen hätte. In solchen Situationen würde sich dieses unterdrückte Bedürfnis nach Bewegung dann anders äußern. Hyperaktivität könne sich nämlich

> auch subtiler zeigen, indem beispielsweise ständig ein Bein in Bewegung sein muss oder das Kind etwas in den Händen hält und mit ihm ständig spielt, ohne es zu bemerken. [...] Eine andere Äußerungsform ist das Produzieren von Geräuschen.[10]

Wie mich das an unseren Skiausflug erinnert: Dauergeräusche und Tritte gegen meinen Sitz im Auto und dann am Mittagstisch Wippen mit den Beinen, ständiger Wechsel der Sitzposition, Rumspielen mit Salzstreuer und Zahnstochern ...

Dass Kinder mit ADHS dieses ständige Bewegen wirklich zu brauchen scheinen, zeigt schon allein die Tatsache, dass Max Bewegung sogar lieber hat, als das bei Kindern seines Alters hoch im Kurs stehende Fernsehen. Zwei Tage vor unserem Skiausflug waren wir bei Freunden, die aufgrund der milden Temperaturen schon ihr großes Trampolin aufgestellt hatten. Den ganzen Nachmittag hüpfte Max mit dem kleinen Philip und dessen Schwester Paula drauf rum. Als die anderen Kinder sich dann einen Film ansahen und wir Max sagten, der Film habe bereits begonnen, meinte er nur, die anderen sollten schon mal anfangen, er würde weiterspringen. Nach über einer Stunde kam er dann fix und fertig rein und schlief innerhalb von drei Minuten vor dem Fernseher ein, obwohl es erst 19:00 Uhr war! Wieso schafft der hyperaktive Zwerg es nicht, sich seine Kräfte einzuteilen?

Doch Doris riss mich aus meinen Gedanken, als sie mir noch etwas anderes vorlas. Sie meinte, dass nicht nur die anderen, sondern auch Max selbst unter der Hyperaktivität leiden würde: »Ein innerer Motor scheint auf Dauerbetrieb eingestellt zu sein. Dies führt zu einer erheblichen Einschränkung der Lebensqualität.«[11] Genau wie ich vermutet hatte. Schon allein, wenn man ihn so beobachtet, wie er oft verkrampft und angespannt dreinschaut ...

Auf die Frage, ob man außer mit Medikamenten etwas dagegen tun könne, dass er so aufgedreht ist, meinte Doris, dass in all den wissenschaftlichen Büchern immer wieder empfohlen würde, Kindern und Jugendlichen die Möglichkeit zu so viel Bewegung wie möglich zu geben:

> [Das hyperaktive Kind braucht die Möglichkeit] zum motorischen (für das hyperaktive Kind schon fast überlebenswichtigen) Ausagieren im Rennen, Springen, Drehen, Rutschen, Schwingen, im sinn- und wahrnehmungsorientierten Konstruieren und Entwerfen von phantasievollen Materialkombinationen, im immer wiederkehrenden Zerstören und Bauen eigener Gebilde.[12]

Das heißt, »diese Kinder brauchen viel Bewegung, am besten tägliche sportlich-spielerische Beschäftigungen.«[13] Es sei günstig, Kindern mit ADHS »viel Gelegenheit zu geben, sich ›auszupowern‹«.[14]

Wieder mal viel richtig gemacht, bemerkten Doris und ich, denn wir schicken die beiden Jungs, wie gesagt, sehr viel an die frische Luft nach draußen.

Und zum »Bauen und Zerstören« irgendwelcher »Gebilde« hatte Max bis vor drei Jahren im Garten ausreichend Gelegenheit. Doris bestand auf eine Sandkiste und einen »Schlammplatz«, in dem er schon als Einjähriger rumwühlte wie ein kleiner Babyelefant. Und sie hatte den richtigen Riecher damit, denn er war dort gar nicht mehr rauszubringen. Er pantschte stundenlang in dem Dreckloch rum, und teilweise würde ich mir die Konzentration, mit der er da bei der Sache war, auch heute für Schulisches wünschen. Aber da wird unser Nachbarhund Aron noch eher Opernsänger, als dass Max mal endlich so konzentriert seine Nase in den Schulbüchern hat.

Nun ja, vor zwei Jahren verlor er dann endlich das Interesse am geliebten Matschplatz und der Sandkiste, und so haben wir jetzt ein Gemüsebeet mehr. Dem Himmel sei Dank, denn die beiden Schlammpfuhle waren keine Augenweide in unserem schönen Garten. Ich wollte die ja schon vor Jahren weg haben, aber keine Chance bei Doris. »Max braucht das, da hab ich lieber drei Zucchini weniger!« Wenn ich mir vorstelle, dass Doris sich noch ein Baby wünscht und die beiden Schlammkrater eventuell wiederbelebt werden müssen – ein Graus!

28. März, Max

Heute bin ich mal wieder voll und ganz meinem Ruf als Nervensäge gerecht geworden. Aber glaubt mir, es ist wieder mal alles einfach *passiert*! Ja, ich weiß, ihr könnt das Wort wahrscheinlich gar nicht mehr hören – Mum und Dad im Übrigen auch nicht. Aber was soll ich tun? Es ist das einzige Wort, das auf meine Pannen zutrifft. Sie *passieren* eben nun mal.

Und am ersten Drama war ich wirklich nicht schuld. Ich musste einfach für die Tierrettung übernehmen, die natürlich nie da ist, wenn man sie braucht.

Aber wie immer schön der Reihe nach. Dad, Smartie und ich fuhren heute Morgen auf unser Fischwasser, für das wir alle drei eine Lizenz zum Angeln haben. Natürlich brachen wir wieder mal zu einer Zeit auf, zu der ich mich normalerweise gerade das erste Mal im Bett umdrehe. Denn was für Mum und Smartie fürs Skifahren gilt, trifft bei Dad aufs Fischen zu: Nur ja keine Minute der Wurmbaderei versäumen. Warum fährt er eigentlich nicht gleich am Vorabend nach seinem TV-Krimi los?

Aber ich spar mir meine Kommentare Dad gegenüber, denn sonst krieg ich dieselben finsteren Blicke wie von Mum, wenn ich was zu der unchristlichen Zeit sage, zu der wir in den Skiurlaub losfahren. Also hielt ich auch diesmal den Rand, fügte mich meinem Schicksal und versuchte im Auto noch ein paar Minuten zu schlafen. Das war allerdings unmöglich, da Smartie und Dad nichts Besseres zu tun hatten, als sich endlos über Köder, Schwimmer und Fischarten, die sie zu fangen gedachten, zu unterhalten.

Nach dreißig Minuten Fachsimpelei waren wir endlich am Wasser. Als ich alles ausgepackt hatte, warf ich aus und setzte mich in meinen Klappstuhl. UND DANN BEGANN AUCH SCHON DAS EWIGE WARTEN. Fischen ist ja eigentlich ganz cool, zumindest wenn man einen Fisch an der Angel hat. Aber was einfach stinklangweilig ist, ist das stundenlange Sitzen und Sich-in-Geduld-Üben, bis diese doofen Fische endlich überzuckert haben, dass es da was Leckeres für sie gibt und sie nur zuschnappen müssen. Nachdem sich also nach fünf Minuten kein intelligenter Karpfen, Hecht oder sonst was eingefunden hatte, reichte es mir. Ich bat Smartie, ein Auge auf meine Angel zu haben und humpelte auf meinen Krücken entlang des Ufers, in der Hoffnung, was Interessantes zu finden.

Und ich sollte nicht enttäuscht werden: Plötzlich tauchte vor mir eine Entenmutter mit ihren süßen Kleinen auf. Sie waren ganz mini und flauschig und am liebsten hätte ich eines gefangen und geknuddelt, aber ich wusste, da hatte ich keine Chance. Außerdem wäre das für die Entenmama zu stressig geworden. Die hätte sicher mega Angst um ihre Jungen gehabt. Doch dann sah ich plötzlich etwas, das für die Kleinen noch viel bedrohlicher war als ich: Genau unter den Flauschebällchen näherte sich ein großer Schatten. Das konnte nur ein Wels oder ein riesiger Hecht sein! Für diese Räuber wäre so ein Entenjunges eine Leckermahlzeit. Schnell sah ich mich nach einem Stock oder einem großen Stein um, damit ich den Angreifer verjagen konnte. Aber wie immer in solchen Notsituationen war natürlich nichts da.

Was blieb mir also anderes übrig, als eine Krücke zu verwenden? Ich zielte, so gut ich konnte, um kein Entlein zu treffen. Doch das Ungetüm verschwand nicht! Gerade wollte ich die zweite Krücke hinterherwerfen, als ich bemerkte, dass der Schatten langsam in den Wellen hin- und herwogte und sich eigentlich gar nicht vorwärts bewegte. Sollte ich mich getäuscht haben? Ich schaute noch mal genauer. So ein Mist, das war ein großer Fleck dunkles Seegras. Wie würde ich nun wieder an meine Krücke kommen? Kurz überlegte ich, ob ich sie mir selbst holen sollte, aber sogar Nulldenker wie ich wissen, dass Gips nicht nass werden darf. Also musste ich nach Dad rufen.

Möglicherweise hatte ich in der Lautstärke etwas übertrieben, denn er und Smartie kamen angerannt, als wollte mich gerade wer kidnappen. Als Dad sah, dass die Krücke im Wasser lag, zog er sich aus, watete fluchend in das eisige Wasser, um sie zu holen und schrie mich an, ich habe ab jetzt neben ihm sitzen zu bleiben.

Wollte ich auch. Aber alle hungrigen Fische waren an dem Tag irgendwie auf Urlaub und so biss einfach nichts an. Ich schwör euch, Leute, auf so einem Stuhl hältst du's nicht lang aus, wenn sich genau gar nichts tut! Man hörte nur ein paar Insekten summen, Blätter rascheln, das Wasser plätschern, aber abgesehen davon: absolut tote Hose! Meine Beine begannen schon richtig zu zucken, und in mir fühlte es sich an, als würden sich Millionen von Ameisen breit machen, die es alle darauf abgesehen hatten, dass sie meine Arme, Beine, Füße und Hände in Bewegung bringen. Ich dachte, ich müsste explodieren!

Also riskierte ich es, Dad zu fragen, ob ich wenigstens im Umkreis von ein paar Metern die Umgebung erforschen dürfte. Nachdem sich Dad wegen seines unfreiwilligen Ausflugs ins Eismeer schon wieder beruhigt hatte und Rumdiskutieren ohnehin nicht seine Lieblingsbeschäftigung ist, sagte er »Ja«, und ab ging's.

Zuerst blieb ich ganz in der Nähe, doch nachdem es da weder Frösche noch Krebse noch sonstwas zu erforschen gab, wagte ich mich ein wenig weiter fort und siehe da: Ich entdeckte ein altes Ruderboot. Es war bereits ziemlich morsch und auch schon halb voll mit Wasser. Trotzdem humpelte ich rundherum, um es genauer zu inspizieren. Plötzlich sah ich unter dem hinteren Verschlag etwas wie eine Kiste mit Schloss, war aber nicht sicher, da das der Teil war, der sich unter Wasser befand. Ich musste also unbedingt in das Boot, um das Ganze genauer zu sehen. Mit einiger Mühe schaffte ich es auf die breiteste Querstrebe des Gefährts, als die plötzlich unter mir nachgab und ich mit meinem gesunden Bein durch das morsche Holz brach. Ohne Gips wäre ich da locker alleine wieder rausgekommen, doch mit nur einem funktionstüchtigen Bein unmöglich.

Was blieb mir also anderes übrig, als zum zweiten Mal innerhalb kürzester Zeit nach Dad zu rufen? Wieder kamen er und Smartie angesprintet (war ich abermals zu laut gewesen?), und Dad zog mich aus dem Loch. Jetzt reichte es ihm aber wirklich, und er befahl mir, mich aus meinem Klappstuhl ja nicht mehr zu erheben, sonst würde es eine Tracht Prügel setzen. Hä?? Das einzige, auf das ich Dad in meinem ganzen Leben je einprügeln gesehen hab, ist der Sandsack in unserem Keller, wenn er sein Fitnesstraining macht!

Trotzdem riskierte ich es lieber nicht und blieb zunächst mal wie einzementiert auf meinem Fischerstuhl sitzen. Einen Augenblick lang überlegte ich sogar, ob ich nicht besser ein Bein am Stuhl festbinden sollte, um nicht unabsichtlich, also im berühmten Traumland-Modus, aufzustehen, weil ich gerade ein super cooles Tier gesehen hatte oder mich sonst was ablenkte. Aber dann entschied ich mich dagegen. Da ich ohnehin nicht normal wegspazieren konnte, musste sogar für einen Träumer wie mich der zwingende Gebrauch der Krücken genug sein, um mich in die Realität und somit in den Denk-Modus zu katapultieren.

Aber das Glück war mir zugetan, und die Action-Fee musste die Langeweile-Fee irgendwie ausgetrickst haben, denn schon ein paar Minuten später hatte ich einen Fisch an der Angel. Blöd war nur, dass ich die Rolle nicht geöffnet hatte und das Biest versuchte, mit meiner Rute abzuhauen. »Nicht mit mir, mein Lieber«, dachte ich mir, fackelte nicht lange rum und hechtete hinterher (Hey, Leute, habt ihr das coole Wortspiel bemerkt? ☺). Auch wenn man unter Wasser nur verschwommen sieht, konnte ich erkennen, wie meine Angel über den Seeboden gezogen wurde. Doch trotz Gips (du heilige Kacke, jetzt dämmerte es mir erst: der Gips ... egal, jetzt war er sowieso schon nass) kam ich gut voran und schnappte mir meine Rute. Gott sei Dank konnte ich noch stehen und schaffte es irgendwie ans Ufer zurück, wo es mir dann sogar noch gelang, den Fisch bis zu mir zu drillen. Dad und Smartie sahen mich trotzdem an, als würden sie mir gleich eins mit dem Fischtotschläger überbraten, denn der Gips war hinüber, und wir mussten heimfahren.

Manno, hatte ich Schiss vor Mum. Dads Rumgeschreie und Gemeckere war ich gewohnt, das tat nicht weh. Aber bei Mum wusste man nie. Die hat immer die fiesesten Strafen, bei denen man sich danach wirklich überlegt, ob man dieses oder jenes Kunststück noch mal liefert. Doch wie schon so oft bei meinen Mistbauaktionen in letzter Zeit hörte Mum nur mit gerunzelter Stirn zu, als ich ihr erklärte, dass ich beim Angeln einfach unmöglich stundenlang still sitzen könne. Die Furchen unter ihrem Haaransatz wurden zwar von Minute zu Minute tiefer, und ich sah ihr an, dass sie mir am liebsten eine Woche Handyverbot gegeben hätte, aber all die Bücher, die sie in letzter Zeit liest, dürften irgendwie eine Art Gehirnwäsche bei ihr ausgelöst haben und so gab's wieder nur finstere Blicke.

Genauso wie von der Schreibtischtante bei der Aufnahme im Krankenhaus, als sie meinen Gips bzw. die Überreste davon sah. Am liebsten hätte ich ihr gesagt: »Sitz du doch mal stundenlang rum und zähl die Wellen oder spiel mit dir selbst ‚Ich seh, ich seh, was du nicht siehst!'« Mit hochgezogener Augenbraue teilte die Frau uns dann mit, dass es nur einen »Ersatzgips« auf Kassenkosten gebe, der nächste sei zu bezahlen. Mum hätte es gar nicht zu sagen brauchen. Denn so viele Bücher kann sie gar nicht lesen, dass sie völlig gaga wird und mehrmalige Vergehen derselben Art ungesühnt lässt. Soll heißen, die Kosten für den nächsten Gips würden nicht von der Haushaltskasse, sondern aus meiner Sparbüchse weggehen. Alles klar, Mum, ich hab's gecheckt!

Ich sag's euch, Leute, wenn's irgendwas gäbe, damit diese Hibbeligkeit endlich aufhören würde, ich würd mein ganzes Taschengeld dafür geben. Mich macht das echt WAHNSINNIG, dieses Nicht-still-sitzen-Können. Hab's eh schon gesagt, ein Gefühl, als würde es dich innerlich zerreißen. Zu Hause oder am Fischwasser kann man sich da ja noch helfen. Man sucht sich halt irgendwas, wo man sich bewegen kann. Aber stellt euch das mal in der Schule vor! Was soll ich denn während des Unterrichts machen? Dort ist es täglich der absolute Supergau. Wenn jede Pause 45 Minuten dauern würde und der Unterricht nur zehn oder 15, dann wär's grade noch machbar, aber es ist natürlich umgekehrt! Und pro Stunde kannst du höchstens einmal aufs Klo rennen, sonst denkt ja jeder, du hast ein Blasenleiden.

Am Klo spiel ich dann immer »Türabklatschen«. Und das geht so: Ich mache mir die Hände mit Seife schaumig. Dann springe ich aus dem Stand so hoch ich kann und freu mich jedes Mal tierisch, wenn ich ein Stück höher komme als beim letzten Mal. Einmal kam ein Neuntklässler rein, der wohl gedacht haben musste, ich hätte einen Sprung in der Schüssel. Da mir nichts Gescheiteres einfiel, erklärte ich ihm, ich sei auf Moskitojagd. Blöd nur, dass es Dezember war ...

Kapitel 9

Hey Leute, ich bin der Größte … oder doch nicht?

16. April, Tante Alma

Ich sage es doch immer: Dieser Junge ist einfach *unmöglich*! Das hat er heute wieder einmal bewiesen. Doris mit ihren neumodernen Erziehungsmethoden. Wo ist denn da bitte die »Methode«? Lässt diesen Fratz einfach machen, was er will und nimmt ihn jedes Mal in Schutz, wenn ich ihn zurechtweise. Aber irgendjemand muss den Kerl doch zur Räson bringen! Wenn der einmal 18 ist, schickt er sie nach einer Zeitung und einem Bier. Die wird noch ihr blaues Wunder erleben. Aber wenn man ihr da auch nur ein bisschen unter die Arme greifen will, fährt sie gleich ihre Krallen aus und verteidigt ihren unerzogenen Balg wie eine Löwin ihr Junges. Und heute war es nicht anders.

Ab und zu statte ich den Vieren einen Überraschungsbesuch ab. Ein Tässchen Kaffee und ein Stück Kuchen wird man für die alte Tante ja wohl noch übrig haben. Und innerhalb der Familie braucht man sich auch nicht großartig anzukündigen. Außerdem kann ich mir dann gleich ein realistisches Bild vom Stand der Dinge machen. Ich sage Doris nämlich immer wieder, sie solle sich doch endlich einmal eine Putzfrau leisten, damit sie sich in ihren vier Wänden wohlfühlt.

Aber in dieser Hinsicht ist sie genauso beratungsresistent wie bei der Erziehung. Bei großen Familienfeiern (die fast ausschließlich bei den Bergmanns stattfinden), ist alles von außen Sichtbare natürlich immer picobello (ich möchte allerdings nicht wissen, wie es *in* den Schränken aussieht!), aber kommt man mal so zwischendurch vorbei – du meine Güte! Der Tisch ist meist voll mit sämtlichen Schulmaterialien von Maximilian, und in der Küche türmt sich das Geschirr, das Doris natürlich bis spät am Abend nicht in den Geschirrspüler räumen kann, weil der vermutlich noch voll vom Vortag ist, da sie am Nachmittag Stunden mit diesem Träumer beim Lernen verbringt.

Der Junge bekommt in der Schule erwartungsgemäß nichts wirklich hin, denn dort hat er Besseres zu tun als aufzupassen. Auch wenn Doris mir persönlich natürlich nichts erzählt, bekomme ich es von irgendeinem Vögelchen in der Familie schließlich doch immer wieder gezwitschert: Seine Noten sind durchschnittlich, er macht absolut nichts alleine, Doris muss für alles mit ihm lernen. Und nicht nur das, er hat auch keine Unterlagen, verliert alles, ist nur am Suchen, ja, er weiß oft nicht einmal, was Hausaufgabe ist!

Na, wenn der mir gehören würde, da würden die Buntstifte gespitzt und nach Farben geordnet in seiner Federschachtel funkeln, kein Buch hätte auch nur das kleinste Eselsohr und der gute alte Stock hätte auch noch nicht ausgedient. Da gäbe es keine vergessenen und verlorenen Schulbücher oder Schreibmaterialien, unerledigte Hausaufgaben oder sonstige Verfehlungen. Als wir noch Kinder waren, hat in solchen Fällen eine saftige Tracht Prügel wahre Wunder gewirkt!

Und genau die hätte er heute auch verdient. Es passierte, als Doris kurz das Zimmer verließ und ihre Handtasche offen auf einem Stuhl stand. Mit meinem berühmten sechsten Sinn fühlte ich schon in jeder Faser meines Körpers, dass dieser Lümmel etwas ausheckte und knapp davor war, wieder irgendeinen Unsinn zu machen. Noch dazu hatte ich heute Eleonore, eine alte Freundin, dabei. Welcher Teufel mich geritten hatte, ihr vorzuschlagen, am Weg in die Picasso-Ausstellung noch bei den Bergmanns vorbeizuschauen, weiß ich ohnehin nicht. Denn dass Maximilian es schaffen würde, mir mit irgendeinem seiner Kunststücke die Schamesröte ins Gesicht zu treiben, hätte ich mir denken können.

Nun ja, genau so kam es dann auch: Eigentlich hatte seine Mutter ihm aufgetragen, am Tisch ein wenig Platz zu machen, damit wenigstens unsere beiden Kaffeetassen und ein Teller mit Keksen Platz hätten. Frischer Kuchen war natürlich nicht da, sie würden kaum Süßes essen, das sei ungesund. Als ob ein kleines Stückchen Selbstgebackenes schon jemals geschadet hätte! Na, wie auch immer, jedenfalls verlor Maximilian schon nach dem ersten Handgriff das Interesse am Abräumen des Tisches. Sein Blick fiel in die offene Handtasche und noch bevor ich ein Wort sagen konnte – da mir ja schon Böses schwante – hatte dieser Nichtsnutz seine Finger drin und zog einen Zehn-Euro-Schein heraus. Dazu grinste er auch noch verwegen und meinte: »Seht mal, was ich da habe!«

Ich forderte ihn auf, das Geld *augenblicklich* wieder zurückzugeben, und wollte gerade die furchteinflößendste Drohung aussprechen, die mir einfiel, als mir bewusst wurde, dass ich diesem Bengel eigentlich mit nichts drohen konnte. Was dann aber ohnehin nicht nötig war, denn er tat das Geld wieder in die Tasche und meinte nur kichernd: »Spaß! Hätte ich sowieso nicht behalten!«

»Das kannst du jemand anderem erzählen, denn wenn wir hier nicht gesessen hätten …« Doch den Rest des Satzes musste ich hinunterschlucken, da Doris mit den Keksen hereinkam, merkte, dass Spannung in der Luft lag, und zu erfahren verlangte, worum es ging. Ich erzählte ihr, was sich zugetragen hatte, und als ob mein Wort nicht gut genug wäre, fragte sie diesen Fratz auch noch um seine Version des Vorfalls!

Am liebsten wäre ich das zweite Mal im Boden versunken, denn Eleonores linke Augenbraue hob sich um einen Millimeter in Richtung Haaransatz (grauer Nachwuchs – ein Friseurbesuch würde ihr wieder einmal gut tun), was bei ihr ein sicheres Zeichen von Missbilligung ist. Dass Maximilian lügen würde wie gedruckt, war doch wohl klar. Aber Doris ließ sich nicht beirren und hörte sich seine Version an, in der er beteuerte, nur Spaß gemacht zu haben. Als er mit seiner Münchhausen-Geschichte fertig war, meinte sie nur zu ihm, sie und er würden darüber später ein ernstes Gespräch führen. Du grüne Neune! Als ob das was nützen würde! Reden, wieder reden und noch mal reden. *Handeln* ist die Devise, meine Liebe, mit Reden kommt man da nicht weit. Aber das will in ihren neumodernen Kopf einfach nicht hinein.

Und dann besaß sie auch noch die bodenlose Frechheit, mir zu sagen, ich möge mich das nächste Mal in einer derartigen Situation nicht einmischen, wenn ihr etwas an Maximilians Verhalten nicht passen würde, würde sie das mit ihm selbst regeln. Ich wollte ihr dazu meinen alten Wanderstock anbieten, doch das wäre wohl zu viel des Guten gewesen. Nachdem ich nun zum dritten Mal innerhalb von 15 Minuten wünschte, der Erdboden möge mich verschlucken, und ich wirklich keine Lust auf ein viertes

Mal hatte, blickte ich auf die Uhr, stieß ein »Oh mein Gott, so spät! Eleonore, wir müssen!« aus und flüchtete ins Auto. Aber so lasse ich das nicht auf mir sitzen. Wenn wir uns das nächste Mal sehen, werde ich ihr sagen, was ich von der heutigen Situation gehalten habe!

16. April, **Max**

Manno, Manno, Manno! Heute hat es diese alte Ziege doch tatsächlich wieder einmal geschafft, mich so herauszufordern, dass ich Blödsinn gemacht habe. Dabei versuche ich mir immer, wenn diese Schreckschraube da ist, vorzustellen, ich sei ein Stier, der gelernt hat, das rote Tuch einfach zu ignorieren. Aber so sehr ich mich bemühe, Leute, es geht einfach nicht! Allein schon wie sie dreinschaut! Als ob sie sich jede Sekunde, die sie meine Wenigkeit vor ihrer Linse hat, denken würde: Loser, Loser, Loser! Ich weiß, ich weiß, viel zu alt, um überhaupt zu wissen, was dieses Wort bedeutet. Aber dann denkt sie eben die Tante-Alma-Version von »Loser«, was auch immer man dafür vor 150 Jahren gesagt hat.

Ständig hat sie die Stirn in Millionen von Falten gelegt, wenn sie mich anguckt, mich anspricht oder – ihre Lieblingsbeschäftigung – über mich redet, als wär ich gar nicht im Raum! Mum ist ohnehin grad dabei, ihr das abzustellen. Jedes Mal, wenn sie was über mich zu Mum oder Dad von sich gibt, schlägt Mum ihr beinhart vor, mir das doch selbst zu sagen, ich würde direkt neben ihr sitzen! Gute, alte Mum, muss mich dann echt immer zusammenreißen, um nicht laut loszulachen oder zu sagen: »Da siehste mal, Mum hält zu mir und tut nicht so, als wär ich Luft!«

Ja, »Luft«, das ist das, was ich für dieses Urzeitfossil offenbar bin. Dad (dessen Tante sie eigentlich ist) hat mir auch schon so oft gesagt, ich solle doch einfach so tun, als ob sie Luft wäre. Na, das möchte ich mal sehen, wenn sie mich beispielsweise auffordert, ihr ihre Handtasche zu bringen oder sonst einen Botendienst für sie zu erledigen (eine weitere Lieblingsbeschäftigung von ihr: mich Dinge holen zu lassen und darauf zu warten, dass ich das nicht mitkriege, damit sie behaupten kann, ich sei unwillig). Nö, sie wie Luft behandeln geht gar nicht. Das wäre wie Öl ins Feuer gießen. Reichen schon die Male, bei denen ich wirklich nicht mitbekomme, dass sie mit mir spricht. Aber das regt ehrlich gesagt nicht nur Tante Alma, sondern auch ganz schön viele andere Leute auf.

Also jedenfalls habe ich es nicht geschafft, ihre überhebliche Art zu ignorieren. Noch dazu, weil sie versucht hat, vor ihrer Freundin mir gegenüber die autoritäre Tante und Mum gegenüber die Misses Du-solltest-hier-mal-Aufräumen raushängen zu lassen. Sie sagte zwar kein einziges Wort, aber ich fühlte es einfach, denn ihre Blicke reichen schon. Die solltet ihr mal sehen! Die Missbilligungen und die Kritik schwirren dabei nur so wie unsichtbare Morsezeichen durch die Atmosphäre und selbst Leute, die sie nicht kennen, würden erahnen, was sie denkt.

Alter, warum gibt es Menschen, die so wenig zu tun haben, dass sie sich um die Angelegenheiten anderer kümmern müssen, um vor lauter Langeweile nicht ins Koma zu fallen? Die ganze Zeit hat sie mich von oben bis unten angesehen, als wäre ich drauf und dran, wieder einen Fehler zu begehen, und als mir Mum dann auftrug, den Tisch freizumachen, damit sie den beiden Mumien was auftischen konnte, wartete sie förmlich darauf, dass mir was runterfällt oder mir sonst irgendein Missgeschick passiert.

Ich werd dir mal zeigen, wer hier der Checkerboy ist und was ich mich alles traue bzw. was ich alles so darf! Gerade begannen meine Augen nach was geeignetem Coolen zu suchen, als mein Blick auf den Zehn-Euro-Schein in Mums Handtasche fiel. »Wenn ich den einfach rausnehme, bleibt ihr mit Sicherheit der Mund so weit offen stehen, dass sich die falschen Zähne von der Gaumenplatte lösen«, dachte ich mir und krallte mir den Zehner.

Leute, ihr kennt mich, ich würde Mum nie und nimmer bestehlen, das hätte sie echt nicht verdient. Aber ich wollte die alte Fuchtel beeindrucken, um zu zeigen, was Mum mir alles erlaubt bzw. angehen lässt. Keine gute Idee, weiß ich jetzt auch. Die beiden Oldies dachten natürlich, ich habe Mum das Geld echt wegnehmen wollen. Aber Freunde, wie vollkommen verkalkt muss man sein, wenn man das glaubt? Da würde sogar ein Hirntoter wie ich warten, bis mich keiner sieht und würde das nicht vor den Augen einer Schreckschraube machen, deren Aufmerksamkeit für meine Fehler einen Hercule Poirot blass aussehen lässt.

Also jedenfalls hat sie mich natürlich aufgefordert, das Geld schleunigst wieder zurückzustecken, denn sonst ... »Denn sonst was?«, dachte ich mir. Sie sich offenbar auch, denn sie verstummte noch bevor man Mum draußen im Flur hörte. Als die ins Wohnzimmer kam, checkte sie mit ihren superfeinen Antennen natürlich gleich ab, dass was nicht stimmte, und Tante Alma fackelte auch nicht lange mit einer Erklärung herum: Ich habe Mum Geld stehlen wollen und sie habe das Schlimmste gerade noch verhindern können, indem sie mich aufgefordert habe, den Schein wieder zurückzugeben.

Womit sie wohl nicht gerechnet hatte, war die Tatsache, dass Mum sich auch anhören wollte, was *ich* dazu zu sagen hatte. Manno, die zog eine Farbe auf wie ich, wenn wir eine Klassenarbeit in Physik zurückbekommen und der Lehrer dann meine Fehler vor allen breittritt. Dachte wohl, ihr Wort allein würde Mum schon für eine »Verurteilung« ausreichen. Nur weil sie schon über 150 ist und ich noch ein Kind bin? Alter Schwede, was glauben diese Fossilien eigentlich?

Gereicht dürfte es ihr dann haben, als Mum mir nach meiner Schilderung der Dinge »nur« ein ernstes Gespräch angedroht und Tante Alma dann zu allem Übel auch noch gebeten hat, sich in Zukunft nicht mehr einzumischen. Sie bekam in etwa die gleiche Schnappatmung, wie der Goldfisch, den Alex, diese Flachpfeife, in der Grundschule aus dem Schulaquarium genommen hatte, nur um zu zeigen, was er sich alles traut. Tierquäler! Für Tante Alma konnte ich allerdings nicht dasselbe Mitleid aufbringen. Sie für sich selbst aber offenbar schon, denn plötzlich hatte sie's so eilig, in ihre verstaubte Ausstellung zu kommen, dass sie nicht mal mehr ihren Kaffee trank.

Als die beiden weg waren und wir sicher sein konnten, dass Tante Alma nicht an der Türe lauschte (eine weitere ihrer Lieblingsbeschäftigungen), erklärte mir Mum in sehr klarem Ton, dass sie so eine Blödheit meinerseits vor niemandem mehr verteidigen würde. Ich gab zu bedenken, sie habe mich ja gar nicht verteidigt. Doch sie erwiderte, dass für diese Oldies ein nicht sofortiges Konsequenzen Setzen fast schon einer Akzeptanz meiner Missetat gleichkommen würde. Sie glaubte mir natürlich, dass ich das Geld nicht wirklich hatte nehmen wollen, verstand aber nicht, warum ich das überhaupt getan hatte. Ich versuchte ihr zu erklären, dass ich cool sein wollte, doch Mum schüttelte nur verständnislos den Kopf. Manche Sachen versteht nicht mal sie. Wundert mich nicht, im Nachhinein versteh ich's ja selbst kaum!

16. April, Mum

Irgendwann erschlag ich die alte Schreckschraube noch mal. Immer, wenn die da ist, schafft Max es, irgendwas auszufressen. Ich verstehe nicht, dass er sich von dieser Fuchtel regelmäßig aus der Reserve locken lässt. Hat doch heute glatt einen Zehner aus meiner Handtasche genommen, nur um auf obercool zu tun und zu zeigen, was er alles darf. Als ob er aus meinen Sachen überhaupt ungefragt etwas hinausnehmen dürfte! Er vermittelt damit ja genau den Eindruck, den ich zu vermeiden versuche: dass er ein unerzogener Balg ist, den wir nicht im Griff haben.

Ich werde Harald sagen, dass er seiner Tante ein für alle Mal verbieten muss, einfach unangekündigt vorbeizukommen, dann auch noch zu erwarten, dass Kaffee und Kuchen bereitgestellt werden und ich einen ganzen Nachmittag lang Zeit habe, mir den neuesten Klatsch aus ihrer Nachbarschaft anzuhören. Ganz zu schweigen von den ständigen Einmischungen und Erziehungsversuchen unseren Kindern gegenüber. Ich habe Harald schon einige Male gebeten, hier mal ein Machtwort zu sprechen, doch der befürchtet, dass dann der Familienfrieden gefährdet wäre und sich einige in der Verwandtschaft darüber aufregen könnten, dass er sich der alten Tante gegenüber respektlos benehmen würde. Ich habe versucht, ihm begreiflich zu machen, dass man so etwas auch respektvoll sagen könne und wenn er wolle, dann würde ich das einfach übernehmen. Doch da wird er jedes Mal ganz nervös und beschwört mich, die paar Mal im Jahr mit Tante Alma einfach über mich ergehen zu lassen, er wolle wirklich keine Diskussionen innerhalb der Familie haben. Außerdem habe sie schon einmal einen Herzinfarkt gehabt und sei »dem Tod gerade noch von der Schippe gesprungen«, wie sie nicht müde wird, bei nahezu jedem Besuch zu betonen. So traut sich dann keiner was zu sagen und erträgt zähneknirschend ihre Allüren.

Vor allem wenn sie ohne Vorwarnung auftaucht, ist bei uns die Stimmung so angespannt, dass prompt irgendwas schief läuft. Max hat da extrem feine Fühler. Der nimmt Stimmungen auf wie ein Blumenstock Wasser, wenn er zwei Wochen nicht gegossen wurde. Und wenn ich gereizt bin, ist er es auch gleich und geht der alten Ziege immer wieder auf den Leim. Die wartet doch nur drauf, dass sie ihn abmahnen kann. Max weiß das natürlich und will ihr dann zeigen, dass er bei mir auf dem längeren Ast sitzt. Und ich muss dann jedes Mal den Spagat zwischen »Max nicht unrecht tun« und »ihr nicht das Gefühl vermitteln, ich würde unser Kind nicht erziehen«, schaffen. Danke, brauch ich nicht mehr. Reicht schon, wenn ich sie bei Familienfeiern ertragen muss. Wenn sie Kaffee und Kuchen will, soll sie in die Konditorei gehen und dort den Kellner quälen!

17. April, 13:15 Uhr, Mum

Gestern Tante Alma und heute, kaum bin ich aus der Firma daheim, schon wieder zwei Mails aus der Schule. Eine vom Mathelehrer und eine vom Sportlehrer. Zuerst öffnete ich die Mail von Herrn Vizzani:

»Sehr geehrte Frau Bergmann! Max ist heute leider wieder unangenehm aufgefallen, weil er sich geweigert hat, im Unterricht die gestellten Aufgaben zu bearbeiten. Als eine Mitschülerin ihn fragte, warum er nicht rechne, meinte er nur gelangweilt, er habe keinen ›Bock‹ auf Rechnen. Eine derartige Arbeitshaltung an den Tag zu legen ist bei Max' durchschnittlichen Leistungen wenig ratsam. Ich bitte Sie, mit ihm ein Gespräch darüber zu führen. Mit freundlichen Grüßen, Hermann Vizzani.«

In mir kochte es hoch wie bei einer Ätna-Eruption. Was ich zu dem Zeitpunkt noch nicht wusste, war die Tatsache, dass sich die Mail des Mathelehrers im Vergleich zu der des Sportlehrers, Herrn Spenger, wie eine Lobeshymne las. Denn dieser teilte mir in einer Mail vor zehn Minuten mit, Max habe im Umkleideraum einen Mitschüler niedergeschlagen. Ein Gespräch sei wohl angesagt. *Niedergeschlagen?* Was ist nur mit ihm los in letzter Zeit? Innerhalb von drei Wochen ist das nun das zweite Mal, dass er in Handgreiflichkeiten verwickelt ist. Ich bin total geladen. Er weiß, die Schulsportwochen stehen für ihn auf wackeligen Beinen und trotzdem eine Schreckensmail nach der anderen. ADHS hin oder her, schön langsam reißt mir der Geduldsfaden!

Andere haben ja wirklich keine Ahnung, welche Prüfungen einem mit Kindern wie Max auferlegt werden. Denn egal, wie viel man liest, wie viel man über ADHS weiß, es ist einfach nahezu unmöglich, immer und überall die nötige Geduld bzw. das nötige Verständnis für diese Kinder aufzubringen. Trotz all des neuen Wissens erwische ich mich immer wieder dabei – zwar nicht so oft wie früher, aber immer noch oft genug –, dass ich mit Max extrem ungeduldig bin, ihn nach wie vor anschreie und manchmal sogar Strafen ausspreche, die nichts mit dem zu tun haben, was er getan hat, was aber gar nicht gut ist. Denn in all den Büchern lese ich immer wieder, dass »Konsequenzen logisch mit der Regel verknüpft sein«[1] sollten. Wenn ich noch nicht ganz auf 1000 bin, achte ich da ohnehin drauf. Wenn Max zum Beispiel mit dem Hubschrauber im Wohnzimmer rumfliegt, ist der mal für einen Tag weg, bei Wiederholung sind es zwei Tage usw. Wenn er mit einem Ball im Garten spielt (bei uns herrscht absolutes Ballverbot im Garten, denn dafür gibt's den Spielplatz), ist der Ball weg. Wenn er Brutalo-Spiele am Smartphone zockt, verliert er das Handy für eine gewisse Zeit. Wenn er sein Zimmer nicht in der gebotenen Zeit aufräumt (die wird vorher ausgemacht, soll heißen, wir vereinbaren sie gemeinschaftlich und nicht ich bestimme die Zeit), hat er weniger Fernsehzeit. Und wenn er sich aufführt, als wäre er elf Jahre auf einer Insel ohne Erziehung aufgewachsen, wenn Freunde da sind, darf er eine gewisse Zeitlang niemanden mehr einladen. Manchmal gibt's aber auch Handyverbot oder Fernsehverbot oder extra Lesestunden, auch wenn das mit dem »Vergehen« nichts zu tun hat, denn nicht immer bietet sich eine Konsequenz an, die mit besagter »Tat« in Zusammenhang steht.

Die Jungs – ja, auch Smartie! – lassen beispielsweise immer und immer wieder Dinge auf dem Boden liegen, meist Kleidungsstücke. Welche mit dem Vergehen in Zusammenhang stehende Konsequenz sollte das bitte haben? »Diese Socken kriegst du jetzt eine Woche lang nicht!« Na und, dann zieht er halt die nächsten an. Die auf dem Boden waren vermutlich eh schon reif für die Waschmaschine. In solchen Fällen gibt's dann eben Handy- oder Fernsehverbot. Funktioniert recht gut, wenn auch nicht auf Knopfdruck.

Trotz Konsequenzen werden die Dinge nur allmählich besser, aber das ist nun mal so, wenn man Kinder ohne Schläge oder schrecklichste, angsteinflößende Drohungen erziehen will. »Erziehung« heißt ja nicht umsonst »Er-*ziehung*«. Ich denke da immer an einen Baum, der ebenfalls vom kleinen Samen groß*gezogen* werden muss. Den pflanzt man auch nicht heute ein und morgen erntet man schon die knackigsten Äpfel oder die süßesten Kirschen. Das dauert eben. Wichtig ist, dass der Baum in der richtigen, für ihn passenden Umgebung steht, er sich gut verwurzeln kann, ordentlich gepflegt, aber auch mal zurechtgestutzt wird, wenn ein Ast in eine Richtung wächst, die nicht passt.

Aber wenn man nur am Stutzen ist, wird daraus maximal ein Bonsai, der keine Früchte hervorbringt. Und wenn man's mit dem Stutzen völlig übertreibt, kann der Baum sogar eingehen. Ich kenne einige Kinder, die innerlich wie tot wirken. Doch wenn die Bedingungen optimal sind und man nur die gröbsten Auswüchse wegschneidet, hat man nach ein paar Jahren einen wunderschönen Baum, an dem man sich noch Jahrzehnte erfreuen kann. Allerdings kann oft gerade die ältere Generation die Erntezeit nicht abwarten. Soll heißen, sie erwartet, dass man bei den Kindern mit irgendeiner Maßnahme (am besten mit einer Ohrfeige oder gar einer Tracht Prügel, »die noch keinem geschadet hat« – sagt wer?) eine Art Schalter umlegt und schwups, schon funktionieren die Kids auf Knopfdruck, wie ferngesteuerte Roboter. Und das sind sie dann ja auch: *fern*gesteuert, sprich *fremd*gesteuert, weil sie nicht mehr auf ihre eigenen Bedürfnisse hören – die selbstverständlich in vernünftige Bahnen gelenkt werden müssen –, sondern nur noch das machen, was ihnen den wenigsten Ärger einbringt. Natürlich tun sie bei derartigen Erziehungsmethoden nur augenscheinlich das, was keine Sanktionen nach sich zieht, heimlich wird aber alles Verbotene geradezu zelebriert. Danke, nein, brauch ich nicht. Ich will ein offenes, von wirklichem Vertrauen geprägtes Verhältnis zu meinen Kindern – und das hab ich auch. Es ist das Schönste, das man sich als Mutter wünschen kann.

Natürlich bin ich nicht naiv. Auch unsere Kinder werden uns ab und zu mal anflunkern. Aber es ist ein Unterschied zwischen einem Kind, das sich nur mit Lügen über Wasser hält, weil seine Bedürfnisse sonst völlig zu kurz kommen, und einem Kind, das hie und da mal eine kleine Notlüge erfindet, um eine Diskussion zu vermeiden. Möchte nicht wissen, was sich unsere beiden Jungs an jenen Tagen am Schulbuffet gekauft haben, an denen sie die gesunde Bio-Pausenmahlzeit wieder mit nach Hause bringen, weil sie angeblich keinen Hunger gehabt haben. Oder sie erzählen ab und zu mal, sie hätten keine Hausaufgaben, weil sie sich unbedingt noch mit einem Freund treffen wollen.

Aber so was ist eine ganz andere Nummer, als den Eltern Geld aus der Brieftasche zu mopsen oder wochenlang nicht zur Schule zu gehen. Nur all das versteht die ältere Generation nicht, die schnelle Ergebnisse will. Solche veralteten Erziehungsmethoden schüren leider nur Hass, die Kinder »funktionieren« nur nach außen hin, und werden letztendlich dazu gebracht, dass sie dann eben heimlich machen, was sie wollen.

Um beim Bild mit dem Baum zu bleiben: Die Oldies sind bzw. wären ständig nur am Stutzen. Kaum will der kleinste Zweig mal woanders hinwachsen, wird er schon gekappt. Individualität, nein danke! Diese Art der Erziehung, bei der man schnelle Ergebnisse will, kommt mir vor, als würde ich täglich zehn Liter Dünger auf meinen Apfel- oder Kirschkern gießen, damit ich in kürzester Zeit ernten kann. Aber wonach schmecken diese Turboäpfel und -kirschen dann? Genau, nach nichts! Kennen wir ja alle von dem Obst, das man heutzutage zu kaufen kriegt: riesige, makellose, gleich aussehende Früchte, die absolut keinen Geschmack haben. Fade. Leer. Gehaltlos. Außen hui, innen pfui. Will ich das für meine Kinder? Mit Sicherheit nicht!

So, jetzt bin ich mal vom Hundertsten ins Tausendste gekommen. Eigentlich ist das Max' Spezialität. Der beginnt einem was über seine Bauchschmerzen am Morgen zu erzählen und endet mit seinen neuesten coolen Moves am Stuntscooter. Was war noch mal mein Ausgangspunkt? Ach ja richtig ... Max' Null-Bock-Meldung in Mathe und noch viel schlimmer die Schlägerei in der Turngarderobe. Ich glaub, ich revidier gleich wieder alles, was ich über Nicht-allzu-viel-Stutzen in puncto Erziehung gesagt habe. Wenn Max heute von der Schule nach Hause kommt, wird er einige »Äste« lassen, denn Schlagen geht wirklich zu weit!

17. April, Max

Alter, Mums Computer wird irgendwann mal explodieren, wenn das mit den Beschwerdemails der Lehrer so weitergeht. Und nicht nur ihr Computer, auch Mum selbst sieht mit jeder Mail einem Druckkochtopf ähnlicher, dem's bald den Deckel wegreißt, weil ständig einer die Temperatur höherdreht.

Aber Leute, lasst mich mal erzählen, dann werdet ihr verstehen, dass alles so kommen musste, wie es kam. In der ersten Stunde hatten wir Mathe. Ich war innerlich ganz cool, weil ich in letzter Zeit meine Hausaufgaben immer zeitgerecht und auch relativ ordentlich mache. Muss natürlich keiner wissen. Komme ja sonst viel zu streberhaft rüber. Doch plötzlich fiel mir ein, dass ich gestern die Nummern, die wir bis heute zu machen hatten, nicht aufgeschrieben hatte und wurde doch nervös. Hatte ich vielleicht eine Nummer zu wenig gemacht? Ich hatte die Aufgaben 476 bis 480 erledigt, aber möglicherweise waren das die falschen Nummern gewesen. Also lehnte ich mich zu Leo rüber und zischelte ihm zu, er solle mir die Nummern der heutigen Hausaufgabe rüberschieben. »476 bis 478«, kam als Antwort. »476 bis 478?« So ein Mist, da hatte ich ja sogar zwei Nummern zu viel gemacht! In dem Moment hörte ich, wie Herr Vizzani sagte, alle sollten nun die Nummern 479 und 480 machen. Alter, die hatte ich ja schon. Aber das konnte ich nicht zugeben. Wie gesagt, Gefahr von Streber-Image zu groß!

Also versuchte ich so zu tun, als wäre ich mit dem Lösen der ersten Nummer beschäftigt, als Sarah, diese Möchtegern-Begleitlehrerin merkte, dass ich nur in meinem Buch rumkritzelte und nicht rechnete. »Warum glaubst du eigentlich, dass nur wir rechnen müssen und du nicht?« Manno, kann diese Ziege nicht den Rand halten? Warum muss die sich überall einmischen? Gerade der konnte und wollte ich nicht sagen, dass ich beide Beispiele schon gerechnet hatte.

»Keinen Bock auf Rechnen«, flüsterte ich ihr gelangweilt zu und gähnte dazu künstlich. Plötzlich spürte ich förmlich, wie zwei Augen regelrecht Löcher in meinen Rücken bohrten. Ein Blick zum Lehrertisch bestätigte meine Befürchtungen: Der Stuhl beim Pult war leer, denn der Herr Vizzani stand hinter mir und hatte alles gehört. Schnell schloss ich mein Buch, denn wenn er gesehen hätte, dass ich die Beispiele schon gerechnet hatte, hätte er irgend so was gesagt, wie »Max, was redest du denn da? Du hast ja schon fertig gerechnet!« Natürlich wäre das als Lob gemeint gewesen, aber Leute, so was kann man als Möchtegern-Checkerboy gar nicht gebrauchen – schwer imageschädigend! Da war mir noch der Groll vom Mathelehrer lieber.

Ich hoffte inständig, dass er keine Mail an Mum schreiben würde, aber da hätte ich mir genauso gut eine Verlängerung der Osterferien auf drei Monate wünschen können. Denn Herr Vizzani zückte seinen Stift, verlangte mein Mitteilungsheft und kritzelte irgendwas rein, das wohl heißen sollte, dass Mum ihre Mails checken solle. So was Unnötiges. Jeder normale Mensch checkt täglich mehrmals seine Mails! Wie auch immer, zu dem Zeitpunkt wusste ich noch nicht, dass die Mail vom Mathelehrer nur mein zweitgrößtes Problem des Tages sein würde.

Denn das größte war das des Sportlehrers Spenger. Aber wenn ich euch die Story erzähle, die den Titel »Schlägerei im Umkleideraum« tragen könnte, werdet ihr verstehen, dass ich diesem Oberarsch, Patrick Schmelzer aus der 5C, einfach eine Saftige verpassen musste, damit der mal schnallte, dass alles seine Grenzen hat und er sich, wenn er meine mal so und so oft überschritten hat, in einem hoch explosiven Minenfeld bewegt.

Und heute ist er mit seinem losen Lästermaul dann auf eine draufgetreten. Wenn Max nämlich explodiert, Leute, dann sind alle guten Ratschläge von Mum, vom Direx und von sonstigen halbwegs ernstzunehmenden Erwachsenen vergessen. Dann bleibt kein Stein auf dem anderen. Dann machen sich die Fäuste selbstständig und landen einfach beim Gegner an unschönen Stellen. Dann ... okay, okay, ich denke, ihr habt's gecheckt. Dabei hatte ich ihm gesagt, er solle lieber den Rand halten, aber für Leute wie ihn dürfte einer wohl den Spruch »Wer nicht hören will, muss fühlen« erfunden haben.

Aber ich fang wie immer mitten in der Geschichte an. Deshalb, ebenfalls wie immer, zurück zum Anfang oder »back to square one«, wie Tom, der Amerikaner in unserer Klasse, immer sagt. Also, auch wenn ihr glaubt, ich bin eine Tussi – das zumindest behauptet Smartie, der sich in der Früh nicht mal frisiert, einfach in die ganz oben im Schrank liegende Hose springt und sich das danebenliegende T-Shirt überwirft –, muss ich jetzt mal was zu meinem morgendlichen Styling sagen. Mir ist es einfach unheimlich wichtig, wie ich aussehe. Da muss wirklich alles passen: T-Shirt und Sweatshirt farblich abgestimmt mit der Hose, die weder zu eng noch zu weit geschnitten sein darf; Kappe: Schirm nicht zu schmal, aber auch nicht zu breit; Socken an Tagen mit Sportunterricht in akzeptabler Farbe ohne Löcher; und am allerwichtigsten: die Frisur. Nachdem Opa mir seine absolut unnötigen Locken vererbt hat, die für Männer gar nicht gehen, muss das gute alte Glätteisen täglich seinen Dienst antreten (Smartie hat im Übrigen auch Locken, aber die sind ihm so egal wie die Kombination von türkisem T-Shirt mit grasgrüner Hose).

Noch uncooler als die Locken ist allerdings meine Haarfarbe: rot. Und am uncoolsten von allem: Die einzige, von der ich diese No-Go-Haarfarbe haben kann ist – haltet euch fest – Tante Alma! Deren paar Federn wären zwar jetzt schon schneeweiß, wenn sie sich diese unmögliche Farbe beim Friseur nicht extra reinmachen lassen würde, doch bis bei meinen das Rot endlich raus ist, werden noch etliche Hektoliter an Shampoo den Abfluss runterfließen und ich werde mir noch viele fiese Sprüche anhören müssen.

Womit wir auch schon beim heutigen Stein des Anstoßes bzw. Patricks Rumtrampeln in meinem Minenfeld wären. Sagt mir dieser Fettsack doch glatt, meine roten Haare würden sich mit meinem orangen T-Shirt schlagen. Zuerst ignorierte ich ihn und tat so, als hätte ich ihn nicht gehört, aber der Stinker ließ nicht locker und rief zu mir rüber: »Hey, Rotkäppchen, hör zu, wenn ich mit dir spreche!« Ich versuchte alles, was an Selbstbeherrschung in mir steckte, zu mobilisieren, merkte aber, wie mir vor lauter Zorn das Blut in den Kopf stieg und ich das Gefühl bekam, meine Ohren hätten mindestens 100 Grad und aus jeder einzelnen Haarwurzel würde es bereits rausdampfen. Die Bestätigung für die Vermutung, dass meine angestiegene Temperatur oberhalb der Schlüsselbeine auch optisch erkennbar war, erhielt ich dann, als Mister Lästermaul meinte, dass sich jetzt meine Gesichtsfarbe auch noch mit meiner Haarfarbe schlage und er gar nicht wisse, wie ich zu meinem Spitznamen »Geiler Styler« gekommen sei.

Ich schwör's euch, Leute, in dem Moment konnte ich mir so richtig gut vorstellen, woher der Ausdruck »Jemandem brennt eine Sicherung durch« kommt. Ich hatte das Gefühl, mein Gehirn ging auf »Tilt« und meine Denkfähigkeit (oder das, was bei mir drunter zu verstehen ist) wurde wie durch einen Stromschlag lahmgelegt. Ich fürchte, auch die Flüssigkeitsmenge in meinen Augen hatte vor Wut zugenommen, doch das konnte Patrick-die-Tretmine-Schmelzer gar nicht mehr gesehen haben, denn schon eine Millisekunde nachdem er seine letzte Nettigkeit von sich gegeben hatte, hatte ich ihm so eine gescheuert, dass er über seine Sporttasche stolperte (selber schuld, wenn er seinen Kram überall rumstehen lässt) und flach am Boden landete.

In dem Moment kam der Sportlehrer in den Umkleideraum, und obwohl der eigentlich ein cooler Typ ist, hatte ich das Gefühl, dass auch seine Körpertemperatur bei der Szene, die sich ihm bot, um mehr als nur einen Tick anstieg. Dass ich für Patricks horizontale Körperlage verantwortlich war, dürfte er entweder noch mitgekriegt oder aber aus meinem wutentbrannten Gesicht geschlossen haben.

»Sofort aufhören!«, brüllte er. »Natürlich du schon wieder, Max!«, fügte er noch unnötigerweise hinzu, und nachdem die Temperatur in meiner Schaltzentrale wieder Denkprozesse zuließ, fragte ich mich, warum er nur von *mir* sprach. Nur weil Patrick lag und ich stand? Manno, der hätte mal hören sollen, was der Vollhämmer vorher alles zu mir gesagt hatte. Und vor allem wusste Herr Spenger ja nicht, wie sehr Patrick mich seit Schulbeginn schon getriezt hatte. Der Assi dachte wohl, nur weil er einen Kopf größer ist und ich sonst eigentlich immer versuche, Mums Worte zu beherzigen (»Ignorier ihn!«, »Biete ihm keine Angriffsfläche, indem du ihm zeigst, dass du dich ärgerst!«, »Sag einfach, du möchtest das nicht!«), würde ich mir von ihm alles gefallen lassen.

Mum hat ja keine Ahnung! Gerade diese Dauer-Lästerer brauchen offenbar eines in die Fresse, bis sie checken: Irgendwann ist Schluss mit lustig. Mum wird es natürlich wieder besser wissen, aber die sollte mal hier sein und hören, was dieses Großmaul ständig labert. Bei dem Dauerbombardement an Beleidigungen würde es sogar ihr reichen. Gerade ihr, denn Mums Zündschnur ist kaum länger als meine, dabei hatte sie um Jahrzehnte mehr Zeit, sie zu verlängern.

All das ging mir durch den Kopf, als ich mich umzog. Außerdem fragte ich mich, wer wohl schneller sein würde: ich zu Hause oder Herr Spenger am Computer. Als der allerdings sein Smartphone zückte und nach der Mail-Adresse von Mum fragte, wusste ich, dass ich das Rennen verlieren würde. Ich wollte ihm erklären, was passiert war, aber er war so sauer, dass er mir nur sagte, er wolle nichts hören, *nichts* würde es rechtfertigen, einen anderen zu schlagen.

»Ha!«, dachte ich, dich möcht ich mal sehen, wenn dir dein Nachbar oder sonst einer, den du täglich siehst, ständig Nettigkeiten im Patrick-Style an den Kopf wirft: »Guten Morgen, Herr Spenger. Na, heute wieder im Hemd geschlafen?« (Er trägt immer ungebügelte Hemden.) Oder nach seinem neuen Haarschnitt: »Ich hoffe, der Friseur hat eine gute Rechtsschutzversicherung, denn die wird er brauchen, nachdem, was er auf Ihrem Kopf verbrochen hat!« Oder: »Na, mein Lieber, der letzte Urlaub hat gewichtstechnisch aber deutliche Spuren hinterlassen. Fahrrad statt Auto würde gegen die Speckringe helfen. Sind Sie nicht Sportlehrer?«

Aber natürlich machen Erwachsene so was nicht. Die lästern lieber hinter dem Rücken von anderen und sagen ihnen die Sauereien, die sie sich denken, nicht direkt ins Gesicht. Daher haben die nicht den blassesten Schimmer, wie das ist, wenn das Hobby irgendeines Arschgesichts darin besteht, sich täglich neue Gemeinheiten für sein Lieblingsopfer auszudenken.

Dennoch, Mum würde auszucken, wenn sie die Mail las. Und trotz ihres Stimmungswandels in den letzten Wochen, sah ich schon alle möglichen Strafen und Verbote kommen, denn diesmal hatte ich wirklich verkackt. Als ich vom Bus heimging, bummelte ich daher, um den Moment der Standpauke so lange wie möglich hinauszuzögern. Ich überlegte mir sogar, irgendeine Situation zu erfinden, die ein Zuschlagen eher gerechtfertigt hätte, verwarf den Gedanken aber wieder. Mum anzulügen war keine gute Idee. Erstens kennt die mich so gut, dass ihr irgendein Lügendetektor, mit dem die Natur sie ausgestattet haben dürfte, jede kleinste Flunkerei anzeigt. Und auch ohne dieses Teil würde ich sie nicht anlügen, denn bei Mum ist man immer am besten mit der Wahrheit bedient – fast immer, denn es hat auch schon Situationen gegeben, da ... nein Max, du schweifst nicht schon wieder ab, du erzählst jetzt den heutigen Tag fertig.

Wo war ich noch mal? Richtig: beim Lügen, oder besser gesagt beim Nicht-Lügen. Nachdem Mum ohnehin immer versucht, gerecht zu sein, bin ich, wie gesagt, bei ihr doch noch immer am besten mit der Wahrheit dran. Und Mum wäre auch *furchtbar* enttäuscht, wenn ich sie anlügen würde.

Gut, die Entscheidung war gefallen: keine übertriebene Dramageschichte erfinden, um meinen Ausraster zu rechtfertigen. Als ich die Tür zu unserem Garten öffnete, ging drei Sekunden später die Haustür auf und Mums Gesicht verriet nichts Gutes. Sie hatte offenbar schon auf mich gewartet und augenblicklich bereute ich die Entscheidung, mir kein anderes Drehbuch zurechtgelegt zu haben. »Mum«, begann ich, »ich kann dir alles erklären …« Doch sie war so richtig angepisst und wollte diesmal offenbar nichts hören. »Sei froh, dass wir Nachbarn haben, die mich jetzt sehen können«, zischelte sie, »sonst würd ich dich entweder an den Ohren oder den Haaren ins Haus schleifen.«

»Au weia, schlimmer als erwartet«, dachte ich. Kaum war die Türe hinter uns zu, brüllte Mum los: »Was hast du dir dabei eigentlich gedacht? Zuerst die Null-Bock-Meldung in der Mathestunde und dann schlägst du einfach ein anderes Kind! Und das nach all den Gesprächen, die wir zu dem Thema schon geführt haben! Was ist nur los mit dir in letzter Zeit? Zuerst raufst du vorm Schulbuffet und nun im Umkleideraum! Möglicherweise hat Tante Alma doch recht und du brauchst mal eine Tracht Prügel, um wieder zu dir zu kommen! Vielleicht ist die Methode, Plüschkurs fahren, alles achtzehnmal erklären und endlose Gespräche führen, doch nicht das Richtige für dich!«

Plüschkurs fahren? Hä? Bei all den fiesen Strafen, die sie sich immer ausdenkt, wenn ich meine Socken einfach auf dem Boden rumliegen lasse oder mein Handy im Unterricht nicht ausschalte oder zu spät vom Spielplatz nach Hause komme? Das soll der »Plüschkurs« sein? Und außerdem, wie wär's, wenn ich mal erklären dürfte, was überhaupt passiert ist? Während all das durch meinen Kopf ging, merkte ich, dass sich der Wasserstand in meinen Augen so stark erhöht hatte, dass ich den Kopf nach hinten hätte kippen müssen, um zu verhindern, dass mir die Bäche vorne über die Wangen laufen. Gleichzeitig kriegte ich von irgendwo ganz weit weg mit, wie Mum alle möglichen Konsequenzen aufzählte, die nun folgen würden. Ich hatte das Gefühl, ich wurde von Sekunde zu Sekunde kleiner, wie ein Wollpulli, der zu heiß gewaschen wurde.

Doch plötzlich verstummte der Redeschwall, und ich blickte hoch, um mich zu vergewissern, ob Mum überhaupt noch da war. Sie war. Offenbar hatte sie sich entweder den ärgsten Groll von der Seele geredet oder aber sie hatte bemerkt, dass der Wollpulli in der Zwischenzeit auf die Größe einer Socke zusammengeschrumpft war. Nach weiteren 30 Sekunden Schweigen sagte sie dann ganz leise: »Eigentlich hab ich dich noch gar nicht gefragt, was genau in der Mathestunde los war und wie es zu der Sache im Umkleideraum gekommen ist.« Tja, Freunde, auch wenn das jetzt noch uncooler klingt als die feuchten Augen: Als sie das sagte, gab's bei mir kein Halten mehr und ich heulte erst recht los.

Denn wenn mich die einzige Person auf diesem Planeten, auf die ich mich in Sachen Gerechtigkeit eigentlich immer verlassen konnte, plötzlich verurteilt hätte, ohne mir die Chance zu geben, zu erklären, was genau passiert ist, hätte ich den Glauben an alles verloren.

Ich war so erleichtert, dass Mum doch nur einen kurzen Aussetzer gehabt haben dürfte, dass alle Dämme bei mir brachen und sich die Bäche, die meine Wangen hinuntergeronnen waren, nun in Wasserfälle verwandelten. Mum nahm mich dann in die Arme, und ich heulte mich so richtig aus. »Tut mir leid, kleiner Spatz«, flüsterte sie, »wie konnte ich nur so über dich herziehen, ohne mir anzuhören, was du dazu zu sagen hast?«

Nachdem ich aber noch immer nicht fähig war, einen zusammenhängenden Satz ohne Schluchzer nach jeder zweiten Silbe herauszubekommen, sprach Mum weiter. »Ich hatte einen wirklich blöden Tag im Büro mit jeder Menge Stress, kam dann aus meiner Parklücke ewig nicht hinaus, weil irgend so ein Ego-Fahrer bis auf fünf Zentimeter an meine Stoßstange herangeparkt hatte, verlor dadurch so viel Zeit, dass ich deshalb auf dem Heimweg so schnell fuhr, dass ich geblitzt wurde, und als ich dann heimkam und meine Mails checkte, sprang mir als erstes die Nachricht von Herrn Vizzani und danach die vom Sportlehrer in die Augen. Und dann brannten bei mir gleich mehrere Sicherungen durch.«

»Siehst du, Mum, und genau so ist es mir auch gegangen! Kurzschluss im Kopf«, schluchzte ich. Die Null-Bock-Sache von der Mathestunde war jetzt unwichtig. Mir ging's vorerst mal darum, die Sache mit Patrick zu erklären. »Als mich ein Mitschüler wieder und wieder beleidigte, wurde ich so wütend, da ging nichts mehr mit Denken. Seit heute weiß ich genau, was blind vor Wut heißt. Der glaubt, nur weil er so groß ist wie einer aus der Siebten und doppelt so viel wiegt wie die meisten von uns, kann er sich alles erlauben ...«

Ich erzählte Mum von der Situation und ab und zu seufzte sie und drückte meine Hand, als ob sie sagen wollte: »Du armer Mutz, kann mir schon vorstellen, dass du dir das nicht länger gefallen lassen wolltest.« Natürlich sagte sie nicht, dass Patrick es verdient hatte, eine gescheuert zu bekommen, aber sie kam mir auch nicht mehr mit den alten Sprüchen wie »So was kann man mit Worten regeln« oder »Geh einfach weg, wenn dich einer ärgert«.

Als ich ihr alles erzählt hatte, schlug sie vor, dass ich zu ihrem Gespräch mit dem Sportlehrer mitkommen solle, damit der sich doch noch die Vorgeschichte zu der Schlägerei anhören würde. Und sie versprach mir auch, mit Frau

Klader, Patricks Klassenlehrerin zu sprechen, damit die sich mal die Schmelzer-Parents zur Brust nimmt. Denn ich bin nicht der einzige auf Patricks Abschussliste. Allerdings: Nach dem Abschuss, den ich ihm heute verpasst habe, wird er sich überlegen, ob er mir noch mal schräg kommt. Überlegen wird sich nach der heutigen Vorstellung aber auch meine Klassenlehrerin, ob ich auf die Schulsportwoche mitfahren darf. ☹

P.S.: Hoffentlich erzählt Herr Spenger dem Direx nichts von der Sache, sonst gibt's womöglich wirklich die angedrohte Verwarnung ...

17. April, 22:05 Uhr, **Mum**

Auch auf die Gefahr hin, dass ich mich wiederhole: Es kann sich einfach keiner vorstellen, wie extrem mühsam es ist, ein Kind mit ADHS halbwegs vernünftig zu erziehen. Ich weiß, ich weiß, die Krankheit wurde noch nicht diagnostiziert, aber da verwette ich die nächsten 450 Gehälter drauf, dass Max ADHS hat. All den Eltern, die sich über die kleinen Problemchen des normalen Erziehungsalltags beschweren, würde ich gerne mal für eine Woche unseren Max schicken. Und ich weiß, was »normaler« Erziehungsalltag bedeutet. Immerhin habe ich den Vergleich durch Smartie.

Natürlich machen auch Kinder ohne diese Störung ab und zu Faxen oder bereiten den Eltern Probleme. Im Grunde hat jedes Kind mit Sicherheit schon mal geträumt, dadurch wichtige Informationen verpasst, irgendetwas für den Unterricht nicht mitgehabt, Unterlagen oder sonstige wichtige Dinge für die Schule verloren, manche werden sich sogar schon geprügelt oder Unfug getrieben haben. Aber der Unterschied zu Kindern mit ADHS liegt in der Dichte der Vorkommnisse. Darauf wird auch in mehreren Büchern hingewiesen:

> Grundsätzlich ist festzustellen, dass die Kernsymptome der ADHS [...] Extreme eines Spektrums ganz normaler Verhaltenszüge darstellen, welche jedes Kind zeigen kann [...]. Beurteilungsmaßstab [für eine Diagnose] sollte sein, dass die Symptome im Verhältnis zu dem, was in der gleichen Situation von gleichaltrigen Kindern mit vergleichbarer Intelligenz zu erwarten wäre, stark ausgeprägt sind.[2]

> Die Ausprägung der Symptome muss in einem für den Entwicklungsstand des Kindes abnormen Ausmaß vorliegen und eine bedeutsame Beeinträchtigung von schulischen, sozialen und/oder familiären Funktionen zur Folge haben.[3]

Genau! Auch Smartie hatte mit fünf Jahren zum Beispiel mal alle Herzchen von meinem geliebten Herzstrauch im Garten abgerissen und sie in seine Hosentasche gestopft, obwohl er genau wusste, dass Blumenabreißen im Garten absolut verboten ist. Nur war bei Smartie der Herzstrauch die einzige gröbere Situation, an die ich mich erinnern kann. Bei Max waren es so viele, dass ich gar nicht wüsste, wo ich mit dem Aufzählen beginnen sollte.

Und während ich mit Smartie erst bei drei Gelegenheiten auf die Unfallstation musste, waren es bei Max, der immerhin eineinhalb Jahre jünger ist, schon dreizehnmal. Auch Smartie kriegt manchmal nicht mit, dass man mit ihm spricht, aber das kommt bei ihm vielleicht dreimal pro Monat vor, bei Max passiert's dreimal in fünf Minuten. Würde sonst die Drohung im Raum stehen, Max könne nicht auf die Schulsportwoche mitfahren, wenn er nur ab und zu unangenehm auffallen würde? Mit Sicherheit nicht!

Und auch ein normales Kind wird hier und da mal ein Stück liefern, um cool rüberzukommen, doch hier schlagen ADHS-Kinder die anderen in Sachen Häufigkeit ebenfalls, vor allem auch, was die Unüberlegtheit anbelangt. Für impulsives Verhalten findet sich in den beiden Kriterienkatalogen im Übrigen ein eigener Symptomblock (C)[4], der natürlich auch wieder zu fast 100 Prozent auf Max zutrifft:

Impulsivität

1. *Platzt häufig mit Antworten heraus, bevor die Frage zu Ende gestellt ist.* Und ist dann ganz baff, wenn's falsch ist, weil eigentlich etwas völlig anderes gefragt gewesen wäre!
2. *Kann häufig nur schwer warten, bis er/sie an der Reihe ist (bei Spielen oder in Gruppensituationen).* Genau! Beim Rummy Spielen zum Beispiel immer dasselbe: Kaum ist der nächste Spieler drangewesen, denkt er, er sei schon wieder an der Reihe, obwohl wir meist zu fünft spielen! Wenn er dann merkt, er muss noch zwei oder drei Spieler abwarten, beginnt er die mit unmissverständlichen Worten anzutreiben, braucht aber selbst immer so lange, dass ich inzwischen den anderen ihr Abendessen servieren könnte.
3. *Unterbricht und stört andere häufig (platzt z.B. in Gespräche oder in Spiele anderer hinein).* Da können wir gleich beim Beispiel vom Kartenspielen bleiben: Wenn er mal nicht mitspielt und zu einer Runde dazukommt, hat er immer sofort für jeden Spieler, in dessen Karten er sehen kann, die passenden Tipps für den nächsten Spielzug – natürlich laut genug, dass es auch noch Tims Opa vier Häuser weiter ohne sein Hörgerät mitbekommen würde.

4. *Redet häufig übermäßig viel (ohne angemessen auf soziale Beschränkungen zu reagieren) {Im DSM-IV unter Hyperaktivität subsumiert}.*
Ha! Endlich mal ein Symptom, das auf Max nicht ganz zutrifft. Er redet zwar gern und wenn er von etwas begeistert ist, auch viel. Aber ich würde mal sagen, da gibt es keine großen Unterschiede zu Gleichaltrigen. Wenn er allerdings in Fahrt ist – und hier stimmt Max' Verhalten wieder mit Symptom Nummer 4 überein – gibt's außer Lautwerden oder zum Beispiel das verzweifelte Miauen einer im Keller eingesperrten Katze nichts, wovon er sich unterbrechen lassen würde.

Das Schlimme an dieser ganzen Impulsivitätssache ist aber, dass die Kinder nichts, aber auch gar nichts dagegen tun können. Denn sie handeln und reagieren »in vielen Situationen [...] oftmals ›bevor sie denken‹«.[5]

Auch dieses schnelle Wütend-Werden hängt damit zusammen. Born und Oehler schreiben im Zusammenhang mit einer mangelnden Kontrolle der eigenen Impulse: »Es besteht eine erhöhte Stimmungslabilität verbunden mit einer Neigung, rasch wütend zu werden und die Selbstkontrolle zu verlieren.«[6] Aus kleinsten Anlässen reagieren die Kinder »schnell, hochschießend, überschießend, rasten aus, flippen aus und sind schwer einschätzbar«.[7] Das Schlimme dabei ist aber, dass die Kids »ihren Impulsen, vor allem im Kindesalter, mehr oder weniger hilflos ausgesetzt sind«.[8]

Ja, genau dieses Gefühl habe ich bei Max eigentlich immer, wenn er ausrastet. Denn dann ist er nicht mehr der Max, den ich kenne. Dann steht er völlig neben sich und hat sich einfach überhaupt nicht mehr im Griff. Ohne heute im Umkleideraum dabei gewesen zu sein, weiß ich, dass der Zorn dem neckenden Burschen gegenüber einfach irgendwann so groß geworden sein muss, dass er einfach nicht mehr wusste, was er tat.

Das Schlimme daran ist, dass all diese Unzulänglichkeiten Kinder mit ADHS zutiefst unsicher machen. Denn sie bekommen durch diese beschriebenen Verhaltensweisen das, was von ihnen von Gesellschaft und Schule erwartet wird, teilweise bis gar nicht auf die Reihe, wodurch ihr Selbstwert schwer in Mitleidenschaft gezogen wird.

> Viele ADHSler leiden wegen der hohen Anzahl von Misserfolgen unter einem verminderten Selbstwertgefühl mit massiven Selbstzweifeln.[9]

> Jahrelange, von ständiger Ausgrenzung geprägte Sozialerfahrung und trotz immer wiederkehrender Bemühungen ausbleibende schulische Erfolge führen zu einer erheblichen Beeinträchtigung des Selbstbildes [und] zu einem Mangel an Zutrauen in die eigenen Fähigkeiten [...].[10]

Aber auch auf der sozialen Ebene gibt es vorwiegend Misserfolge, die den Selbstwert zerstören. Denn in vielen Fällen ist das Leben von jungen Menschen mit ADHS »gekennzeichnet durch Misserfolge, Bloßstellungen, Strafen, Kränkungen, Blamagen [...]. Darauf reagieren sie mit Scham, Wut und Selbsthass.«[12]

> [Kinder mit ADHS] erfahren ständige Ablehnung und Entwertung. Sie gelten oft als Störfaktor, den man am liebsten loswerden möchte. Viele tragen eine solche Stigmatisierung ein Leben lang mit sich herum. Nicht selten führen die negativen Erfahrungen dazu, dass die Kinder selbst glauben, wertlos und dumm zu sein.[11]

Dass diese Kinder dann versuchen, sich mit Bravourstücken, irgendwelchen Albernheiten oder Leistungsverweigerung die Bewunderung und den Respekt der anderen zu verschaffen, überrascht nicht. Da hatte ich doch vor Kurzem schon einiges in meiner Literatur gefunden, als Max die Mädels mit den »Wurm-Stöcken« geärgert und ich zu diesem Verhalten nachgelesen hatte. In der Zwischenzeit ist mir da noch einiges andere untergekommen: Kinder mit ADHS versuchen, ihr verringertes Selbstwertgefühl mit Angeben auszugleichen. Oder aber sie kaspern und albern rum, um Unsicherheiten zu überspielen.

> Meist sind sie sich ihrer Schwächen sehr wohl bewusst. [...] Allerdings versuchen viele Kinder ihr negatives Selbstbild zu kaschieren, indem sie sich nach außen hin betont offensiv zeigen. Besonders wenn eine Leistung von ihnen verlangt wird, greifen sie zu Vermeidungsstrategien (z.B. Herumkaspern) oder verweigern sich jeder Anforderung. Das hat wiederum Konflikte und Strafen zur Folge, was das Verhalten der Kinder nur verstärkt und ihr negatives Selbstbild bestätigt.[13]

> Das [ADHS-Kind] bekommt somit dauernd zu spüren, dass es so, wie es ist, nicht genügt. Unweigerlich leidet deshalb sein Selbstwertgefühl. [...] Diese innere Unsicherheit ist nicht immer offensichtlich. Vielleicht überspielt sie das Kind mit clowneskem oder läppischem Verhalten oder aber mit besonders forschem Draufgängertum.[14]

> Diese so begabten Kinder wählen oft Ausweichstrategien: Wenn sie etwas nicht können, lachen sie, oder sagen, dass sie sich langweilten.[15]

> Bei Jugendlichen mit einer ADHS-Störung kann es gehäuft zu einem reduzierten Selbstwertgefühl kommen, weil die Betroffenen in Teufelskreise von Fremdabwertung, mangelndem Selbstvertrauen, Null-Bock-Mentalität und Selbstabwertung geraten.[16]

All das erklärt sehr einleuchtend Max' Keinen-Bock-auf-Mathe-Meldung in der heutigen Mathestunde. Und genau so hat er diese dumme, aber aus seiner Sicht verständliche Aussage ja auch selbst begründet.

Schließlich las ich auch in einem Buch etwas, das genau auf Max' Verhalten dem mobbenden Burschen gegenüber zutraf und mir dann doch bis zu einem gewissen Grad eine Erklärung dafür bot, warum Max ihm heute eine verpasst hatte:

> Manche Kinder versuchen den Teufelskreis der Abwertung zu durchbrechen, indem sie sich zur Wehr setzen. Sie werden ebenfalls aggressiv, denn durch das Verhalten der Mobbingtäter haben sie gelernt, dass man sich mit diesen Verhaltensweisen durchsetzen und Respekt und Aufmerksamkeit der anderen erlangen kann. Natürlich bringt dieses Verhalten weitere Probleme mit sich. Das aggressive Verhalten der Kinder wird nun erst recht als störend und böswillig beurteilt, was ihr Selbstwertgefühl weiter schwächt.[17]

Tja, so wird's wohl heute bei Max gewesen sein. Dieser Patrick dürfte ihn schon so lange herausgefordert haben und dafür, dass er innerlich ja ein kleiner Vulkan ist, der immer knapp vorm Ausbrechen ist, hat er sich ohnehin lange genug gut im Griff gehabt. Es wundert mich nicht, dass ihm schließlich der Kragen geplatzt ist und er sich zur Wehr gesetzt hat. Manche betteln offenbar wirklich drum. Das hab ich ihm natürlich nicht gesagt, aber ich wollte ihm auch nicht noch mal die »Halt die andere Backe hin«-Variante nahebringen. Bei dem Burschen hat die offenbar nicht gewirkt.

Beim Gespräch mit Herrn Spenger muss ich das klipp und klar erklären, aber erst wenn Max wieder in der Klasse zurück ist. Ich möchte nämlich, dass Max zu Gesprächsbeginn dabei ist und sich der Sportlehrer seine Seite der Situation auch anhört. Wenn ich nicht dabei bin, würgt er ihn zum Schluss wieder ab. Und Patricks Klassenlehrerin sollte auch mal ein ernstes Gespräch mit den Eltern des Jungen führen, am besten gemeinsam mit dem Direktor. Denn der Kerl mobbt ja nicht nur Max. Da muss in der Familie gewaltig was schieflaufen.

Kapitel 10

Angst vor irgendwas? Fehlanzeige

30. April, Frau Wagner

Wieder einmal ein Schulausflug, der ohne den kleinen, rothaarigen Wirbelwind mit Sicherheit entspannter gewesen wäre. Dabei hätten die Kinder heute etwas über Verkehrssicherheit lernen sollen. Durch Max wurde das Verkehrs*sicherheits*training aber zum Verkehrs*gefahren*training.

Ziel der Veranstaltung war es, den Kindern die Risiken des Straßenverkehrs näherzubringen und richtiges Verhalten im Straßenverkehr zu üben. Doch Stillstehen und Zuhören zählen nicht gerade zu Max' Lieblingsbeschäftigungen. Und im Bus hatte ich ihn auch schon darüber motzen gehört, dass er das Training unnötig finde. In der ersten Klasse des Gymnasiums sei man für so etwas schon zu alt. Gerade *er* sagt das! Der braucht wahrscheinlich im Alter von 18 Jahren noch einen Vollvisierhelm, Gelenkschützer und einen Rückenprotektor im Straßenverkehr, um nicht zu Schaden zu kommen, weil er ständig träumt und, ohne es zu merken, zum Beispiel bei Rot über die Straße geht. Und wenn er dann einmal Auto fährt! Nicht vorzustellen, was dann passieren wird, wenn sich seine Risikobereitschaft und seine Vorliebe für hohes Tempo nicht ändern. Ich habe ja bereits einiges mit ihm erlebt und seine Mutter hat mir auch schon Episoden erzählt, da wurde mir ganz schwummrig. Die arme Frau, die braucht ja wirklich Nerven aus Drahtseilen.

Die hätte ich heute allerdings auch benötigt, denn es kam, wie ich vermutet hatte: Kaum hatte der Trainer die ersten paar Sätze erklärt, suchte sich Max Ersatzbeschäftigungen, die mehr seinen Interessen entsprachen. Und was bietet sich da eher an, als jemanden zu triezen, denn das erhöht den Spaßfaktor.

Zuerst merkte ich allerdings nur, dass er geistig abdriftete und anfing, mit den Feuerwanzen zu spielen, die sich unter dem Baum tummelten, in dessen Schatten wir vor der sehr warmen Aprilsonne geflüchtet waren. Ich ermahnte ihn, aufzupassen und für einige Minuten tat er das auch. Zumindest waren seine Augen auf den Trainer gerichtet, was in seinem kleinen Kopf vorging, entzog sich natürlich meiner Kenntnis. Nach kurzer Zeit aber galt sein Interesse wieder irgendwelchem Getier, und ich ließ ihn einfach gewähren, in dem Wissen, dass er seine Aufmerksamkeit bei einer weiteren Ermahnung ohnehin nur wenige Minuten aufrechterhalten können würde und er außerdem wenigstens keinen echten Unfug treiben könnte, wenn er anderweitig beschäftigt wäre. Du liebe Güte, sollte ich mich täuschen!

Es dauerte keine fünf Minuten, und Max brachte sich in Lebensgefahr! Und nicht nur sich, auch Sarah Topoljev und Ricardo Ramires. Dabei war den Kindern bei der Ankunft auf dem Trainingsgelände klipp und klar erklärt worden, dass sie sich nur auf den gelb markierten Bereichen bewegen und die roten Bereiche (Fahrbahnen) auf keinen Fall betreten dürften. Aber genau das ist das Problem mit Max: Entweder er hört gar nicht, was erklärt wird, weil er träumt oder mit etwas anderem beschäftigt ist. Oder aber er wüsste zwar theoretisch, was die Regeln sind, handelt aber ohne nachzudenken und bringt dadurch sich oder andere in Gefahr.

Welche Variante es war, wusste ich zum damaligen Zeitpunkt noch nicht. Jedenfalls rannte Sarah plötzlich kreischend in den rot markierten Bereich. Nahezu zeitgleich löste sich Max ebenfalls aus der Gruppe, verfolgt von Ricardo. Auch die beiden liefen blindlings in den Fahrbahnbereich, wobei Max beinahe von einem der Übungsfahrzeuge erfasst worden wäre. Das Gesicht des Verkehrssicherheitstrainers, der durch seine Uniform und seine Statur optisch an einen Ausbilder beim Militär erinnerte, verfinsterte sich. Und wenn wir nicht das Jahr 2015, sondern 1915 schreiben würden, hätte er zumindest die zwei Burschen bei ihren Schöpfen gepackt und kräftig durchgeschüttelt, um den beiden die starke Hand zu zeigen, die sie noch ganz anders zu spüren bekommen würden, wenn sie sich noch einmal nicht an die Regeln hielten. Tatsächlich brüllte er aber nur: »Sofort wieder in den gelben Bereich. Wer den noch einmal ungefragt verlässt, verbringt den Rest des Trainings im Bus, mit dem ihr gekommen seid!«

Ich wünschte mir, unsichtbar zu werden und beneidete die Chamäleons, die ich am Sonntag mit meinem kleinen Neffen im Tierpark gesehen hatte. Sarah und Ricardo wollten mir schildern, wie es zu der Situation gekommen war, doch ich flüsterte ihnen zu, wir würden das später klären. Aus der Tatsache, dass Max nicht versucht hatte, sein Verhalten zu rechtfertigen, schloss ich, dass er derjenige war, der für alles verantwortlich zeichnete. In meinem Kopf begann ich schon die obligate E-Mail zu formulieren: »Liebe Frau Bergmann! Leider muss ich ...«, doch weiter kam ich nicht, da ich zum einen ja gar nicht wusste, was wirklich passiert war, und zum anderen der Trainer die Gruppe aufforderte, in den Fahrradtrainingsbereich weiterzugehen.

Meine Entscheidung stand zu diesem Zeitpunkt jedenfalls fest: Wenn Max nicht eine gute, eine *wirklich* gute Erklärung für sein Verhalten hatte, würde ich bei der Abschlusskonferenz dafür plädieren, dass er nicht mit zur Schulsportwoche fahren darf. Das würden meine Nerven einfach nicht aushalten!

Ich muss jetzt wirklich mal ein Gespräch mit den Bergmanns führen und ihnen sagen, dass Kollege Vizzani und ich vermuten, Max leidet an ADHS. Denn noch sieben Jahre wie dieses erste Jahr stehen ich, meine Kollegen, die Bergmanns und schon gar nicht Max durch. Nur bin ich nicht sicher, wie ich den Eltern nahebringen soll, dass ihr Kind eventuell eine Störung hat. Manche Eltern reagieren bei so etwas überaus empfindlich, andere wieder sind froh, wenn sie möglicherweise eine Erklärung für das extrem anstrengende Verhalten ihres Kindes haben. So wie ich Frau Bergmann einschätze, zählt sie zur zweiten Kategorie.

Ich habe mich da in letzter Zeit ein wenig eingelesen und weiß daher, dass eine Diagnose Erleichterung für eine Familie bringen kann: »Eltern werden entlastet, wenn sie wissen, weshalb das Kind sich anders verhält.«[1] Allerdings zerstört eine derartige Diagnose möglicherweise auch die Hoffnungen der Eltern für ihr Kind, denn »das Aufgeben eines Idealbildes ist schmerzlich«[2], die Diagnose könnte »als Makel anhaften«.[3]

Wie auch immer, ich werde den Bergmanns meine Vermutung mitteilen, denn ich denke, je früher sie Bescheid wissen, desto besser, und als Lehrerin ist es meine Pflicht, mich da einzubringen, denn

> [es sind] meist Lehrer oder Erzieher, die merken, dass ein Kind ADHS haben könnte. Beschreiben sie ihren Verdacht und das auffällige Ver-

halten des Kindes, ohne gleich eine Diagnose zu stellen, können sie den Kindern und ihren Eltern damit einen großen Dienst erweisen. Wenn tatsächlich eine ADHS auf diese Weise entdeckt wird, kann Kindern und Eltern frühzeitig geholfen werden.[4]

Ich denke wirklich, ich sollte die Eltern informieren, denn Max' Verhalten heute beim Schulausflug sowie tagtäglich im Klassenzimmer weist stark auf ADHS hin. In einem weiteren Buch fand ich da die Textstelle einer Lehrerin, die über einen Ausflug berichtet und in ihrer Klasse ein ADHS-Kind hatte. Offenbar war sie über die Krankheit des Kindes informiert. Die Stelle hätte allerdings auch für Max geschrieben worden sein können:

> Es gilt: »Ist der Ruf erst ruiniert, lebt sich's völlig ungeniert«. Mit diesen Kindern fällt man auf. Sie exponieren sich immer in irgendeiner Form [...]. »Wir waren im Lindenmuseum in Stuttgart, das ist ein naturkundliches Museum. Wissen Sie, was passiert ist? Eine Vitrine fiel um.«[5]

Nun, bei uns fiel keine Vitrine in einem naturkundlichen Museum um, aber Max hatte es trotzdem geschafft, mich als verantwortliche Lehrkraft vor Ort bis auf die Knochen zu blamieren, indem er wie ein Zweijähriger blindlings auf die Fahrbahn lief und auch noch dafür verantwortlich war, dass zwei andere Kinder aus der Klasse dasselbe taten.

Mir braucht er nämlich mit seinen dummen Ausreden und Erklärungen nicht mehr kommen. Ich kenne Sarah und Ricardo: zwei ausgesprochen liebe und ruhige Kinder, die immer konzentriert mitarbeiten, sämtliches Schulmaterial in Ordnung haben und auch nie in Schwierigkeiten mit anderen geraten, während Max ständig in irgendwelche Auseinandersetzungen verwickelt ist. Und das soll ich ganze fünf Tage auf der Schulsportwoche über mich ergehen lassen? Da bin ich danach reif für die Psychiatrie! Danke, nein, lieber Max! Nach der heutigen Vorstellung im Juni dann bitte ohne dich!

30. April, Max

Shit, Shit und noch mal Shit! Ich denke, heute bin ich geliefert. Wenn Mum heimkommt, ihre Mails liest und erfährt, dass ich höchstwahrscheinlich nicht auf Schulsportwoche mit darf, hab ich mein Smartphone für mindestens einen Monat, das Kino mit Felix am Freitag und wenn ich Pech habe auch den Besuch nächsten Samstag im Fun-Park verloren. Und ich bin sicher, für die Zeit, in der die Schulsportwoche stattfindet, ist nicht jeden Tag das Freibad für mich vorgesehen. Mum lässt sich da hundert Pro lauter *totlangweilige* und vor allem *mühsame* Arbeiten für mich einfallen. Und beim kleinsten Schnaufen oder Stöhnen wird sie mir im Oberlehrerton sagen: »Tja, mein Lieber, statt den Griller *zu putzen* könntest du jetzt mit deinen Klassenkollegen ums Lagerfeuer sitzen und *deine eigenen Würstchen grillen.*« Oder: »Da hättest du das ganze Schuljahr öfter mal nachdenken sollen. Dann würdest du jetzt nicht den Pool *saugen*, sondern in irgendeinen coolen Pool *springen*!«

Wie ich das hasse, wenn sie mir alle fünf Minuten unter die Nase reibt, dass ich an meiner misslichen Lage selbst schuld bin. Und wenn ich ihr dann sage, ich wolle das alles nicht mehr hören und sie sei gemein, meint sie, das sei nicht gemein, das nenne man *Erziehung*.

Aber es besteht ja noch ein kleines Fünkchen Hoffnung. Vielleicht hat Frau Wagner ja die Mail einfach vergessen. Und wenn nicht, wer weiß, wie Mum darauf reagieren wird. Vielleicht passiert ein weiteres Wunder, sie sieht wieder mal nur finster drein und es gibt keine Strafen, sondern nur stundenlange Erklärungen, warum so was gar nicht geht. Möglicherweise werde ich mich bezüglich Mums Reaktion aber bis morgen gedulden müssen (von mir aus auch bis übernächstes Jahr, hab ohnehin keinen Bock auf Endlos-Predigten!), denn die sollte schon längst von ihrem Seminar zurück sein. Bin eigentlich viel zu müde, um auf sie zu warten und so wie ich Mum kenne, geht die vorm PC gleich wieder hoch wie alle Bomben zusammen, wenn's in einem Sprengstofflager zu brennen beginnt. Wenn sie aber eine Nacht darüber geschlafen hat, krieg ich nur noch den Ascheregen ab.

Allerdings: Ihr werdet sicher wissen wollen, was heute beim Verkehrssicherheitstraining eigentlich los war. Also erzähl ich das mal und wenn ich den Schlüssel in der Türe höre, dreh ich schnell das Licht ab und stell mich schlafend.

Nun ja, eigentlich begann alles damit, dass heute kein Unterricht war, sondern wir dieses Verkehrssicherheitstraining hatten! Wer braucht denn bitte so was? Noch dazu in der ersten Klasse Gym? Wenn die uns dort in der Grundschule hingeschleift hätten, okay, aber Leute, doch nicht in unserem Alter! Wer da noch nicht ohne Anleitung oder ohne Mamas Hand zu halten über die Straße gehen kann, sollte sich lieber einen Blindenhund besorgen. Aber nachdem ich wusste, die Schulsportwoche hängt für mich am seidenen Faden, hatte ich mir fest vorgenommen, mich am heutigen Tag gut zu benehmen, komme, was wolle.

Ähm, tja, also … ja, ihr ahnt es schon, es kam natürlich *völlig* anders. Und warum? Erst mal, weil es einfach megalangweilig war, dem Typen, der aussah wie eine Kombination aus Gefängnisaufseher und Leibwächter von Rihanna zuzuhören, wie er irgendwas über Bremswege und tote Winkel laberte. Irgendwann driftete ich weg und beobachtete lieber die Feuerwanzen, wie sie kreuz und quer auf der Rinde des Baumes herumliefen, unter den wir uns gestellt hatten. Ich fragte mich gerade, wie sie wohl reagieren würden, wenn ihnen Ameisen in die Quere kommen würden. Ha, vielleicht sollte ich Mister Bodyguard fragen, ob's da so was wie Rechtsvorrang gibt … Lieber nicht, der seidene Faden der Sportwoche war ohnehin schon viel zu dünn.

Und als ob sie Gedankenlesen könnte, ermahnte mich Frau Wagner plötzlich, aufzupassen. Aufpassen worauf? Ach ja richtig, Bremsweg, toter Winkel, laber, laber. Trotzdem, ich bemühte mich, von dem, was der Muckimann sagte, so viel wie möglich mitzukriegen. Vielleicht mussten wir ja als Hausaufgabe einen Bericht über den heutigen Tag schreiben – und was würde ich dann machen? Also Konzentration, Maximilian Bergmann! Aber es dauerte keine drei Minuten (eigentlich keine Ahnung, wie lange es dauerte – vielleicht auch nur drei Sekunden!?), und meine Gedanken waren wieder bei den Kriechtieren am Baum.

Letzte Bio-Stunde hatten wir gelernt, was »Symbiose« bedeutet. Ob das wohl zwischen Feuerwanzen und Ameisen funktionieren könnte? Wohl kaum. Aber Regenwürmer und Ameisen könnten sich zusammentun. Die Würmer graben den Ameisen die Tunnel vor, damit die sich nicht so anstrengen müssen. Dafür geben die Ameisen Meldung, wenn sie oben sehen, dass die ersten Gewitterwolken aufziehen, damit die kleinen Schlängler nichts vom kühlen Nass verpassen, sollten sie gerade ein Mittagsschläfchen halten …

Plötzlich war mir, als würde hinter mir wer kichern. Was ja an und für sich nichts Außergewöhnliches gewesen wäre. Doch Freunde, eine meiner Stärken sind meine feinen Antennen für … ja, eigentlich für alles. Ich kann nicht sagen, wie ich das mache, aber ich spüre einfach, wenn mich wer anflunkern will, wenn sich jemand über mich lustig macht, wenn einer einem anderen unrecht tut, wenn sich wer gekränkt fühlt oder sich riesig freut usw. Sagen wir mal: Ich spüre Stimmungen und Schwingungen. Anders kann ich es nicht ausdrücken. Und als ich dieses Gekicher von weit weg wahrnahm (obwohl es von direkt hinter mir kam), spürte ich einfach in jeder Faser meines Körpers, dass da über mich gelacht wurde. Dabei hatte ich kein Wort von dem mitbekommen, was die Kicherer hinter mir gesagt hatten. Trotzdem. Ich wusste es einfach. Und hatte recht damit.

Denn als ich dann gedanklich wieder im Hier und Jetzt war, meine Ohren spitzte und versuchte, sie wie ein Hund in Richtung akustische Quelle zu neigen, hörte ich, wie Sarah dieser Dumpfbacke Ricardo zuflüsterte, ich hätte mit Sicherheit wieder mal nicht mitbekommen, dass über den heutigen Tag ein Bericht zu schreiben ist. Ha, ich konnte offenbar hellsehen! Normalerweise, so fuhr sie fort, würde sie mich ja auf all das, was ich nicht mitkriege, aufmerksam machen – Zeitlupendenker wie ich würden so jemanden wie sie brauchen. Aber ich sei so undankbar, jetzt würde sie mich mal auflaufen lassen. Erst dadurch würde man Mitschülerinnen wie sie zu schätzen lernen.

Leute, wie so oft stiegen von den rund drei Litern Blut, die ich habe, mindestens mal zweieinhalb in meinen Kopf.

Hatte diese Kreuzung aus Daisy Duck und Miss Piggy gerade »Zeitlupendenker« gesagt? Und hatte sie tatsächlich gerade das Wort »undankbar« benutzt? Alter, wofür soll ich der Ziege dankbar sein? Dafür, dass sie mich jedes Mal vor allen hinstellt, als gehörte ich in die Sonderschule statt ins Gym, wenn ich etwas vergessen habe? Oder dafür, dass sie mir nicht mal gegen Einsatzbeträge, die sogar eine Paris Hilton zum Erblassen bringen würden, irgendeinen doofen Zettel zum Kopieren leiht?

All diese Gedanken pumpten auch noch den letzten halben Liter Blut in meinen Schädel, was dann letztendlich zu dem Aussetzer geführt haben musste, der mich dazu veranlasste, mir eine Hand voll Feuerwanzen zu krallen und ... ihr ahnt es schon, ... genau, ich zog mal kurz am oberen Rand ihres T-Shirts und ließ die ganzen Krabbeltiere, die ich in der Hand hielt, in ihr Shirt fallen.

Trotz der Angst, die ich wegen der Sache nun vor Mum habe, muss ich jetzt noch lachen, wenn ich an das Gesicht und das Gekreische der Sirene denke. Sie rannte weg, als ob die Wanzen ihrem Namen gerecht geworden wären und ihr tatsächlich Feuer unterm Hintern gemacht hätten, und ich dachte nur: »Alter, ist die blöd oder was? Die Käfer *sind* schon unter ihrem Shirt, vor denen kann sie nicht mehr weglaufen!« Doch weiter kam ich in meiner Gedankenakrobatik gar nicht, denn Ricardo-der-Rächer-Ramires, der ganz offensichtlich in Sarah verknallt ist, meinte, er müsse den edlen Ritter spielen und mich verkloppen, um die Ehre seiner Angebeteten zu retten.

Ricardo ist zwar erst seit kurz nach den Weihnachtsferien in unserer Klasse, aber inzwischen sind ja fast schon vier Schulmonate vergangen. Und in der Zeit hätte er im Sportunterricht doch wohl schon mitkriegen müssen, dass es *sinnlos* ist, einem Max Bergmann nachzulaufen, wenn man nicht mindestens fünf Jahre älter oder drei Köpfe größer ist als er. Aber Wut macht ja bekanntlich blind – und offenbar auch blöd –, denn die lahme Schildkröte hätte mich nicht mal erwischt, wenn ich noch auf meinen Krücken rumgehumpelt wäre. Aber Ricardo wollte anscheinend unbedingt die Gelegenheit wahrnehmen, bei Sarah zu punkten.

»Vergiss es, Alter«, dachte ich mir, »die sieht doch nur ihre nach Farben sortierten Fineliner und ihren blitzweißen Radiergummi, den sie entweder täglich wäscht oder aber – weil sie natürlich keine Fehler macht – nie benutzt!« All das ging mir durch den Kopf, als ich mit der Geschwindigkeit einer Schnecke mit Kriechbehinderung vor Ricardo rumhüpfte und mich innerlich halb kaputtlachte, weil ich wusste, dass er mich in fünf Millionen Jahren nicht erwischen würde.

So lange hatten wir aber ohnehin nicht Zeit, denn Rambo brüllte quer über den Platz, dass wir sofort wieder in den gelben Bereich zurück sollten. In dem Moment bremste sich ein Trainingswagen vor mir ein. Leute, ich sag's euch, es fehlten gerade noch fünf Zentimeter, und die Karre hätte mich umgefahren. Wäre natürlich meine Schuld gewesen, denn ich war in den roten Bereich gelaufen. Eijeijei, ich bin nicht gerade der Schreckhafteste, aber da schlotterten sogar mir die Knie. Frau Wagner anscheinend auch, denn sie wankte gefährlich und musste sich am Baum abstützen, um nicht umzufallen. Und irgendein Schlaumeier, dessen Stimme ich nicht zuordnen konnte, weil er flüsterte, meinte, ich habe aus gutem Grund den Namen »die Rote Gefahr«. Na warte, dachte ich, die Rote Gefahr wird ihrem Namen gleich gerecht werden, wenn sie geortet hat, wer hier so großkotzig rumlabert.

Doch ich hatte keine Zeit rauszufinden, welche Sackpfeife sich bei mir unbedingt unbeliebt machen wollte, denn Sarah-die-Petze-Topoljev und Ricardo wollten natürlich gleich klarstellen, wer hier der Bösewicht gewesen war und sie beide beinahe in den Tod gejagt hatte (Wer ist hier eigentlich wem nachgelaufen, hä??).

Frau Wagner war die ganze Sache aber schon peinlich genug, und so hatten die beiden Oberpetzen vorerst mal keine Chance, mir den Schwarzen Peter zuzuschieben. Arnie hatte im Übrigen noch angedroht, dass derjenige, der den gelben Bereich noch mal unerlaubterweise verlassen würde, sofort in den Bus geschickt würde. »Geilo«, dachte ich mir, »das wäre das Beste, was mir passieren könnte. Dann müsste ich mir das Gelaber nicht mehr anhören und könnte auf meinem Handy zocken.« Allerdings: Das durfte ich laut Mums Ansage ja gar nicht eingeschalten haben. Trotzdem: Einfach Ruhe ohne Dauerberieselung über Verkehrssicherheit wäre auch schon was gewesen. Aber ich war natürlich in absolut keiner Position, noch eine Verwarnung zu riskieren und versuchte, in der Hoffnung, eine Mail von Frau Wagner an Mum zu vermeiden, den Rest des Vormittags nicht mehr aufzufallen.

Meine Hoffnung sollte aber jäh zerstört werden, als sie auf dem Heimweg Sarah, Ricardo und mich zu sich zitierte und eine Erklärung für das Vorgefallene verlangte. Dass Sarah ihren Lästermaulteil ausließ und nur in den glühendsten Farben beschrieb, wie ich die Feuerwanzen in ihrem Shirt versenkt hatte, war klar. Und dass Ricardo ihre Version bestätigen würde, lag auch auf der Hand. Ich hätte die Käfer-

Sequenz ohnehin nicht bestritten, aber die Vorgeschichte einfach gnadenlos auszulassen, war wirklich nicht fair! Noch gemeiner war allerdings, sie dann zu bestreiten und zu verleugnen, wodurch ich dastand, als hätte ich einfach nur, weil mir langweilig gewesen war, die Wanzen unter Sarahs Shirt geparkt. Und wie immer wurde natürlich den »Braven« geglaubt, den »Normalen«, denen, die nie stören, die nie auffallen, die immer ihre Arbeitsaufträge ordentlich erledigen und nie irgendwas vergessen. Manno, die Welt ist einfach nicht fair!

Frau Wagner erklärte mir dann klipp und klar, dass das Maß nun voll sei und sie bei der Abschlusskonferenz dafür sorgen werde, dass ich zur Schulsportwoche nicht mitdürfe. Ich würde sowohl mich als auch andere ständig in Gefahr bringen. Sie müsse sich in dieser Woche gemeinsam mit Frau Giebler um 25 Schüler kümmern und könne mich nicht ständig im Auge haben.

Soll ich euch was sagen, Leute? Bis zu einem gewissen Grad verstand ich sie ja. Nein, ich verstand sie eigentlich vollkommen. Erwachsene sind nun mal dran, wenn sie auf Kinder nicht ordentlich aufpassen. Die müssen dann ihren Kopf hinhalten, wenn uns Kids was passiert. Was mir nur sauer aufstieß, war die Tatsache, dass die anderen beiden nicht zugeben wollten, dass Sarah echt gemein über mich gesprochen hatte und ich dadurch als Assi und Taugenichts dastand. Aber so eine Lästerei wäre natürlich ein Fleck auf ihrer blütenweißen Weste gewesen, der noch schlimmer gewesen wäre als einer in ihren Heften, in denen es nur strahlend weiße Seiten ohne Eselsohren versehen mit roten Häkchen und Smileys der Lehrer gibt. Und das geht bei Miss Ich-bin-fehlerfrei gar nicht.

So Freunde, jetzt kennt ihr die ganze Story. Vielleicht hätte ich sie lieber nicht in mein Tagebuch, sondern auf einen Zettel schreiben sollen, den ich dann Mum hinlegen hätte können. Hätte mir möglicherweise einen Teil der Diskussionen erspart ...

30. April, 23:00 Uhr, **Mum**

Fantastisch. Super. Spitzenmäßig. Nun hat es Max höchstwahrscheinlich geschafft, nicht auf die Schulsportwoche mitzudürfen. Er hat sich laut Mail von Frau Wagner heute so aufgeführt, dass sowohl er als auch zwei andere Kinder Glück hatten, nicht schwer zu Schaden gekommen zu sein. Dass Lehrkräfte ein so mühsames Kind nicht mitnehmen wollen, ist klar. Was mir allerdings nicht klar ist, ist die Antwort auf die Frage: Warum lässt sich Max immer wieder zu solchen Eskapaden hinreißen? Und wo bleibt sein Sinn für Gefahr?

Laut Frau Wagner hat er dem Mädchen die Feuerwanzen aus lauter Jux und Tollerei ins T-Shirt gesteckt und ist dann, als ein anderer Junge das Mädel verteidigen wollte, einfach blindlings in den Fahrbahnbereich und dabei vor eines der Trainingsfahrzeuge gelaufen. Und auch die anderen beiden Kinder dürfte er dabei in die Gefahrenzone gejagt haben. Bin gespannt, was er dazu zu sagen hat, denn auch wenn ich saurer bin als ein Gemisch aus Essig und Zitrone, mach ich den Fehler von unlängst, einfach über ihn herzuziehen, ohne ihn anzuhören, sicher nicht noch mal. Ich werd mich aber bis morgen gedulden müssen, denn als ich heute von meinem Seminar heimkam, schlief Max schon.

Hatte ich gesagt, ein Kind mit ADHS zu erziehen, ist extrem mühsam? Nach dieser Mail korrigiere ich: Es ist offenbar unmöglich! Egal, was man macht, wie man es angeht, welche Methoden man einsetzt, es scheint nahezu alles sinnlos zu sein.

Wie viele Male haben wir schon darüber gesprochen, dass Max sich nicht immer und immer wieder zu irgendwelchen Eskapaden hinreißen lassen soll, es hätten ihn ohnehin schon alle auf dem Kieker – in der Schule, in der Nachbarschaft, und auch in der Familie (siehe etwa Tante Alma!)? Er gelobt bei solchen Gesprächen auch immer Besserung, und ich sehe ihm an, dass er es auch wirklich so meint, aber am Ende des Tages schafft er es einfach nicht – oder zumindest nicht oft genug –, die guten Vorsätze in die Tat umzusetzen. Irgendwann geht's dann mit ihm durch, er switcht vom Denk-Modus, in dem er sich leider ohnehin nicht allzu oft befindet, ins Emotionsprogramm, in dem er sich nur noch von seinen Impulsen leiten lässt und das Drehbuch fürs nächste Drama ist schon geschrieben. Bei Scherk und Kamp ist dazu Folgendes zu lesen:

> Wie kommt es zu unüberlegten Entscheidungen? Schnell, schnell, schnell, bloß nicht lange überlegen, sondern handeln. Nach diesem Motto treffen ADHSler viele Entscheidungen. Manchmal werden dabei nicht alle wichtigen Begleitumstände berücksichtigt.[6]

Manchmal? Die werd ich mal zu uns nach Hause einladen, dann werden sie für die nächste Auflage ihres Buches den Teil wohl umschreiben müssen. Allerdings muss man einräumen, dass das Buch über Erwachsene mit ADHS berichtet, also besteht offenbar Hoffnung auf Besserung der Symptomatik. Soll heißen: Während Max und höchstwahrscheinlich auch andere Kinder mit ADHS so gut wie nie überlegen, dürfte sich das mit fortschreitendem Alter in der Frequenz reduzieren. Angeblich wächst sich die ADHS ja bei einem Teil der Betroffenen aus, wenn sie erwachsen sind. Die Zahlen jener, die im Erwachsenenalter noch an ADHS leiden, reichen hier von rund 30 bis 75 Prozent.[7] Das heißt, dass viele der Kinder diese Störung auch noch im Erwachsenenalter haben können, sie daher oft chronisch ist und Betroffene damit bis an ihr Lebensende belastet sind.[8]

Die AutorInnen berichten aber auch darüber, dass dieses Nicht-Nachdenken oft zu gefährlichen Situationen führen kann: »Die fehlende Berücksichtigung und Abwägung aller Aspekte einer Situation führen dazu, dass sich manche ADHSler in Gefahr begeben [...].«[9]

Oh weh, und das in einem Buch für Erwachsene mit ADHS. Je länger ich in diesem Werk lese, desto mehr schwindet die Hoffnung, dass sich die ADHS bei Max mal auswachsen wird. Und desto sicherer werde ich auch, dass Max tatsächlich ADHS hat.

Harald meint, wir sollten doch mit ihm zu einem Psychologen gehen, um hundertprozentig sicher zu sein, dass unser Kind an dieser Störung leidet. Aber wozu? Wie viele Beweise brauche ich denn noch? Alleine wenn ich mir durchlese, was in dem Buch *ADHS in Schule und Unterricht* zum Thema »Wie schnell sich ADHS-Kinder in Gefahr bringen« steht, denke ich, wie so oft, da wird über Max geschrieben: »Häufig besteht bei den betroffenen Schülern keine gute Selbsteinschätzung über potentielle Risiken, beispielsweise im Sportunterricht oder bei Ausflügen, und entsprechend sind sie erhöhten Unfallrisiken ausgesetzt.«[10] Und auch die Beschreibung von Paul Wender zu Kleinkindern mit ADHS erinnert mich in jeder Zeile an all den Stress, den wir mit Max hatten, sobald er mobil wurde:

> Viele Eltern berichten, dass die Kinder nach einer unruhigen Säuglingsperiode sehr bald mit dem Sitzen und Laufen angefangen hätten. In den Schilderungen heißt es dann: Er demolierte die Stäbe seines Kinderbetts und zog wie »Klein-King Kong« los, um das Haus zu verwüsten. Er war immer auf Achse, ging überall hin, geriet ständig in Schwierigkeiten und fasste alles in Sichtweite an (zufällig zerbrachen viele Dinge). War er nur für einen kurzen Augenblick unbeaufsichtigt, fand man ihn auf dem Kühlschrank oder mitten auf der Straße wieder. Im Handumdrehen fegte er Töpfe und Pfannen vom Regal, stieß Gläser vom Tisch und Lampen um. Die Mütter glauben häufig – und dies ganz zu Recht –, das Unglück geradezu heraufzubeschwören, wenn sie die Kinder nur einen winzigen Moment aus den Augen verlieren. Sobald sie [ihnen] den Rücken zuwandte[n], ging irgendetwas in die Brüche oder [ihr] Leben war ernsthaft in Gefahr. Und dies ist richtig: Kinder mit ADHS haben ein erhöhtes Unfallrisiko und [...] müssen häufiger als andere Kinder notfallmäßig behandelt werden.[11]

Genau! Die schauen mich schon schief an, wenn ich in der Unfallambulanz mit Max aufkreuze. Die letzten paar Mal habe ich mir ernsthaft überlegt, in ein anderes Krankenhaus zu fahren. Aber ich schätze mal, dass es weniger daran liegt, dass die sich bei der Anmeldung an mein Gesicht erinnern können, sondern eher daran, dass die Mitarbeiterin hinter der Scheibe am Bildschirm sieht, wie oft ich mit Max schon auf einer Unfallambulanz war. Daher: Anstaltswechsel zwecklos. Ich werde mir also die bösen Blicke weiterhin gefallen lassen müssen. Über das erhöhte Unfallrisiko und den häufigeren Arzt- bzw. Krankenhausbesuch schreibt auch Cordula Neuhaus:

> Kinder mit ADHS haben ein eindeutig höheres Risiko als Nicht-Betroffene, sich durch Stürze, Verbrühungen, Verbrennen, Verschlucken etc. zu verletzen. Ihre Verletzungen sind schwerer, sie müssen auch öfters stationär behandelt werden.
> Familien mit kleinen Kindern mit ADHS, die vorwiegend hyperaktiv sind, ist es oft unangenehm und manchmal sogar peinlich, wenn sie wegen Verletzungen ihrer Kinder immer wieder den Arzt oder die Ambulanz aufsuchen müssen.[12]

»Familien mit *kleinen* Kindern mit ADHS«? Zählen da auch noch fast Zwölfjährige dazu? Wohl kaum. Und ja, es ist peinlich, im Krankenhaus fast so häufig aufzukreuzen wie die Leute, die dort arbeiten. Das letzte Mal fragte die Mutter einer Patientin, wo die Toiletten seien. Die junge Krankenschwester dürfte neu gewesen sein und überlegte kurz. Eine Antwort von ihr war dann aber nicht mehr nötig, denn Max, der in der Zwischenzeit blind zu den Toiletten finden würde, hatte ihr den Weg dorthin in Nullkommanix erklärt. Und als das kleine Mädchen dann ganz naiv sagte: »Du kennst dich hier wohl schon sehr gut aus!« bejahte unser Sturzpilot die Frage auch noch mit einem stolzen Grinsen. Na, das wird ihm morgen noch vergehen, wenn er mir wegen seiner Missachtung sämtlicher Regeln beim Verkehrssicherheitstraining Rede und Antwort stehen muss!

1. Mai, Max

Also das war heute ein ziemlich schwieriges Gespräch mit Mum. Sie hatte zwar Verständnis dafür, dass ich durch die

Beleidigung von Sarah in einer Nanosekunde von Null auf Hundert war, war aber nicht mit der Art und Weise einverstanden, mit der ich die Angelegenheit »geregelt« habe. Wieder kam dieser ganze Kack mit »So was lässt sich mit Worten regeln«. Als ich ihr sagte, ich hätte gar nicht reden können, denn sonst wäre ich von Frau Wagner oder dem Muckimann abgemahnt worden, meinte sie allen Ernstes, dass ich die Angelegenheit nach dem Training hätte klären sollen. Hey, Mum, geht's noch? Oder ist dir gestern beim Seminar irgendeine Vorhangstange auf den Kopf gefallen? Wie soll ich denn bitte meinen Groll, nein: meine Wut drei Stunden oder noch länger unter Verschluss halten und dann erst drüber *reden*?

Möchte mal wissen, was Mum mit dieser genialen »Verschieb deinen Groll mal auf später«-Methode dem Typen gesagt hätte, der unlängst fünf Zentimeter nahe an ihrem Wagen geparkt hatte. Ich stell mir das ungefähr so vor: Mum ist endlich nach 200 Mal Vor- und Zurückschieben aus der Lücke draußen, er kommt gerade zu seinem Fahrzeug zurück und Mum sagt zu ihm: »Entschuldigen Sie, Sie haben sich wirklich sehr knapp an mein Auto gestellt. Aber sicher sind Sie jetzt in Eile. Am besten, ich gebe Ihnen meine Telefonnummer, und wir telefonieren morgen, damit wir das noch mal in aller Ruhe besprechen können!« Oder: »Ich glaube, Ihnen ist nicht aufgefallen, dass Sie mich in meiner Parklücke fast eingesperrt haben. Aber nachdem ich hier ohnehin jeden Tag meinen Wagen abstelle und ich ab und zu auch Ihren Wagen hier sehe, können wir das gerne das nächste Mal besprechen, wenn wir hier wieder zufällig aufeinandertreffen.« Und nach einer dieser derart freundlichen Äußerungen würde sie sich nur noch *denken*, aber solch unfreundliche Worte natürlich nie aussprechen: »Meine Wut darüber, dass ich fast mein und Ihr Auto beim Versuch, aus der kleinen Parklücke rauszukommen, verbeult hätte und dann auch noch geblitzt wurde, weil ich nach dem zehnminütigen Ausparkmanöver wieder Zeit aufzuholen hatte, pack ich vorerst mal in meine Handtasche und öffne die erst wieder, wenn wir Gelegenheit für ein Gespräch haben. In der Zwischenzeit schraub ich mir ein Lächeln ins Gesicht und versuche das zu leben, was ich meinen Kindern predige: immer schön freundlich und respektvoll sein, egal wie groß der Haufen Scheiße ist, den dir der andere auf den Kopf gemacht hat.«

Ich versuchte Mum also zu erklären, dass es einfach unmöglich sei, bei so was cool zu bleiben, den ganzen Mist, den Sarah über mich verbreitet hatte, einfach vorerst mal zu ignorieren und das alles später »auf der verbalen Ebene«, wie unsere Peer-Mediatoren in der Schule immer sagen, zu regeln. Dazu muss man entweder Pfarrer, Mutter Teresa oder aber hypnotisiert sein! Mum war das jedoch alles egal. Sie meinte, für sie würde nur mehr eines zählen: keine Hiobsbotschaften mehr aus der Schule gemeldet zu kriegen. Wie ich das schaffen würde, sei ab nun meine Sache. Sie habe alles versucht, sich den Mund fusselig geredet, mir immer und immer wieder erklärt, wie man sich anderen gegenüber zu verhalten habe, egal wie wütend man sei. Ich sei fast zwölf Jahre alt und es sei Zeit, dass ich mich endlich in den Griff bekommen würde.

Mit zwölf Jahren? Manno, die soll mal Opa oder all die anderen Oldies anschauen. Die explodieren wegen jeder Kleinigkeit: wenn ich meinen Fußball nicht mehr finde, meine Jacke auf dem Spielplatz vergesse, die Spitze meines neuen Zirkels verbogen habe ... Oder erst, wenn die ein Fußballmatch ansehen und einer den Ball verschießt! Da fallen Worte, Leute, von denen habt ihr noch nicht mal gehört. Und in einer Lautstärke, dass drei Häuser weiter noch die Gläser in den Vitrinen beben. Dabei fragt man sich, was an einem fragwürdigen Abseits oder einem Fehlpass so schlimm ist, dass vor lauter Aufregung die Herzschrittmacher zu scheppern beginnen. Keine persönliche Beleidigung, kein fieser verbaler Angriff, nichts, womit man sie gekränkt hätte, und trotzdem flippen sie aus, als hätte man ihnen die Zahnhaftcreme gestohlen oder den krassesten Techno-Beat in ihr Hörgerät umgeleitet. Und das, obwohl sie fast zehn Mal so alt sind wie ich!

Na, Mum, was sagst du dazu? Nichts natürlich, denn auch wenn ich Mum so ziemlich alles sagen kann und sie mir auch immer die Möglichkeit gibt, die Dinge auszudiskutieren, weiß ich, wenn das Maß voll ist. Und mit der Käferstory war es übervoll. Daher beschloss ich, lieber den Rand zu halten. So ein Kack, die Sportwoche scheint nun endgültig für mich ins Land der unerreichbaren Möglichkeiten gerückt zu sein …

2. Mai, Opa

Dieser kleine Hans Dampf in allen Gassen hat mich heute an den Rand eines Herzinfarktes gebracht. Er kommt öfter zu mir und fragt mich, ob wir einen Spaziergang machen. Das freut mich sehr, muss ich zugeben, denn die Burschen in seinem Alter haben normalerweise andere Interessen, als sich mit dem alten Opa die Beine zu vertreten. Aber im

Nachhinein gesehen wäre es für mich gesünder gewesen, auf die heutige Kurzwanderung im Wald zu verzichten.

Max wäre ja am liebsten irgendein Aborigine auf Walkabout. Denn wenn man ihn lassen würde, würde er den ganzen Tag in der Natur herumlaufen und irgendwelches Getier einfangen, das er dann beobachten oder pflegen kann – je nach Bedarf und Gegebenheit. Was er sich allerdings bei der heutigen Aktion gedacht hat, als wir eine Abkürzung nehmen wollten, weil ich schon zu müde wurde, weiß ich nicht. Irgendwie fühlte ich mich nicht so recht wohl, und so schlug ich Max vor, den Weg abzukürzen. Der war natürlich gleich begeistert, weil er abseits des ausgetretenen Pfads Aufregenderes vermutete als auf der Route, die die normalen Spaziergänger nehmen. Und er sollte recht behalten.

Wir waren gerade mal zwei Minuten querfeldein marschiert, als Max plötzlich in ein Gebüsch hechtete. Ja wirklich, er sprang förmlich hinein und war sogleich im Dickicht verschwunden. Ich rief nach ihm und verlangte zu wissen, was er vorhat. Bei Max muss man nämlich immer aufs Äußerste gefasst sein. Dieser Abenteurer ist nicht mit normalen Maßstäben zu messen und am sichersten wäre er vermutlich in einer Gummizelle in Ritterrüstung. Wie Doris das nervlich aushält, weiß ich ohnehin nicht. Die war bestimmt schon zwanzigmal mit ihm im Krankenhaus – und nicht mit Röteln oder Masern. Nein, nein, immer auf der Unfallambulanz, weil dieser kleine Selbstverstümmler einfach seine grauen Zellen nicht benutzt. Dabei hat er welche. Was der immer wieder für Aussagen tätigt, wenn wir spazieren sind, die würde ich einem Fünfzehnjährigen oft nicht zutrauen. Aber er nutzt sein Hirnschmalz eben nur dann, wann er will oder er es für nötig befindet und das ist leider höchst selten.

Auch heute sah er offenbar keine Veranlassung dazu, seine Denkvorrichtung aus dem Winterschlaf zu holen, denn er sprang in das Gebüsch, als wollte er seinen besten Kopfsprung vom Drei-Meter-Brett zeigen. Meine Frage, was er vorhabe, blieb unbeantwortet, wie viele meiner Fragen, wenn er gerade anderweitig beschäftigt ist. Gerade wollte ich mich ebenfalls in das Gebüsch schlagen, in das er verschwunden war, als er mit hochrotem Kopf schwitzend und schnaufend aus dem Dickicht auftauchte und … eine riesige Schlange in der Hand hielt. Plötzlich war absolutes Chaos in meinem Kopf. Dort kämpften nämlich die Fragen, welche Schlangen dieses Kalibers wir in unseren Breiten haben und ob das Tier giftig sein könnte, gegen den Versuch, einen zusammenhängenden Satz zu formulieren, der Max zum Loslassen des Reptils veranlassen würde, um Denkkapazität. Ich begann nach Luft zu ringen, und schließlich siegte das dringlichere Anliegen von beiden, und ich herrschte Max an, die Schlange augenblicklich fallen zu lassen.

»Aber Opa, die verkriecht sich doch sofort wieder unter den ganzen Sträuchern hier und dann finde ich sie nicht mehr!« Dass genau das Sinn und Zweck der Übung sein würde, hatte der kleine Tierpfleger in spe natürlich nicht durchschaut. »Weg mit der Schlage, die ist vielleicht giftig!«

»Opa, bleib cool, die einzigen giftigen Schlangen, die's bei uns gibt, sind Kreuzottern, und schau mal, die hier hat kein Kreuz am Kopf!«

»Wenn du die Schlange nicht *augenblicklich* wegtust, versohle ich dir den Hintern!«, rief ich, obwohl die Lautstärke einem Rufen nicht wirklich gerecht wurde, denn ich war kurz davor zu kollabieren und hatte kaum noch Luft.

Die Aussicht auf eine Tracht Prügel dürfte diesen kleinen

Besserwisser dann endlich zur Räson gebracht haben, denn er setzte das Tier vorsichtig ins Gras und winkte hinterher. Wenn ich nicht so fertig gewesen wäre, hätte ich ihm vorgeschlagen, der Schlange einen Abschiedsbrief zu schreiben, doch mir war wirklich nicht zum Scherzen zumute. Meine Beine zitterten so sehr, dass ich mich kurz mal auf den feuchten Waldboden setzen musste, wobei ich hoffte, dass das Reptil in die andere Richtung gekrochen war.

Max hatte plötzlich die Farbe im Gesicht verloren – vermutlich aus Angst, ich würde ihm sein kleines Hinterteil versohlen – und musste sich ebenfalls setzen. Er fragte mich, ob mit mir alles in Ordnung sei, und ich antwortete ihm, bis vor fünf Minuten wäre bei mir noch alles bestens gewesen, doch nach seiner Vorstellung gerade eben würde ich ein Sauerstoffzelt brauchen. Dann war ihm offenbar langweilig, denn er holte sein neumodernes Handy aus seiner Hosentasche und tippte irgendetwas darauf herum.

Auf dem Heimweg war er dann ziemlich kleinlaut und bat mich, seiner Mutter von dem Vorfall nichts zu erzählen. Einen Teufel werd ich tun! Doris soll ruhig wissen, wie verrückt er ist, und vor allem werde ich ihr sagen, wie oft ich ihn auffordern musste, das Tier loszulassen.

Also als sie und ihre Schwester noch klein waren, wäre ein solches Verhalten undenkbar gewesen. Das hat alles bei der ersten Aufforderung geklappt. Wenn ich gesagt habe »Springt!«, dann sind die beiden gesprungen. Da gab's kein Diskutieren, Zurückreden, Hinterfragen. Da wurde von den Kindern einfach gemacht, was von den Erwachsenen angeordnet wurde und basta. Naja, die werden alle noch sehen, wo diese Laissez-Faire-Einstellung sie hinführt. Ich weiß es ja schon: ins Chaos!

2. Mai, Max

Alter Falter, heute habe ich den Schock meines Lebens bekommen. Ich dachte echt, jetzt holt der große Chef da oben meinen Opa zu sich. Bisher hatte ich mir deshalb noch nie Sorgen gemacht, denn wie ich schon erzählt habe: Er ist wie einer von uns Jungen! Einfach super drauf, interessiert sich für so viele Dinge, die cool sind und ist körperlich auch wirklich noch top für sein Alter. Aber heute hat er mir einen mega Schreck eingejagt.

Wir gingen, wie so oft, spazieren. Mir ist es am liebsten, wenn wir bei unseren Runden durch den Wald marschieren, denn da gibt's immer was zu entdecken und Opa mag auch nicht unbedingt auf dem Asphalt rumlatschen. Als wir die Hälfte des Weges hinter uns hatten, meinte er jedoch, es gehe ihm nicht sonderlich gut, wir sollten den Weg besser abkürzen. Manno, da wurde mir schon das erste Mal schwummrig. Nachdem er aber ganz normal aussah und auch flott durch die Botanik trabte, war ich wieder beruhigt, hörte nach einigen Minuten auf, sein Gesicht so unauffällig wie möglich zu fixieren und checkte die Gegend nach Aufregendem ab.

Und plötzlich sah ich etwas, das nicht nur aufregend sondern megaaufregend war. Es war eine riesige Schlange, zu der die Blindschleichen und Ringelnattern, die ich sonst bei uns im Wald mal zu Gesicht bekomme, im Vergleich aussahen wie Regenwürmer. Alter, die musste ich mir näher ansehen! In der Angst, ich könnte sie eventuell aus den Augen verlieren, tauchte ich mit einem Sprung ins Gebüsch ab und schnappte sie mir mit einem Griff. Wow, die wog einige Kilo! Und da sie sich auch wehrte und herumschlängelte, hatte ich alle Mühe sie aufzuheben. In den paar Sekunden, in denen das alles ablief, dämmerte mir, dass das nur die Schlange sein konnte, die diesem asozialen Vollhämmer David aus unserer Siedlung vor ein paar Tagen ausgebüchst war. Der sollte sie aber nicht mehr bekommen, denn dieser Affena*** füttert sie oft taglang nicht, weil ihm das Futter aus der Tierhandlung zu teuer ist und er sein Taschengeld lieber in Form von Burgern und Pizza selbst in sich reinstopft, während das arme Tier hungern muss.

Also ratterte ich im Zeitraffer gedanklich Möglichkeiten durch, wo wir das Reptil zu Hause unterbringen könnten. Wir haben zwar ein Terrarium, aber das hat gerade mal Platz für drei Achatschnecken. Manchmal läuft auch die eine oder andere Maus darin herum, wenn Moritz oder Sira eine gefangen haben und ich sie vor ihren spitzen Zähnen gerade noch hatte retten können. Dann verfrachte ich den Nager lieber einen Tag und eine Nacht ins Terrarium, damit er sich dort von der Katzenmonster-Attacke erholen kann, und lasse ihn erst am nächsten Tag frei.

Gut, nachdem das Terrarium zu klein war, musste ich mir andere Wohnmöglichkeiten für die Schlange überlegen: in der Badewanne mit durchlöchertem Deckel? Im Swimmingpool, aus dem wir ja das Wasser auslassen könnten? In der Gefriertruhe, aus der wir die ganzen Sachen schnell wegessen könnten? Ein Besuch von Tante Alma würde reichen und das Platzproblem in dem Kühlgerät wäre behoben. Dann Stecker raus, Strom weg, Gefriertruhe nicht mehr kalt ...

Wie so oft hörte ich plötzlich von weit weg eine relativ hysterische Stimme, und es dauerte einige Sekunden, bis ich mich gedanklich von den Quartierproblemen der Schlange weggerissen hatte und den Ursprung der Rufe zuordnen konnte. Es war Opa, der mir befahl, die Schlange sofort wieder freizulassen. Seine Stimme war allerdings bei der letzten Aufforderung nicht ganz so laut gewesen wie die Zurufe davor, die zwar an meine Gehörnerven gedrungen und auch in irgendeinem Zwischenspeicher im Gehirn gelandet waren, die sich aber dennoch nicht so richtig bis zu meinem Bewusstsein und meiner Aufmerksamkeit durchgebohrt hatten.

Da Opa zu diesem Zeitpunkt noch recht normal aussah, versuchte ich ihm klarzumachen, dass ich das Reptil jetzt nicht loslassen könne, da ich es sonst möglicherweise nicht mehr finden würde. Die Dinger sind sauschnell, das weiß ich aus dem Fernsehen. Opa war davon aber nicht zu beeindrucken und irgendwie sah er plötzlich recht weiß um die Nase aus. Was mich dann aber wirklich flashte, war, dass er versuchte, eine Drohung rauszuschreien, wenn ich das Tier nicht augenblicklich freilassen würde. So viel verriet mir allerdings nur sein Gesichtsausdruck, denn aus seinem Mund kam nur Gepiepse, als hätte er gar keine Luft mehr in der Lunge. Ich ließ daher die Schlange schnell frei und fragte ihn, ob es ihm gut gehe. Doch er piepste nur noch mal was Unverständliches und setzte sich ins Gras. In der Zwischenzeit war er so weiß wie meine Bermuda-Shorts geworden, als die noch neu waren und mir wurde plötzlich angst und bang.

Ich hatte schon einmal miterlebt, wie eine alte Frau knapp am Tod vorbeigeschrammt war und die hatte ich nicht mal gerne, weil ich sie nicht kannte. Aber glaubt mir, Leute, das war kein schönes Erlebnis. Und jetzt sah Opa aus wie die Lady damals. Alter Falter, ich checkte sofort, ob mein Handy Empfang hatte, weil ich wusste, dass im Wald so viele Funklöcher wie in dem schrecklichen Tilsiter sind, den Mum oft in mein Pausenbrot reintut. Wenn Opa auch nur irgendwelche Anstalten machen würde, umzukippen, oder noch weißer wurde – was theoretisch gar nicht möglich war – wollte ich mit 112 den Notruf wählen.

Mum hat mir das schon am Anfang der Grundschule beigebracht, und weil ich damals gerade Rechnen lernte, erklärte mir Mum, ich solle mir die Zahlenabfolge mit 1 + 1 = 2 merken. Gute alte Mum, hat immer die besten Ideen, denn ich merk mir ohnehin kaum was und wenn ich in dieser Situation nun einen Notruf für Opa absetzen hätte müssen, hätte ich vielleicht 221 oder sonst einen Blödsinn gewählt.

Noch mal warf ich einen Blick auf Opa. Nein, ich würde den Rettungswagen nicht brauchen. Opa hatte schon wieder etwas Farbe und hechelte auch nicht mehr wie unser Nachbarhund Aron, wenn draußen 35 Grad sind. Manno, ich nahm mir vor, in Zukunft mehr nachzudenken und nicht unüberlegt drauf los zu machen, wenn ich mit Opa unterwegs bin, denn Herzbelastungstests wie diese sind in seinem Alter einfach echt lebensgefährlich bzw. »der Gesundheit nicht zuträglich«, wie Tante Alma immer sagt. Allerdings weiß die immer nur, was für die Gesundheit der anderen nicht zuträglich ist, denn dass sie bei jeder Familienfeier Tonnen an Futter in sich reinstopft, obwohl sie die Zwillingsschwester vom Michelin-Männchen sein könnte, fällt für sie offenbar nicht in die Kategorie »ungesund«.

Nachdem Opa sich dann vollständig erholt hatte, traten wir den Heimweg an. Meine Gedanken kreisten ständig um die ganze Situation, die gerade passiert war. Dauernd hatte ich Opas weißes Gesicht vor Augen und seine pfeifende Stimme in den Ohren. Ich kriegte das gar nicht mehr aus meinem Kopf raus und fürchtete, dass ich in der Nacht noch davon träumen würde. Dann fiel mir plötzlich ein, dass Mum sich vielleicht auch aufregen könnte, weil ich mich wieder – und eigentlich auch Opa – durch Nulldenken in Gefahr gebracht hatte. Mum hat ohnehin schon so viel um die Ohren, da braucht sie nicht noch zusätzlichen Stress. Also bat ich Opa, die Sache für sich zu behalten. Doch der schnaubte nur was Unverständliches, das mir vom Tonfall her den Eindruck machte, als wäre die Schlangenstory so ziemlich das Erste, das er Mum erzählen würde, wenn wir daheim angekommen waren.

Nicht, dass ich mich vor Mum gefürchtet hätte. Denn auch wenn sie keine Freude mit meinen Null-Denker-Aktionen hat, gibt's von ihr für so was keine Strafen. Sie weiß, dass ich da einfach nicht nachdenke und Schaden anrichte, noch bevor irgendwelche Ganglien oder Neuronen oder was man sonst im obersten Stockwerk hat, zum Einsatz kommen. Aber wie gesagt, zu wissen, dass ich wieder mal nicht nachgedacht und was Gefährliches gemacht hab, würde sie nur belasten, und sie würde sich noch mehr Sorgen um mich machen, als sie es ohnehin schon tut.

Mein Eindruck hatte mich leider nicht getäuscht. Opa erzählte Mum alles brühwarm und konnte gar nicht verstehen, dass sie nicht gleich sämtliche Strafen aussprach, die sie sonst so auf Lager hat. Für ihn zählte es eben als Schandtat, dass ich die Schlange überhaupt hochgenommen hatte und – was ihn deutlich mehr aufregte – das Tier nicht gleich beim ersten Mal wieder absetzte, nachdem er es mir befohlen hatte. Ich versuchte ihm zu erklären, dass ich ihn gar nicht gehört hatte. »Nicht gehört?! Bei den ersten paar Malen war ich noch bei Stimme und habe dich angeschrien! Und das willst du nicht gehört haben? Du hast doch wirklich für alles eine Ausrede!« Ich gab's auf. Ich hatte Opa schon zig Male zu erklären versucht, dass ich oft Dinge nicht mitkriege, die noch lauter sind als eine Tunnelsprengung, aber das kann sich eben einer, der immer alles hört und den sogar irgendwelche Mini-Geräusche schon stören, nicht vorstellen.

Als Opa dann weg war, fragte mich Mum natürlich, was ich mir dabei gedacht hatte, eine so große Schlange anzufassen, gab sich die Antwort aber gleich selbst, indem sie meinte: »Naja, nichts, wie ich dich kenne.« Ja, Mum, was soll ich sagen? Das ist ein chronisches Leiden. Wie der Zucker bei Tante Alma, aber in meinem Fall eines, bei dem kein Arzt helfen kann. Das sagte ich ihr auch und wisst ihr, was dann passierte? Sie warf einen kurzen Blick auf eines dieser Bücher, die Dad und sie in letzter Zeit ständig lesen, und sagte: »Wer weiß, wer weiß …« Hä? Hat da vielleicht jemand irgendeine Denkpille erfunden?

Die hätte Mum anscheinend als Kind und Jugendliche auch gebraucht, denn super viel nachgedacht hat sie auch nie, bevor sie was Gefährliches machte. Manno, was die alles aufgeführt und sich dann böse verletzt hat. Allein schon die schlimmen Geschichten von den Stürzen beim Skifahren, von den Unfällen mit dem Rad, den Rollschuhen und dem Scooter (Mum nannte das Teil »Roller«!). Außerdem ist sie von Bäumen gesprungen und hat verrückte Dinge mit dem Skateboard gemacht.

Wenn wir spazieren gehen oder ich mich wieder mal mit irgendwas verletzt habe, das sie an eines ihrer Missgeschicke erinnert, berichtet sie mir davon. Ich weiß nicht, ob sie mir nur was Lustiges erzählen will oder ob sie irgendwas damit bezweckt. Aber ich kann euch sagen, Leute, egal warum sie's tut, ich bin froh darüber. Denn erstens komm ich mir dann nicht vor wie der einzige Loser auf diesem Planeten, der offenbar zu wenige Bestandteile fürs Oberstübchen mitgeliefert bekommen hat, wenn's ums Thema Gefahreinschätzen geht (oder auch um Zillionen anderer Themen ☹). Zweitens erzählt Mum die Storys immer megalustig. Und drittens denk ich mir dann immer beim nächsten Mal, wenn ich auf den Skiern oder dem Skateboard steh oder irgendwelche Stunts auf dem Rad versuchen will: »Sei kein Depp, Max, erinnere dich daran, wie Mum dabei auf die Schnauze gefallen ist. Wer weiß, ob du dieselben Schutzengel hast wie sie, oder ob die sich nicht gerade um andere, noch dümmere Kinder kümmern müssen als dich.«

Das Problem ist halt nur, dass es zu Punkt drei nur dann kommt, wenn die Begeisterung für irgendeine geile Idee nicht innerhalb einer Millisekunde Besitz von mir und meinem Denkvermögen ergriffen hat und ich überhaupt noch eine Leitung frei habe, um zu überlegen bzw. mich an irgendwelche bösen Mum-Verletzungen zu erinnern.

Außer mir von den Nahtoderfahrungen ihrer Kindheit zu erzählen, um mir vor Augen zu führen, was wobei alles passieren kann, hat Mum noch eine zweite Masche drauf: Immer wieder gibt's im Fernsehen irgendwelche Beiträge von Leuten, die was Verrücktes gemacht und sich dann die bösesten Verletzungen zugezogen haben, zum Beispiel einen Arm oder ein Bein verloren, schlimmste Verbrennungen abbekamen oder überhaupt den Rest ihres Lebens im Rollstuhl verbringen mussten. Mum nimmt diese Sendungen auf und sieht sie sich dann gemeinsam mit Smartie und mir an. Wobei ich den Verdacht nicht loswerde, dass sich Smartie, der Vieldenker, diese Sendungen nur wegen mir reinziehen muss. Hätten die Parents zwei von Smarties Sorte bekommen, würde Mum mit Sicherheit nicht so oft den Aufnahmeknopf drücken.

Naja, jedenfalls hat sie uns vor Kurzem einen Beitrag von so einem Stuntmantypen wie mir gezeigt – nur eben schon erwachsen, aber halt auch so ein Draufgänger. Der hatte unbedingt zeigen wollen, dass er beim Planking der Größte ist. Planking ist ein Sport, bei dem man sich steif wie ein Brett macht und sich dann in den verrücktesten Posen als lebendes Brett (plank) fotografieren lässt. Manche machen da die geilsten, aber blöderweise oft auch die gefährlichsten Sachen, und bei ihm galt das Motto »Je gefährlicher, desto mehr Kick« – haben jedenfalls alle seine Freunde in der Sendung erzählt. Aber selbst die besten erwischt's mal. Und so auch ihn. Der Wahnsinnige hatte sich doch tatsächlich auf das Geländer einer elf Meter hohen Bücke gelegt und dort geplankt.

Leute, so was Verrücktes würde nicht mal ich machen. Na jedenfalls verlor er dabei den Halt und stürzte in die Tiefe. Jeder normale Mensch wäre gestorben, aber er hat schwer verletzt überlebt, war ein Jahr lang im Wachkoma (ich wusste gar nicht, dass es so was gibt!) und musste dann wieder langsam alles lernen. Jetzt kann er grade mal ein paar Worte relativ unverständlich sprechen (nur seine Mutter kann sein Gemurmel entschlüsseln) und wird für den Rest seines Lebens im Rollstuhl sitzen. Er kann auch seinen rechten Arm nicht mehr bewegen, der wird nie wieder werden. Manno, was für beschissene Aussichten für die nächsten 60 Jahre! Und das alles wegen einmal kurz Spaß haben oder um zu zeigen, wie cool er ist.

Kenn das ja von mir. Nachdem ich überall verkacke, hab ich nicht viele Möglichkeiten, um zu beweisen, dass ich's auch drauf hab. Und es ist echt geilo, wenn ich mich was trau, wozu den anderen der Mut fehlt. Da solltet ihr mal sehen, was die alle für Augen machen. Aber die letzten drei Male, bei denen ich den anderen zeigen wollte, wo der Hammer hängt, hab ich's tatsächlich geschafft, meine Hirnmasse (*Masse?*) für das einzusetzen, wofür sie vorgesehen ist: zum Nachdenken.

Das eine Mal wollte ich, als vier Jungs aus meiner Klasse da waren, vom Dach unserer Werkstatthütte in unseren Pool springen. Der Abstand zwischen Schuppendach und Pool ist aber gute zwei Meter breit. »Was, wenn ich gar nicht so weit springen kann und am Poolrand lande?« dachte ich mir. »Von einem verstauchten Knöchel bis zum gebrochenen Rückgrat ist da alles drin.« Alter, dabei war ich gerade beim Hochklettern gewesen. Armin und Thomas waren zu diesem Zeitpunkt zwar im Haus, um sich ihre Badehosen anzuziehen, aber Kevin und Desmond gegenüber hatte ich großkotzig angekündigt, dass ich ihnen in Batman-Manier zeigen würde, wie ich von unserem Schuppendach in den Pool springen würde. Was sollte ich jetzt sagen? Aber manchmal habe auch ich eine Erleuchtung, und so erklärte ich den Jungs, mir sei gerade eingefallen, dass mir meine Mum bei Todesstrafe verboten habe, auf das morsche Hüttendach zu klettern. Die beiden sahen einander etwas verwirrt an, denn den Schuppen hatte Dad erst vor einem halben Jahr aufgebaut und genau so sah er auch aus. Doch Kevin und Desmond haben gerade mal fünf Gehirnzellen mehr als ich, und so fragte keiner nach.

Die zweite Situation, in der ich doch mal kurz nachdachte, bevor ich etwas Gefährliches machte, war, als ich mit zwei Jungs aus unserer Siedlung im Skaterpark war und ihnen zeigen wollte, was ich alles am Stuntscooter drauf habe. Zehn Minuten lang überlegte ich, ob ich die steilen Wände des großen Pools hinunterfahren sollte, um Tom und Alfi zu beeindrucken, denn das traute sich in der ganzen Nachbarschaft keiner. Aber dann fiel mir Mum ein, die mir erzählt hatte, dass sie mit 13 das erste Mal auf einem Skateboard stand. Plötzlich kam ihr Angebeteter daher, den sie meinte beeindrucken zu können, wenn sie einen sausteilen Weg hinunterfahren würde. Mum hatte nicht mal eine Ahnung, wie man richtig auf dem Board steht, aber trotzdem hüpfte sie auf das Teil und fuhr los. Blöd nur, dass sich der Weg unten gabelte und geradeaus nur ein riesiger Dornenbusch war. Leute, so wie Mum nach ihrem Abgang in den Busch ausgesehen haben musste, konnte sie maximal ein männliches Stachelschwein beeindrucken, aber sicher nicht den Klassenschönling. All das ging mir durch den Kopf, als ich an den Rand des Pools schlenderte. »Pfeif drauf«, dachte ich mir, »hab weder Lust auf den 256. Gips noch auf Mums finsteren Blick und ihr frostiges Schweigen am Weg in die Unfallambulanz.« Also sagte ich den Jungs, dass ein Rad von meinem Scooter nicht wirklich rund laufe und immer wieder blockiere, daher sei die Show für heute abgesagt.

Und vor ein paar Tagen wollte ich's dann Ben, dem Angeber aus unserer Klasse zeigen, der immer meint, er sei sportmäßig in unserer Klasse die Nummer eins. Ha! Da musst du noch lange trainieren, mein Lieber, denn alles, was der lange Lulatsch besser kann als ich, ist weitspringen. Es fuchst ihn unheimlich, dass ich schneller renne als er, höher springe und vor allem besser klettere. Deshalb hatte er in den Weihnachtsferien irgend so ein Indoor-Klettertraining gemacht und war dann nach den Ferien tatsächlich um eine halbe Armlänge schneller am oberen Ende des Taues als ich. Zum nächsten Tau zu schwingen traute er sich aber nicht.

Um daher dafür zu sorgen, dass ihm sein Angebermaul mal so richtig schön offen stehenblieb und weil ich meine Poleposition im Klettern zurückerobern wollte, hatte ich mir vorgenommen, was richtig Cooles zu machen. Doch in diesem doofen Turnsaal ist alles relativ kindersicher. Ich blickte mich also um, und dann sah ich sie: die Querstreben aus Stahl an der Decke des Turnsaals. Ich wollte an einem der Taue hochklettern und mich dann entlang einer solchen Strebe quer durch den Turnsaal hangeln. Herr Spenger würde zwar einen Herzinfarkt bekommen, Mum vermutlich eine Mail, aber ich dafür wieder den Titel »Best Climber of 5B«. Ich checkte noch mal die Entfernung von einer Wand zur anderen. Ganz schön weit. Ich war aber trotzdem sicher, es zu schaffen. Doch dann erinnerte ich mich an den Wachkoma-Typen im Rollstuhl im Fernsehen und seine Mum, die Fotos von ihm vor dem Unfall hergezeigt hat, während ihr die Tränen über die Wangen gekullert sind. Irgendwie hat mich das dann wachgerüttelt, und ich hab's sein lassen.

Na, da staunt ihr nicht schlecht, Leute? So viel Denkvermögen hättet ihr mir wohl nicht zugetraut, was? Mein Problem ist nur: Was soll ich sonst machen, um den Ober-checker raushängen zu lassen? Irgendeinem älteren Mitschüler, der meint, er kann den starken Mann mimen, indem er einen Jüngeren einschüchtert, eines auf die Rübe geben, geht auch nicht, weil ich sonst wieder nur Probleme kriege. Ist auch eigentlich nicht mein Stil. Bin ja gar nicht der Prügeltyp. Das mach ich nur, wenn mir eine Sicherung durchbrennt.

Tja, was gibt's sonst noch? Lauter Einsen schreiben. Ja, ja, schon klar, das wird erst funktionieren, wenn sich mal endlich ein Arzt über eine Hirntransplantation drübertraut. Oder aber ich schieß ein Tor nach dem anderen beim nächsten Handball- oder Fußballturnier, an dem unsere Schule teilnimmt. Wo ist der Haken? Kann ich euch sagen: dass mich keiner in seinem Team haben will. Warum? Ähm, das ist eine lange Geschichte. Genauer gesagt sind das mehrere lange Geschichten. Die passen aber nie und nimmer in das Tagebuch. Aber so wie ich das sehe, werd ich mir wahrscheinlich ohnehin ein neues kaufen müssen – heimlich natürlich!

P.S.: Mum hat sowohl Polizei als auch Tierrettung verständigt, denn nach einigen Telefonaten hatte sich herausgestellt, dass ich heute tatsächlich Davids Schlange aufgespürt haben dürfte. Ich hoffe, die finden das arme Tier und bringen es wo unter, wo's ihm besser geht!

Kapitel 11

Mum und keine Erziehung? Dass ich nicht lache!

21. Mai, Mum

Oh Gott, übermorgen feiern wir Smarties Geburtstag, und dafür trabt natürlich wieder die ganze Familie an. An und für sich liebe ich es ja, wenn alle zusammenkommen, nur die Aussicht auf Tante Alma macht mich jetzt schon nervös. Die Frau ist so eine Kuh. Naja, wahrscheinlich ahnten ihre Eltern das schon bei ihrer Geburt und haben ihr deshalb auch den entsprechenden Namen gegeben. Schönen Gruß von mir nach da oben, aber Berta, Zenzi oder Resi hätten's noch deutlicher gemacht.

Wie Max nach der Zehn-Euro-Sache messerscharf bemerkt hatte: Die hat den ganzen Tag nichts zu tun, also stürzt sie sich auf Unzulänglichkeiten und Fehler anderer – oder darauf, was ihrer Meinung nach in diese Kategorien fällt – und reitet stundenlang darauf herum. Sie kommt mir vor wie ein Raubvogel, der rumkreist und Ausschau nach Beute hält, und kaum ist was in Sicht, stürzt er sich zielsicher drauf. Wenn sie zu uns kommt, schweifen ihre Augen immer über das gesamte Erdgeschoß. Und es dauert keine fünf Sekunden, hat sie schon irgendwas entdeckt, das – ihr! – nicht passt.

Bei einem ihrer Besuche letztes Jahr hat sie doch glatt sämtliche Schreibgeräte umsortiert, die bei uns immer in zwei alten Kaffeebechern auf dem Board über der Ofenbank stehen. Dabei ist ein Becher voll mit meinen Stiften (relativ teure, gut schreibende Kugelschreiber, hochwertige Druckbleistifte und ein Füller, der noch aus meiner Grundschulzeit stammt), und in dem anderen Becher sind die Schreibutensilien der Kinder bzw. welche, mit denen man mal schnell eine Einkaufsliste hinkritzelt. Die Jungs wissen, dass mein Becher absolut tabu für sie ist, und nicht mal Harald fasst meine Heiligtümer an.

Aber Tante-bringen-wir-mal-Ordnung-in-das-Durcheinander-Alma konnte es natürlich nicht ertragen, dass nicht alle Blei- und Buntstifte in einem Behältnis waren und Kugelschreiber und Filzstifte in dem anderen. Also sortierte sie sie kurzerhand neu, ohne zu fragen, ob das einem von uns recht war. Abgesehen davon, dass ich nicht verstand, warum genau diese Unterteilung der Schreibgeräte die gottgegebene, weil von Tante Alma, bestimmte Ordnung darstellt, brachte sie in Wirklichkeit ja nur Durcheinander in *unsere* Ordnung.

»Na warte, du Einmischprofi«, dachte ich, »dir werd ich mal eine Lektion erteilen!« Ich atmete kurz durch, damit das Zorn-Beben in meiner Stimme verebben konnte und sagte dann in meiner freundlichsten Stimme: »Du meine Güte, Tante Alma, die Stifte sind ja jetzt *völlig* durcheinander! Meine teuren Schreibgeräte im Becher der Kinder! Max, wärst du so nett und würdest das für mich wieder in Ordnung bringen. Du weißt ja, wie wichtig mir ist, dass die von euren getrennt bleiben!« Tante Almas Stirn legte sich in unzählige Falten, und sie wollte gerade beginnen, sich zu rechtfertigen. Doch so weit kam sie nicht, denn Max, der unter ihren Eskapaden eigentlich am meisten zu leiden hat, schwächte die Situation mit einem »Schon gut, das konntest du nicht wissen« ab und machte sich ans Rücksortieren.

Aber hatte sie aus der Situation gelernt? Nein, natürlich nicht. Dankte sie es Max, dass der gleich eine Entschuldigung für sie gefunden hatte? Wieder nein, natürlich nicht. Denn sie beobachtete ihn mit Adleraugen und fragte ihn bei jedem zweiten Schreibgerät, ob er sich beim Einsortieren nicht geirrt hätte. Als sie ihm dann aber geradezu befahl, meinen alten Füller in den Kinderbecher zu stecken, da das Ding offenbar schon bessere Tage gesehen hatte, platzte mir der Kragen, und ich ersuchte sie, Max den Rest alleine einräumen zu lassen, da er meine Stifte kannte.

Wieder wurde ihr Blick sauer, doch wer denkt, sie sei nun *endlich* um eine Erfahrung reicher geworden, die auch einen gewissen Lerneffekt für sie gehabt hätte, der irrt. Denn um sich nicht die Blöße zu geben, untätig neben Max zu sitzen und ihm zuzusehen, wie der was tat, das er offenbar besser konnte als die erste Schlichtmeisterin vom Dienst, versuchte sie sich anderweitig zu beschäftigen, sprich sich »nützlich« zu machen.

Sie ließ also wieder ihre berühmt-berüchtigten Adleraugen über das Wohnzimmer kreisen, bis diese an einem verbesserungswürdigen Objekt hängen blieben. Und das waren drei Blumenstöcke mit vertrockneten Narzissen, die auf sonnigere Tage warteten, um im Garten eingesetzt zu werden. So schnell konnte ich gar nicht »Gießkanne« sagen, hatte Tante Alma selbige schon in der Hand und wollte die drei verdorrten Gewächse gießen. Ich bat sie, das zu unterlassen, die Blumen würden kein Wasser mehr brauchen. Doch Tante Alma mit ihrem »grünen« Daumen wusste es natürlich wieder besser und füllte alle drei Töpfe randvoll mit Wasser.

Nun reichte es wirklich! Das war *unser* Haus, es waren *unsere* Blumen, und ich hatte sie explizit gebeten, das zu unterlassen. Ich ging auf sie zu, nahm ihr die Gießkanne aus der Hand und bat Max in relativ lautem und unwirschem Ton, das Wasser wieder aus den Töpfen zu leeren, denn sonst würden die Zwiebeln verfaulen, da die Pflanzen schon verblüht seien.

Wieder musste sie die Blöße hinnehmen, dass unser unartiges, fürchterliches Kind ihre Fehler ausbügelte. Und wieder legte sich ihre Stirn in Millionen von Falten. Tja, meine Liebe, dachte ich mir, vielleicht war dir das jetzt eine Lehre! In dem Moment kam Harald herein und dürfte an meinem Gesichtsausdruck erkannt haben, dass es Zeit war, seine Tante aus der Gefahrenzone zu entfernen, da sonst bald Worte fallen würden, die für den Familienfrieden wenig förderlich wären.

Und nun hab ich sie übermorgen wieder für mindestens acht Stunden am Hals! Mein lieber Scholli, wie gut, dass Tante Alma nie einen Partner gefunden hat, mit dem sie sich fortpflanzen konnte. Ein Exemplar dieser Sorte ist wohl genug für den gesamten Globus!

23. Mai, Mum

Genau wie befürchtet. Diese alte Schreckschraube hat sich wieder überall eingemischt und in Sachen »ungezogen sein« hat's Max wieder mal geschafft, ihr dafür gleich mehrere Anlässe zu geben. Es begann schon, als sie ankam. Max und Smartie waren gerade dabei, den Metalldetektor zu reparieren, den Max schon wieder mal auf dem Spielplatz hatte liegen lassen und der durch die Nachtfeuchtigkeit Schaden genommen haben dürfte.

Als Tante Alma eintraf, versuchten die Jungs jedenfalls, das Gerät wieder zum Funktionieren zu bringen und hingen, wie mir später berichtet wurde, mit vor Konzentration hochroten Köpfen über der Elektronikeinheit. Dabei diskutierten sie aufgeregt, vor Ideen sprudelnd, wo der Fehler liegen könnte. Keiner der beiden kriegte auch nur im Entferntesten mit, dass Tante Alma angekommen war, obwohl die mit ihrem Dauerquasseln eigentlich ständig Lärm für zehn macht.

Dennoch: Sie begrüßte sämtliche Erwachsene, näherte sich den Kindern aber nicht, da dieses verstaubte Fossil natürlich *niemals* ein Kind zuerst begrüßen würde, das muss schon umgekehrt laufen! Wo kämen wir denn da hin, wenn die Älteren den Jüngeren zuerst »die Ehre« eines Grußes erwiesen? Da wären ja der Respektlosigkeit Tür und Tor geöffnet und der erste Schritt auf dem Weg zur Anarchie getan! Denn wenn man so was mal einreißen lässt, sind Autorität und Ansehen dahin. Du liebes Bisschen, ich frag mich manchmal wirklich, was in Tante Almas Leben schiefgelaufen ist, dass sie derart verquere Vorstellungen hat.

Wie auch immer, Smartie und Max versuchten also, den Metalldetektor zu reparieren. Da ich gerade in der Küche war, um das Mittagessen pünktlich um 12:00 Uhr auf den Tisch zu bekommen, und Harald im Keller war, um Getränke zu holen, bekam ich die Situation zunächst gar nicht mit. Doch dann kam Haralds Bruder auf mich zu und machte mich darauf aufmerksam, dass Max weinend aus dem Zimmer gelaufen sei, nachdem ihn Tante Alma zur Schnecke gemacht habe. In mir stieg es gleichzeitig heiß und kalt hoch. »Dann wird das Mittagessen eben um eine viertel Stunde später fertig«, dachte ich mir. »Ist ohnehin nur Tante Alma, die zu einer Zeit, zu der andere gerade mal mit dem Frühstück fertig werden, schon wieder zu Mittag essen muss. Und wenn die dampfenden Teller nicht auf dem Tisch stehen, sobald die Turmuhr zwölf schlägt, dann hat sie sich das selbst zuzuschreiben.«

Also drehte ich die Temperatur im Backrohr zurück und lief hoch zu Max, der mir schluchzend erzählte, dass ihn die alte Kuh schon wieder niedergemacht hatte, weil er sie nicht begrüßt habe. »Ich wollte ihr erklären, dass ich sie nicht gesehen habe, doch sie hat gesagt, ich sei nie um eine Ausrede verlegen, und du und Papa würdet es noch bereuen, mich wie einen Baum im Wald völlig ohne Erziehungsmaßnahmen aufwachsen zu lassen. Dieses Urgestein hat doch nicht die geringste Ahnung, was wir alles nicht dürfen und wie streng du immer bist!«, rief Max. »Außerdem, was heißt denn bitte, ihr würdet es mal bereuen, wenn ihr *mich* nicht ordentlich erzieht? Smartie hat auch nicht gegrüßt. Der hat genauso wenig wie ich gecheckt, dass die Schreckschraube anscheinend schon lange im Wohnzimmer gestanden hat. Aber unerzogen bin natürlich nur wieder ich!«

Max tat mir wirklich leid, denn Kinder wie er werden leider oft vorschnell in die Schublade mit der Aufschrift »Fällt ständig unangenehm auf« gesteckt, was aus der Perspektive jener, die oft von ihm genervt werden, wirklich nachvollziehbar ist. Das versuchte ich Max auch zu erklären, doch Gerechtigkeitsfanatiker wie er haben dafür natürlich kein offenes Ohr und er meinte nur wieder und wieder, Smartie habe Tante Alma auch nicht gesehen und hätte dafür keinen Ärger mit ihr bekommen. Ich merkte, dass ich mit meinen Erklärungen nicht wirklich weiter kam und umarmte ihn einfach nochmals ganz fest. Dann rannte ich in die Küche und sah mit Schrecken, dass es 12:20 Uhr war – für Tante Alma beinahe schon Kaffeezeit.

Schnell marinierte ich noch den Salat und wollte gerade den Gänsebraten aus dem Rohr holen, als ich am steigenden Lärmpegel im Wohnzimmer merkte, dass schon wieder etwas schiefgelaufen sein musste. Also ließ ich das Federvieh, wo es war und stürmte ins Wohnzimmer. Dort sah ich zunächst mal zwei hochrote Köpfe: Einer gehörte Max und der andere Tante Alma. Doch beide schienen ihre Stimmen verloren zu haben. Als die anderen das merkten, versuchten mir vier Leute gleichzeitig zu erklären, was sich zugetragen hatte. Nach zehn Sekunden schwirrte mir so der Schädel, dass ich mit den Worten »Die Gans wird gleich ganz schwarz sein« die Flucht ergriff und hoffte, die Aufregung würde sich in zehn Minuten, wenn alle was auf dem Teller hatten, gelegt haben.

Hatte sie sich auch, und eigentlich weiß ich bis jetzt noch nicht, was geschehen war. Aber wenn eine Tante Alma mal in Fahrt ist – und das ist sie bei dem »unerzogenen Balg«, den Harald und ich der Gesellschaft zumuten, immer –, sind Stress und Dauerzoff programmiert. Vor allem bei Tisch. »Max, wo hältst du denn deine Gabel?«, »Max, das Messer hält man in der rechten, nicht in der linken Hand!«, »Max, solltest du deine Ellenbogen suchen, sie sind auf dem Tisch!«, »Max, du wirst gleich nach hinten überkippen, um Gottes Willen!« Max, Max, Max ...

Je länger das Essen dauerte, desto bohrender wurden meine Blicke in Richtung Max und Harald. Max versuchte ich damit mitzuteilen, er solle sich endlich am Riemen reißen und der alten Einmisch-Queen keine Gelegenheit mehr geben, Co-Erzieherin zu spielen. Und die Blicke, die ich

Harald zuwarf, sollten eigentlich bewirken, dass er sie irgendwie abstellte. Doch der ließ sich den Appetit auf sein Lieblingsessen nicht verderben und ignorierte die Schreckschraube.

Dann setzte Max dem Ganzen aber ohnehin die Krone auf, indem er versuchte, Moritz heimlich ein paar Bissen Gans zukommen zu lassen. Tante Almas strengem Blick konnte das natürlich nicht entgehen, und da sie weiß, dass die Katzen im Hause Bergmann bei Tisch nicht gefüttert werden dürfen, machte ihr offenbar nichts mehr Freude, als sich bei Max für den nicht erbrachten Gruß zu revanchieren. Ich machte eine mentale Notiz, mir Max wieder mal so richtig zur Brust zu nehmen und ihm klarzumachen, dass er weder sich noch mir mit solchen Aktionen was Gutes tun würde.

Nach dem Essen begann Tante Alma dann eines ihrer Lieblingsspiele mit Max, das ich in der Zwischenzeit schon »Hol das Stöckchen« getauft habe, bei dem sie ihn ständig um etwas schickt, in der Hoffnung, dass Max ihre Aufforderung nicht mitbekommt und sie ihn als ungefällig hinstellen kann oder ihm irgendwann wirklich der Geduldsfaden reißt und er sie bittet, doch mal Smartie um was zu schicken, wodurch er wieder als faul dastehen würde.

Tante Alma dieses anstrengende, atmosphärenvergiftende Verhalten abzustellen, ist aber wegen Harald kaum möglich. Doch selbst ohne die Tante Almas dieser Welt ist man mit einem so schwierigen Kind wie Max immer irgendwie im Zugzwang und hat Erklärungsbedarf. Ich habe mir in letzter Zeit schon öfter überlegt, der Verwandtschaft zu sagen, dass Max vermutlich ADHS hat, doch was hätte das für einen Sinn? Die Älteren in unserer Familie würden eine psychische Störung als »Ausrede« für Max' Verhalten sowieso nicht anerkennen, und der Rest ist ohnehin recht lieb zu ihm. Dabei würde ich Tante Alma wirklich gerne ein für alle Mal verbieten, sich in die Erziehung unserer Kinder einzumischen. Aber wenn ich das täte, würde Harald ganz betreten auf seinem Sessel hin- und herrutschen, und vor allem die älteren in unserer Familie würden nur den Kopf schütteln, weil man mit der alten Tante so nicht reden kann. Aber warum denn bitte nicht?

Möchte mal sehen, was wäre, wenn man versuchen würde, ihr irgendwelche Vorschriften zu machen. »Tante Alma, denkst du nicht, dass dir ein dezentes Beige besser stehen würde als das Violett, das sich mit deiner Haarfarbe schlägt?«, »Tante Alma, wenn du jetzt noch ein drittes Stück Torte isst, hast du die Broteinheiten der nächsten drei Monate schon im Voraus aufgebraucht!« Oder »Tantchen, wenn du jetzt nicht bald anfängst, regelmäßig ein bisschen Bewegung zu machen, wirst du eines Tages aufwachen und aus deinem Fernsehsessel nicht mehr rauskommen!« Aber all das sind natürlich Dinge, die ich ihr nie und nimmer sagen könnte, da hätte ich die ganze Familie am Hals. Dass sie bei Max aber ständig dasselbe tut, scheint selbstverständlich und Vorrecht des Alters zu sein.

Na, die Strafe für ihre Sticheleien bekam sie dann ohnehin beim Heimgehen. Denn als sie in ihre Schuhe stieg, war einer davon pitschnass und stank so sehr nach Katzenurin, dass ich ihr Gästepantoffeln leihen musste, damit sie nicht barfuß heimgehen musste. Tja, die kleinen Sünden straft der liebe Gott sofort – und die großen später, dafür ist die Strafe dann aber umso fieser!

P.S.: Morgen ist Sonntag, da hab ich endlich wieder mal Zeit, in meinen ADHS-Büchern zu lesen. Nach einem Tag wie diesem habe ich das dringend nötig. Ich werde mal schauen, was zum Thema »Erziehung« und »Einmischung seitens der Verwandtschaft« drin steht. Ein bisschen was ist mir da ja schon untergekommen, aber morgen werde ich mal gezielt nach Informationen zu dem Thema suchen.

23. Mai, **Smartie**

War heute wieder mal ein chilliger Tag. Ich liebe Familienfeiern. Immer was Leckeres zu essen, und Mum erlaubt bei solchen Gelegenheiten Cola und jede Menge ungesundes süßes Zeug, mit dem uns die Verwandtschaft immer eindeckt. Außerdem gibt's nahezu unlimitiertes Fernsehen und Handy-Zocken, damit Mum ihre Ruhe hat. Normal nicht ihr Stil, aber wenn Tante Alma da ist, hat sie einfach nicht die Nerven, Max und mich auch noch in Schach zu halten, vor allem, wenn wir uns wieder mal in den Haaren liegen. Wir schauen dann meistens Dads Actionfilme mit Arnold Schwarzenegger, Silvester Stallone, Terence Hill, Daniel Greg, Jonny Depp oder Tom Cruise, die zwar eigentlich alle schon uralt sind, die's aber in den Filmen trotzdem noch drauf haben.

Der einzige Störfaktor an solchen Tagen ist ... nein, nicht Max, der ist jeden Tag ein Störfaktor. Viel schlimmer als Max ist Tante Alma! Die Frau ist so meganervig, dass man über sie einen Film drehen könnte. *Tante Alma allein zu Haus* oder *Eine Schreckschraube mischt auf.* Dabei sind das noch freundliche Titel, die böseren mit oben genannten Hauptdarstellern hätten Titel wie: *Vier Fäuste für Tante Alma, Fluch der Tante* und: *Eine coole Tante: Mission Impossible.*

Wie Max die Alte durchdrückt, weiß ich ohnehin nicht. Den quält sie immer von der ersten Minute an. Aber heute hat sie's übertrieben, denn sie hat ihn total niedergemacht, weil er sie nicht gegrüßt hatte. Als er heulend in sein Zimmer lief, tat er mir wirklich leid und so beschloss ich, Smartie, den Rächer raushängen zu lassen. Der alten Fuchtel würde ich eine Lektion erteilen, soviel war ich Max schuldig. Nur, was tun?

Plötzlich hatte ich eine Idee. Nachdem sie immer darauf besteht, am Tischende Platz zu nehmen, als wäre sie das Familienoberhaupt, wusste ich genau, wo sie sitzen würde. Vor zwei Tagen hatte Max ein Furzkissen vom kleinen Philip bekommen. Soviel ich mich erinnerte, hatte er es diesmal geschafft, das Ding nicht gleich innerhalb von zwei Minuten zu zerstören. Ich hatte das Gummiteil doch noch, kurz bevor alle Gäste eingetroffen waren, im Keller liegen gesehen, als ich einen Schraubenzieher zum Reparieren des Metalldetektors geholt hatte. Ich schlich die Treppen hinunter und ... Bingo! Da lag das Kissen noch am Ende der Treppe. Gott sei Dank hatte ich es vor Mum gefunden, sonst hätte Max wieder Ärger bekommen.

Schnell lief ich hinauf und platzierte es unauffällig auf Tante Almas Platz, gerade noch rechtzeitig, denn es war drei vor zwölf. Normalerweise checkt sie ja vor dem Essen ab 11:45 Uhr alle paar Sekunden ihren Wecker, damit sie um punkt Zwölf bei Tisch sitzt, als ob sie damit sagen wollte: »Doris, meine Liebe. Es ist Zeit fürs Mittagessen, oder bist du wieder mal zu spät dran?« Na, jedenfalls wusste ich, dass sie sich gleich setzen würde, Max und Mum waren aber noch oben im Zimmer. Da ich aber nicht wollte, dass Max den ganzen Spaß verpasst, musste ich mir was einfallen lassen. Wieder hatte ich einen Geistesblitz. Ich sagte ihr, dass wir am Vormittag kurz einen Stromausfall gehabt hätten und die Gans daher noch ein wenig brauchen würde. Ob sie denn nicht Lust hätte, mit mir in den Garten zu kommen und Mums neue Kräuterbeete anzusehen.

Mir war natürlich klar, dass sie an irgendwelchem Grünzeug gar nicht wirklich interessiert war, aber ich war überzeugt davon, dass sie einen Blick in den Gemüsegarten hinterm Haus werfen wollen würde, den sie sonst nicht zu Gesicht bekommen hätte, nur um zu sehen, ob dort auch alles seine Ordnung hatte oder möglicherweise das Unkraut wucherte oder irgendwelche Pflanzen vertrocknet waren.

Während wir im Garten standen, fixierte ich das Küchenfenster. Sobald Mum zurück in der Küche war, würde ich den Drachen wieder ins Haus manövrieren. Ein paar Minuten später sah ich Mums Kopf hinterm Küchenfenster rumtanzen und sagte zu Tante Alma, dass es bald Zeit fürs Essen sein würde. Ein besseres Stichwort gibt's für diese Kalorienvernichtungsmaschine nicht, und so starteten wir zurück ins Haus. Ich hoffte, dass Max schon wieder unten im Wohnzimmer war, denn sonst wäre das ganze Ablenkungsmanöver umsonst gewesen. Und Gott sei Dank: Da stand er neben Onkel Gernot.

Jetzt brauchte ich nur noch Ruhe im Zimmer, denn wenn alle durcheinanderreden würden, wäre das Furzkissen so sinnlos wie Knallfrösche am Silvesterabend um Mitternacht – einfach zu viel Hintergrundlärm! Tante Alma näherte sich schon ihrem Sessel. Ich musste mir schnell was einfallen lassen. Also rief ich in die Menge, alle mögen mal bitte kurz ruhig sein, ich würde eine unserer Katzen jämmerlich maunzen hören, könne aber nicht sagen, woher das Geräusch genau komme. Mit einem Schlag wurde es still im Zimmer. Nur Tante Alma hatte natürlich keine Notiz von mir genommen bzw. schien ihr egal zu sein, ob eine unserer Katzen eingesperrt war oder mit einer Pfote wo festhing. Also marschierte sie unbeirrt zu ihrem Stuhl, zog ihn quietschend heraus und ... setzte sich. Fffffffrrrrt!

Meine Fresse, zog die eine Farbe auf! Aber nicht nur sie, sondern auch Max, der wohl entweder dachte, er habe das Furzkissen dort liegen lassen oder aber Angst hatte, er würde eines Streiches verdächtigt werden, für den er gar nicht verantwortlich war. Und für die Vermutung, dass der Verdacht auf ihn fallen würde, brauchte er keine hellseherischen Fähigkeiten.

Doch bevor ich die Schuld auf mich nehmen konnte, indem ich etwa gesagt hätte, dass ich das Ding schon seit gestern suche und es offenbar auf ihrem Sessel hatte liegen lassen, begann sie, mit einer Schimpftirade in Richtung Max in einer Lautstärke loszulegen, dass sich jene Familienmitglieder, die gesehen hatten, dass Max erst wenige Sekunden vor ihr das Zimmer betreten hatte, für seine Verteidigung einsetzten. Mum musste das ganze Tohuwabohu bis in die Küche gehört haben, denn sie stürmte ins Zimmer und fragte, was los sei. Als dann aber alle gleichzeitig erklären wollten, flüchtete sie wieder in die Küche und war wahrscheinlich froh, dass die Gans im Rohr nicht mehr schnattern konnte.

Tante Alma versuchte zu klären, wie das Furzkissen unter ihren Allerwertesten gekommen war, doch Onkel Gernot, der ein echt cooler Typ ist und offenbar ahnte, woher der Wind wehte, versuchte Tante Alma in ein Gespräch über die letzte Ausstellung zu verwickeln, die sie besucht hatte. Ich zwinkerte Max zu, und ich denke, er verstand.

Wenige Minuten später brachte Mum das Essen und alle waren mit Besserem beschäftigt als damit, den Furzkissentäter ausfindig zu machen. Vor allem Tante Alma kombinierte gleich wieder drei ihrer Lieblingsbeschäftigungen miteinander: 1. Essen, 2. Max Manieren beibringen und 3. seine Missetaten aufdecken. Letzteres gelang ihr, weil Mister Regeln-gibt's-nur-für-die-anderen versuchte, Moritz heimlich bei Tisch zu füttern, was Tante Alma bemerkte und worüber sie natürlich sofort Meldung erstattete.

Irgendwie verstehe ich allerdings nicht, dass Mum sich dieses ständige Einmischen gefallen lässt. Bei Dad wundert's mich nicht. Der will einfach keine Troubles und lässt die Alte reden. Aber Mum ist da normal ganz anders. Irgendwann dürfte Tante Alma mal einen Freibrief zum Dauernerven gewonnen haben, den sie schamlos ausnützt.

Im Universum bleibt aber nichts ungestraft, und Tante Alma kriegte ihre Rechnung an diesem Tag gleich zweimal präsentiert. Das erste Mal von mir mit dem Furzkissen und dann auch noch beim Heimgehen. Denn als sie ihre Schuhe anzog, merkte sie sowohl am Flüssigkeitsstand darin (so viel Fußschweiß kann nicht mal sie haben!) als auch am Geruch, dass eine unserer beiden Katzen offenbar ihren linken Schuh mit dem Katzenklo verwechselt hatte. Ob das wohl an der Duftnote des Schuhs gelegen hat?

23. Mai, Max

Pah, Leute, endlich ist der Tag überstanden! Heute war wieder mal die ganze Family da, was ja an und für sich kein Problem ist. Aber wenn dann der Familiendrachen in Form von Tante Alma bei uns einfliegt, sollte man vorsorglich schon mal die Beruhigungspillen rausholen. Die Alte kann so was von nerven! Und Mum lässt sich das Meiste von dieser dummen Gans auch noch gefallen. Unverständlich! Allerdings lässt sie nicht zu, dass Tante Alma mich fertig macht. Spätestens dann greift sie doch durch. Nur heute konnte sie mich vor der Kuh nicht retten, weil sie gerade in der Küche war. Plan B, Dad, fiel auch aus, weil er eine Etage tiefer Getränke holte. Und so war ich den Attacken dieser Ziege schutzlos ausgeliefert ... Ich merke gerade, dass ich schon einige Tiere beleidigt habe: Drachen, Gänse, Kühe, Ziegen ... Sorry, ihr Lieben, war nicht so gemeint.

Also jedenfalls machte sie mich nieder, weil ich sie nicht gegrüßt hatte, was mir leider immer und immer wieder passiert, überhaupt wenn ich schwerstens mit etwas beschäftigt bin wie heute. Mir ist schon klar, dass sie einen Gruß erwartet, wenn sie kommt und den kann sie auch gern haben, *wenn ich merke, dass sie da ist*! Aber was mich dann wirklich geflasht hat, war, dass sie sich – ewige Erwachsenenkrankheit – nicht anhören wollte, wieso das passiert ist und sie außerdem nur auf mich und nicht auch auf Smartie losging. Nicht dass ich Smartie die Schimpferei gegönnt hätte. Der war ja genauso im Reparatur-Modus gefangen wie ich. Aber es war einfach mehr als gemein, nur über mich herzuziehen, wenn Smartie sich desselben »Verbrechens« schuldig gemacht hatte.

Mum faselte dann als Erklärung irgendwas, dass Kinder wie ich eben oft in irgendwelche Schubladen gesteckt werden und da nicht mehr rauskommen. Kinder wie ich? Hä?? Und was ist mit Tanten wie Tante Alma? Schon klar, so große Schubladen gibt's gar nicht. Smartie hat's ihr dann aber ohnehin heimgezahlt, als er auf ihrem Stuhl ein Furzkissen platzierte. Und Tante Alma kriegst du mit so was immer dran. Blöd war nur, dass Smartie mich nicht vorher hatte einweihen können. So wurde mir gleich ganz heiß, als Tantchens »Furz« durchs Wohnzimmer donnerte, weil ich fürchtete, der Verdacht würde wieder auf mich fallen. Und genau so war's dann auch, zumindest von Seiten Tante Almas. Die anderen hatten nämlich gesehen, dass ich erst kurz davor ins Zimmer gekommen und die ganze Zeit bei Onkel Gernot gestanden hatte, der mir sofort ein Alibi verschafft hätte. Doch dazu kam's gar nicht, weil diese Schubladisierungsweltmeisterin natürlich gar nicht fragte, wie das Kissen auf ihren Stuhl gekommen war, sondern gleich mal lauthals auf mich losging.

Diesmal musste ich mich allerdings gar nicht selbst verteidigen, denn das versuchten die anderen für mich zu tun. Beim Essen ging's dann weiter mit den Attacken der alten Giftspritze, doch ich ignorierte sie und machte teilweise sogar absichtlich was falsch, weil ich weiß, dass sie sich dann aufregt. Allerdings fing ich gegen Ende der Mahlzeit einen bohrenden Blick von Mum ein und riss mich dann zusammen. Schade, dabei hätte ich noch einiges auf Lager gehabt: aus meinem Glas schlürfen, in der Nase bohren, einen lauten Rülpser vom Stapel lassen, ... Spaß, Leute, das hätte ich Mum nicht antun können, aber gejuckt hätt's mich.

Schließlich habe ich dann aber trotzdem den Vogel abgeschossen, weil ich versuchte, Moritz ein paar Bissen vom leckeren Federvieh zukommen zu lassen. Da Füttern bei Tisch bei uns aber strengstens verboten ist, hatte ich mir was einfallen lassen müssen. Moritz ist ja der größte Kuschelkater der ganzen Siedlung, wenn nicht auf dem gesamten Globus. Also dachte ich mir, ich würde ihn am besten unter mein Shirt packen und dann, wenn gerade keiner guckt, oben beim Kragen ein bisschen anziehen und immer wieder den einen oder anderen Bissen heimlich ins Shirt fallen lassen. Gesagt, getan. Nur hatte ich Tante Alma vergessen, die wieder mal die Miss Marple raushängen lassen musste. »Max, bilde ich mir das ein oder bewegt sich dein T-Shirt?« Manno, ich musste eine Farbe aufgezogen haben. Leugnen war zwecklos, denn während ich nachdachte, was ich Schlaues auf die Frage von der Mumie sagen sollte, mauzte Moritz, weil er nicht so lange auf den nächsten Happen warten wollte. Mum warf mir den finstersten aller Blicke zu, und ich ließ Moritz aus dem Shirt. Ihr hättet mal sehen sollen, wie die Alte triumphierte! Na warte, dachte ich, irgendwie werde ich dir das heimzahlen!

Doch das brauchte ich gar nicht, denn das erledigte Moritz höchstpersönlich für mich und auch für sich – er war ja um einige Bissen Gans umgefallen –, indem er Tante Almas linken Schuh mit seiner speziellen Duftnote versah, was die aber erst merkte, als ihr Moritz' kleines Geschäft schon durch die Oma-Strumpfhose quoll. Alter Falter, regte die sich auf! Ich war nur froh, dass sie mir das nicht auch noch in die Schuhe schieben konnte. Wie so oft erklärte Tante Alma, dass dies ihr letzter Besuch in diesem fürchterlichen Haus gewesen sei, aber das werden wie immer nur leere Versprechungen bleiben!

24. Mai, Mum

Nach dem gestrigen Tante-Alma-Intensivprogramm habe ich mir heute einiges Wertvolles aus der Literatur rausgesucht. Es ist immer wieder beruhigend zu wissen, dass man mit seinen Problemen mit einem Kind wie Max nicht alleine ist. Offenbar verzweifeln viele andere Eltern bei der Erziehung eines Kindes mit ADHS genauso wie wir. In einem Buch stand zum Beispiel, dass 80% der Eltern von Kindern mit ADHS »deutlich bis massiv« belastet seien bzw. dass die ADHS erhebliche negative Auswirkungen auf die Lebensqualität der betroffenen Familien habe.[1] Und in einem anderen Buch wurden viele Bereiche aufgelistet, in denen die Belastungen und Probleme von Familien mit und ohne ADHS-Kindern stark divergieren. Beim Anziehen, Essen, Zubettgehen, Telefonieren eines Elternteils, in der Öffentlichkeit, bei Gästen zu Hause, bei Besuchen bei anderen, beim Spielen mit anderen Kindern geben 73-98% der Eltern mit ADHS-Kindern je nach Bereich Probleme an, während es bei Eltern ohne ADHS-Kinder nur 10-33% sind.[2]

Und auch Cordula Neuhaus berichtet von einer interessanten Umfrage der World Federation of Mental Health, die bei 938 Eltern in Australien, Kanada, Deutschland, Italien, Mexiko, den Niederlanden, Spanien, Großbritannien und den USA durchgeführt wurde. In der Umfrage wurde deutlich,

> wie groß die Belastung und Beeinträchtigung dieser erblich bedingten chronischen Störung für die Familien ist (wobei zwei Drittel der Eltern Symptome auch bei sich selbst oder ihrem Partner feststellten). 88% der Eltern gaben zu, wie gestresst und besorgt sie sich durch

ADHS beim Kind fühlen – von morgens bis abends, mit Kampf schon vor der Schule, Klagen der Lehrer, Ausschluss von schulischen Aktivitäten (57%!), Schwierigkeiten mit Gleichaltrigen, bei den Hausaufgaben, den Mahlzeiten, beim Zubettgehen. 83% der befragten Eltern äußerten vor allem auch, Angst davor zu haben, dass die berufliche Laufbahn nach der Schule gefährdet sein könnte.[3]

Die hätten uns auch befragen sollen – kann ich alles unterschreiben, vor allem den Ausschluss von schulischen Aktivitäten. Vorgestern kam eine Mail von der Klassenlehrerin. Auf der Konferenz am 15. Juni würde darüber abgestimmt werden, ob Max auf die Schulsportwoche mitdürfe oder nicht. Sie sage mir allerdings jetzt schon, es sei davon auszugehen, dass er zu Hause bleiben müsse, da sie bereits mit nahezu allen Kollegen gesprochen habe und deren Meinung kenne. Das heißt, Max wird ziemlich sicher nicht mitfahren. Ehrlich gesagt ist mir das gar nicht unrecht, ich hätte mir ohnehin nur Sorgen um ihn gemacht. Aber dennoch: Der Ausschluss passt ins Bild. Wie soll das nur weitergehen? Denn:

»Ein Kind mit ADHS zu erziehen, kann für alle Eltern eine sehr große Herausforderung darstellen. [...] Die Erziehung eines Kindes mit ADHS ist möglicherweise die schwierigste Aufgabe Ihres Lebens.«[4]

Genau! Irgendwann werfen Harald und ich noch das Handtuch. Dass wir damit nicht alleine wären, habe ich heute auch gelesen:

Eltern [von Kindern mit ADHS] haben in der Regel resigniert; sie haben einen langen Weg hinter sich und der war selten angenehm. Sie fühlen sich allein gelassen und stigmatisiert. Zu oft haben sie gehofft, dass sie Verständnis und Hilfe bekommen, zu oft sind sie gegen eine Wand gelaufen. Sie werden häufig als Versager in der Erziehung dargestellt oder gar ins soziale Abseits gestellt.[5]

Richtig. Siehe zum Beispiel einige Lehrer in der Schule, und selbst die »netten« scheinen nach einem Jahr mit Max schön langsam aufzugeben. Wie sollen wir nur die restlichen sieben Jahre durchstehen? Und zum Thema »als Versager in der Erziehung dargestellt zu werden« brauch ich nicht mal bis in die Schule zu schauen. Da reicht schon ein Blick in die Familie! Aber die Textstelle geht noch weiter:

»Das ist auch der Grund, warum sie oft über ihre Probleme nicht reden möchten oder aber wichtige Informationen zurückhalten.«[6]

Noch mal richtig. Denn ich habe in letzter Zeit wirklich oft überlegt, ob ich in der Schule meinen Verdacht, dass Max ADHS hat, äußern sollte. Dann könnte die Schulpsychologin sich ihn mal ansehen. Und auch der Verwandtschaft würde ich's gerne sagen, aber schon allein bei dem Gedanken kommen tausende Ängste hoch: Wie wird Max eine derartige Diagnose verkraften? Sein Selbstbewusstsein ist ohnehin schon einige Geschosse unterhalb des Kellers. Wie werden seine Schulkameraden reagieren? Wird er ab dann nicht mehr »Max« sein, sondern nur noch »der Typ mit ADHS«? Da kann er ja vermutlich noch besser mit Bezeichnungen wie »die Rote Gefahr« oder »Nulldenker« leben.

Und die Lehrer? Würden die überhaupt Rücksicht nehmen oder bei einer derartigen Diagnose dafür sorgen, dass sie das Kind, das mit Sicherheit noch sieben weitere Jahre Probleme bereiten wird, schnell loswerden?

Dann erst die Verwandtschaft! Ich hör's jetzt schon: »Alles nur faule Ausreden!« Klar, das müssen sie ja sagen. Zum einen, weil man sich als Außenstehender ja kaum vorstellen kann, dass das Verhalten, das Max an den Tag legt, wirklich durch hirnorganische Fehlfunktionen verursacht wird und nur sehr schwer beeinflussbar ist. Und zum anderen, weil man dann darauf Rücksicht nehmen und seinen Ärger so gut wie möglich runterschlucken müsste. Und diejenigen, von denen Max am meisten gekränkt wird, würden die ADHS als Ursache für sein Verhalten ohnehin nie anerkennen. Dabei würde ich gerade all den Tante Almas dieser Welt die vielen Bücher, die ich dazu schon gelesen habe, unter die Nase halten und schreien: »Siehste, das hat mit schlechter Erziehung genau gar nichts zu tun!« Bekam ich heute wieder bestätigt:

> »[Kinder mit ADHS haben] erhebliche Schwierigkeiten, Regeln zu erlernen und von sich aus einhalten zu können [...] – auch wenn der Erziehungsstil klar und konsequent ist.«[7]

Ich fühle mich nach all dem, was ich heute so gelesen habe, jedenfalls verstanden und bestätigt und werde mir in Zukunft die Einmischungen von all den Lästermäulern und Besserwissern in der Verwandtschaft nicht mehr gefallen lassen. Dass man sich dagegen verwahren soll, schreiben auch Gerald Hüther und Helmut Bonney:

> Eltern dürfen sich besonders nachdrücklich dagegen wehren, wenn andere Personen außerhalb der Kernfamilien Ansprüche an sie stellen wollen: also die Großeltern, wenn diese die Vorrangigkeit der jungen Familie vor ihren eigenen Bedürfnissen nicht anerkennen wollen; gegen die vermeintlich wohlwollenden Einlassungen aus der Verwandtschaft, die Verwöhnung wittert, wenn die Eltern sich entsprechend ihren Wahrnehmungen intensiv und reaktionsbereit um ihr störanfälliges Kind kümmern [...].[8]

Die Passage werd ich 200 Mal ausdrucken und damit beim nächsten Familienfest das Wohnzimmer tapezieren! Nur ich fürchte, es wäre sinnlos. All die Oberschlauen, die meinen, Max gehöre mal richtig erzogen, würden's ja doch nicht wahrhaben wollen. Aber ich lass mich nicht beirren, denn Cordula Neuhaus schreibt, dass gerade selbst von ADHS betroffene Elternteile aufgrund ihres starken Gespürs für die Problematik diejenigen sind, »die mit bewundernswerter Klarheit und liebevoll-sturer Konsequenz offensichtlich wirklich intuitiv ihre Kinder erziehen und vor Schaden bewahren können – *wenn man sie nicht verunsichert!*«[9]

Wie mir die Frau aus der Seele spricht! Denn genau mit derartigen Verunsicherungen haben wir seit fast zwölf Jahren zu kämpfen. Als Eltern, die ein offenbar kaum zu erziehendes Kind haben, zweifelt man auch öfter mal, ob man denn wirklich alles richtig macht. Wenn man aber dann weiß, dass dieses Kind ADHS hat und eben teilweise andere Erziehungsmethoden braucht, von denen man spürt, dass sie richtig sind, für die man aber immer wieder angefeindet wird, fällt es einem schon ein Stück weit leichter, auch fest hinter diesen Methoden zu stehen und sie vor Besserwissern zu verteidigen. Also, an alle Omas und Opas, aber vor allem Tante Almas dieser Welt: Lasst uns nur machen! Ich hoffe, auch für uns wird mal der Wunsch von Ulrich Knölker in Erfüllung gehen:

> Falls Sie selbst ein Kind mit ADHS haben, ist Ihnen zu wünschen, dass nicht nur Sie, sondern auch Ihre Familie, Verwandtschaft, Freunde, Nachbarn zu Mitstreitern werden, die Ihr ADHS-Kind coachen statt abzuwerten, zu diffamieren oder zu isolieren.[10]

24. Mai, Dad

Heute hat mir Doris wieder ein paar Passagen aus den ADHS-Büchern unter die Nase gerieben, damit ich endlich mal strenger werde – oder »konsequenter«, wie sie es nennt: »Konsequent bedeutet nicht brutal, nicht autoritär, sondern ›liebevoll stur‹.«[11]

Sie stellt sich das so einfach vor! Für mich ist das jedoch ziemlich schwierig. Ich habe meinen Vater dafür gehasst, wenn er mich niedergemacht und bestraft hat. Wobei es bei mir meist nicht mal um das Einhalten von Regeln ging, sondern um irgendwelche Dinge, die ich einfach nicht schaffte: fehlerfrei Hausaufgaben machen oder auf dem Spielplatz keine Löcher in meine uralten Hosen zu bekommen. Und bei ihm setzte es dann wirklich eine Tracht Prügel. Mann, wie kann man seinem Kind nur so was antun? Ich kriege heute noch die Gänsehaut, wenn ich daran denke.

Aber Doris meint natürlich keine Schläge, sondern »sinnvolle Konsequenzen«. Genau das ist aber das Schwierige, wenn man schon kurz vorm Explodieren ist. Doch dazu meint Doris, dass sie zunächst mal versuche, nicht einfach loszuschreien und die unglaublichsten Dinge anzudrohen. Sie hält kurz inne, zählt von zehn rückwärts und wenn ihr dann noch nichts Sinnvolles eingefallen ist, weil ihre Wut ihr Denkvermögen immer noch lahmlegt, gibt sie einen Tag Handy- oder Fernsehverbot. Ich hingegen komme immer mit Dingen, die ich ohnehin nie wahrmachen würde: den Po versohlen, nie wieder fernsehen dürfen, das Handy für immer wegnehmen. Solche irren Drohungen nehmen die Kids ohnehin nicht ernst – und mich dann auch nicht. Was Kinder wie Max brauchen, sind offenbar Erwachsene, die »klar, einschätzbar, echt, [...] aber direktiv sind.«[12]

Die Kinder einfach nur machen zu lassen, scheint wirklich ganz furchtbar schlecht für ihre Entwicklung zu reifen, selbstverantwortlichen Persönlichkeiten zu sein. Ein Autor schreibt da:

> Kinder gelangen dann zu der wünschenswerten Ichstärke, wenn sie vom Kleinkindalter an Grenzen und Regeln erfahren. Geschieht das nur unzureichend, bleiben sie von ihren Gefühlsansprüchen beherrscht und fordern deren rückhaltlose Erfüllung.[13]

In einem anderen Buch habe ich auch etwas über »autoritative« Erziehung (= Doris-Stil) gelesen, die nicht zu verwechseln ist mit »autoritärer« Erziehung (= Stil meines Vaters). Hat mich wirklich schwer beeindruckt, was dort stand:

> Eine autoritative Erziehung erfolgt mit Konsequenz und Liebe, klaren Regeln und Anforderungen, muss aber gleichzeitig mit einem hohen Maß an Vertrauen und Zuwendung einhergehen. Dieser Erziehungsstil wird von den Erziehungswissenschaftlern als optimal angesehen. [...] Hierbei wird das Kind in seinen Bedürfnissen und Gefühlen geachtet, lernt aber gleichzeitig klare Grenzen kennen, in denen es sich in Ruhe entwickeln kann. Eltern, die ihre Kinder autoritativ erziehen, stellen hierbei große Anforderungen an diese, sie fördern und fordern sie. Sie fordern die Einhaltung von Regeln, wobei sie ihre Kinder aber auch als ernst zu nehmende Gesprächspartner akzeptieren und mit Hilfe gemeinsamer Absprachen lenkend auf ihr Kind oder ihren Jugendlichen einwirken.[14]

Klingt alles überaus logisch und nachvollziehbar – vor allem die »Grenzen innerhalb derer sich das Kind in Ruhe entwickeln kann«. Scheint eine Art Schutz für das Kind zu sein, wenn es weiß, bis hier und nicht weiter, aber innerhalb meiner kleinen Seifenblase kann ich tun und lassen, was ich will. Doch die Textstelle ging noch weiter:

> Dieser Erziehungsstil stellt große Anforderungen an soziale und intellektuelle Kompetenzen, an Eigenkontrolle und Unterstützung. Dabei beharren die Eltern auf ihren Forderungen auch gegen den Willen ihrer Kinder und Jugendlichen. Für entstehende Konfrontationen werden gemeinsam Lösungen erarbeitet. Das verbessert die Selbstsicherheit, Kommunikationsfähigkeit und die soziale Kompetenz der Kinder. Dieser Erziehungsstil fördert erfahrungsgemäß die eigenen Fähigkeiten und das Erlernen von verantwortungsvollen Bewältigungsstrategien zur Problemlösung am besten.[15]

Wenn ich mir das recht überlege, sind das alles Maßnahmen, die auch bei Kindern ohne ADHS funktionieren müssen. Aber gerade Kinder wie Max brauchen von all dem offenbar eine Extraportion. Ja, ja, ich weiß es ja. Theoretisch. Klingt auch alles so logisch, wenn Doris und ich darüber reden oder wenn ich es in den Büchern lese. Aber die Umsetzung ist so schwierig. Dennoch, ich werd's versuchen, das bin ich unserem kleinen Chaoten einfach schuldig! Und auch mir selbst, denn folgende Textstelle hat mir ganz schön zu denken gegeben:

> Erst viel später begreifen viele Jugendliche, dass eine konsequente Erziehung für ihre Entwicklung doch sehr vorteilhaft war. Sie schätzen den konsequenten Elternteil dann als zuverlässig, stark und vorbildlich. Den verwöhnenden Elternteil dagegen beschreiben sie nicht selten als schwach, unzuverlässig und machen diese Art der Erziehung für manchen eigenen Misserfolg verantwortlich.[16]

Eijeijei, ich glaub ich muss Max gegenüber ab jetzt wirklich viel mehr den strengen Vater raushängen lassen …

25. Mai, Max

Gestern hab ich Mum und Dad belauscht. Hatte mal wieder den richtigen Riecher. Ich habe wirklich diese Vier-Buchstaben-Krankheit: ADHS heißt der Kack. Haben sich beide des Langen und Breiten darüber unterhalten. Aber Leute, wen kratzt's? Äh… ehrlich? Mich. So ein Mist! Mit mir stimmt also im Oberstübchen wirklich was nicht! Andererseits, jetzt weiß ich endlich, warum! Hoffentlich schleifen mich Mum und Dad nicht zur Schulpsychologin. Wäre so was von peinlich, wenn das die anderen mitbekommen würden. Besser zu einer Psychologin, die nichts mit der Schule zu tun hat. Frag mich allerdings, was die mir helfen soll. Schüttelt die mich, dass alles zwischen Nase und Hinterkopf wieder an den Platz kommt, wo's hingehört, oder was? Oder krieg ich dort jedes Mal eine Konzentrations- und Denkpille? Na, warten wir's ab. Bleibt ja nichts anderes übrig.

ADHS … Keine Ahnung, wofür die Buchstaben stehen, aber mir fällt auf, dass es sich dabei um die Anfangsbuchstaben der Vornamen in unserer Familie handelt, denn mein Name ist eigentlich Alexander-Maximilian, aber alle nennen mich Max: Alexander-Maximilian, Doris, Harald, Smartie. Alter, das kann doch kein Zufall sein!

Allerdings könnten die Buchstaben auch etwas ganz anderes bedeuten. In meinem Fall zum Beispiel (und glaubt mir, ich weiß, dass man Adjektive klein schreibt!): Absolut Desorganisiert und Hochgradig Schwachsinnig, oder Aufgedrehte, DauerHektische Superpfeife oder noch besser: Armer, Durchgeknallter, Hibbeliger Selbstverstümmler. Was auch immer davon stimmen mag, nichts davon ist so geil, dass ich's mir auf die Stirn tätowieren lassen würde!

Kapitel 12

Mein Blick in die Kristallkugel

16. Juni, Frau Wagner

Tja, bei der Konferenz gestern musste ich meine Kollegen nicht wirklich überzeugen, für einen Ausschluss Max' von der Schulsportwoche zu stimmen. Nur Kollegin Giebler war dagegen. Na klar, in ihrem Fach (Deutsch) glänzt er, und vielleicht ist das auch der Grund dafür, dass er dort aufmerksamer ist, eher die Hausaufgaben macht, sich nicht ständig produzieren muss und dadurch weniger Unfug treibt. Aber sogar Kollege Spenger hat sich für einen Ausschluss ausgesprochen, obwohl sein Fach auch eins ist, in dem Max Klassenbester ist. Aber eine Eins im Sport wiegt eben nicht auf, dass Max Weltmeister im Regelbruch und Unfugtreiben ist, was den Sportunterricht extrem gefährlich für ihn selbst und seine Mitschüler und überaus mühsam für Kollegen Spenger macht.

Außerdem haben wir beschlossen, die Eltern von unserem Verdacht, dass Max vermutlich ADHS hat, zu unterrichten. Je früher sie das wissen, desto besser. Ich werde die Mutter per E-Mail zu einem Gespräch bitten, das wir dann gemeinsam mit Direktor Mallert führen wollen. So haben die Bergmanns den ganzen Sommer Zeit, sich einen Therapeuten zu suchen. Und sollte sich der Verdacht bestätigen, werden wir uns zu Beginn des nächsten Schuljahres noch mal alle zusammensetzen müssen, um uns zu überlegen, wie es mit dem kleinen Energiebündel weitergehen soll. Denn möglicherweise müssen wir dann einiges im Unterricht ändern: fester Sitzplatz in Lehrernähe, mehrmalige Erinnerungen an Außertourliches wie Geld für einen Ausflug, für Bewegung während der Stunde mit Tafelputzen oder dem Austeilen von Heften sorgen usw. Aber jetzt warten wir mal ab. Ich bin nur froh, dass die Ferien vor der Tür stehen und ich sechs Wochen »Max-frei« habe!

18. Juni, **Mum**

Fast Ende Juni und immer noch Mails aus der Schule! Frau Wagner hat vorgestern um ein Gespräch mit Harald und mir gebeten. Mit dem Direktor! Es geht allerdings nicht um die Schulsportwoche, denn die ist für Max definitiv abgesagt – so viel hat sie mir schon in der Mail verraten. Gut, was immer es auch ist, viel kann mich nicht mehr schrecken. Ich zähle nur noch die Tage bis zu den Ferien, denn wenn Max auch im Alltag mehr als eine Herausforderung ist: Die Schule verschärft die Situation täglich um ein Vielfaches. Ich bin auch für ihn froh, dass es bald vorbei ist und er das erste Jahr hinter sich hat.

Es wäre interessant zu wissen, wie »therapeutisch« das Tagebuch gewirkt hat, denn unser kleiner Chaos-Bolzen hat's doch tatsächlich geschafft, sein ganzes Tagebuch vollzukriegen. Er hat mir gestern beim Zubettgehen erzählt, dass er nur noch zwei leere Seiten drin hat. Ich musste ihm aber hoch und heilig versprechen, dass das unser Geheimnis bleiben würde, weil angeblich nur Mädchen Tagebücher haben. So ein Schwachsinn! Aber ich hab ihm nicht widersprochen. Ich bin froh, dass er sich mir anvertraut. Ob ich ihm noch eines kaufen soll? Na, warten wir mal ab. Das ist etwas, das ich auch die Psychologin fragen könnte.

Denn Harald und ich haben beschlossen, dass wir mit Max zu einer Psychologin gehen werden, die uns eine Bekannte empfohlen hat, deren Kind ebenfalls an ADHS leidet. Nicht wegen der Diagnose. Die steht für mich ohnehin schon fest. Aber wegen der Lösungen! Irgendwas muss man doch tun können, damit das endlich besser wird. Ja, ja, ich weiß, es ist ohnehin schon besser geworden, aber vielleicht würde es dann ein wenig schneller gehen. Vor allem Smartie leidet in letzter Zeit extrem unter Max' Eskapaden. Ich hoffe, da hat die Psychologin auch Ideen.

Gott sei Dank hab auch ich in den vergangenen Monaten ein Tagebuch geführt, denn sonst hätte ich bei der Dichte an Ereignissen die Hälfte aller Kalamitäten und Vorfälle vergessen. Und dann würde ich womöglich etwas Wichtiges nicht erzählen, das der Psychologin wertvolle Hinweise liefern könnte. Wenn Max eventuell doch kein neues Tagebuch will, ich kauf mir auf alle Fälle eines. Denn alleine, wenn ich an den bevorstehenden Urlaub in Kroatien denke, weiß ich, dass ich mit den Vorfällen während dieser zwei Wochen wahrscheinlich schon ein ganzes Tagebuch werde füllen können. Noch dazu habe ich im Urlaub mehr Zeit zum Schreiben.

Und sollten Max und Smartie tatsächlich noch ein Geschwisterchen bekommen, muss ich die Zeit zum Schreiben noch nutzen, bevor ich wieder zwischen Windeln und Milchfläschchen untergehe. Außerdem fallen mir beim Niederschreiben des täglichen Wahnsinns meist gleich wieder etliche Geschichten ein, die ich auch alle gerne noch zu Papier bringen würde. Darüber hinaus gibt es noch so viele Themen, die mir am Herzen liegen, über die ich in einigen Büchern schon gelesen habe, und die alle voll auf Max zutreffen: die erhöhte Sensibilität von ADHS-Kindern, ihre mangelnde Planungsfähigkeit, ihr schlechtes Zeitgefühl, die Tatsache, dass diese jungen Menschen oft Außenseiter sind, weil sie nicht teamfähig sind und immer nur stören etc.

Dabei haben Kinder mit ADHS auch so viele gute Eigenschaften, die in diesem Tagebuch eigentlich – wen wundert's? – zu kurz gekommen sind. Sie können sich zwar oft nicht gut konzentrieren, aber wenn sie mal bei einer Sache sind, die sie fesselt, haben sie zig Mal mehr Konzentration als jedes andere Kind ihres Alters. Außerdem sind sie extrem empathisch, einfühlsam, hilfsbereit, kreativ, neugierig und nicht nachtragend.

Das Wichtigste für mich in Sachen Tagebuch ist aber: Auch für mich wirkt das Schreiben therapeutisch, denn zum einen hat es mir geholfen, beim Niederschreiben vieles zu reflektieren und zum anderen *kann ich mir weiterhin den Frust über erziehungstechnisch eingerostete Verwandte von der Seele schreiben!!!*

18. Juni, Dad

Heute hätte Max um ein Haar wieder mal aufgemischt. Ich hatte ihm verboten, sich meinen Hammer auszuleihen, den ich gerade selbst brauchte, weil ich eine Rückwand an den neuen Wohnzimmerkasten nageln musste. Dazwischen legte ich ihn immer wieder kurz zur Seite, doch jedes Mal, wenn ich danach griff, um wieder einen Nagel einzuschlagen, war das Ding weg. Und wo war's? Bei Max. Er wollte eine »Entbindungsbox« bauen, weil Sira gerade trächtig ist. Nachdem ich bereits das dritte Mal gesagt hatte, dass er mit dem Bauen der Box warten müsse, bis ich den Hammer nicht mehr brauche oder sich eben von Opa einen ausleihen müsse, platzte mir der Kragen, als ich zum Hammer griff und er wieder nicht da war. Gerade wollte ich in meiner lautesten Stimme »Maaaaaaax« rufen und für ein Jahr Süßigkeitenverbot androhen, als mir Doris' Dreistufenmodell einfiel.

Also rief ich stattdessen: »Max, komm hierher!« Als er da war, sagte ich ihm in meiner ruhigsten Stimme: »Ich habe dir schon mal gesagt, dass du den Hammer nicht haben kannst, weil ich ihn jetzt brauche und ich hatte ihn mir ja zuerst geholt. Wenn du noch einmal den Hammer nimmst, bevor ich fertig bin, bekommst du von mir kein Stück Holz mehr für die Entbindungsbox.« Max sah mich mit großen Augen an. Man hörte förmlich, wie es in seinem Kopf ratterte. So ruhig hatte er mich noch nie reden hören, wenn ich wütend war und eine so »unspektakuläre«, aber dennoch für Max im Box-Baustress wesentliche Konsequenz hatte er von mir auch noch nie vernommen. Nach weiteren fünf Sekunden dürfte es ihm gedämmert haben: Ich mein's ernst. »Okay, Dad, dann warte ich eben, bis du fertig bist.«

»Wow«, dachte ich mir, »so einfach kann's sein.« Warum hab ich das nicht schon früher gemacht?

19. Juni, Smartie

Ich bring den kleinen Giftzwerg noch um! Was ich alles für den mache: Verpetz ihn nie, reparier ihm fast alles, was er kaputt macht, sofern ich es selbst kann, riskier Kopf und Kragen bei Mum, weil ich ihn bei Tante Alma räche und dann schnappt sich dieser Ich-nehm-mir-einfach-was-ich-will mein Longboard, nur weil er seines in der Schule im Spind vergessen hat. Und als ich es heute Sandra zeigen wollte, um sie ein bisschen zu beeindrucken, stand das Teil nicht mehr in der Gartenhütte.

Außerdem hat er sich gestern bei der Fahrt in die Schule wieder mal mehr als peinlich aufgeführt. Malte Wörter an die angelaufene Fensterscheibe im Bus, die ich lieber nicht wiederholen möchte. Und erst die Zeichnungen dazu! Mum wäre ausgerastet, wenn sie das gesehen hätte. Oft ruft er auch anderen Fahrgästen irgendwelche Blödsinnigkeiten zu. Ich weiß schon, dass ich nicht »Bruder von diesem Vollidioten« als Logo auf meiner Jacke trage, aber oft merken die Leute, ich gehör zu ihm und werfen mir dann, weil ich älter bin, vorwurfsvolle Blicke zu.

Irgendwann platzt mir der Kragen, und ich werde ihn verpetzen. Denn egal, wie oft ich sage, er möge aufhören, es ist *sinnlos*. Aber nicht, dass er mich nicht hören würde. Wäre ja auch schon mühsam genug, mit einem Hirntauben zu sprechen, dessen Ohren zwar theoretisch funktionieren, der aber am Weg vom Trommelfell zum Oberstübchen irgendeine Schallwellen-Weiterleitungs-Problematik haben dürfte. Nein, es liegt nicht an irgendwelchen Blockaden zwischen Ohr und Hirn – er ignoriert mich einfach! Vielleicht sollte ich ihn mal so richtig vermöbeln, damit er mal checkt, was Sache ist. Aber dann zieh ich mir von Mum die fiesesten Strafen zu, die's im Erwachsenenuniversum gibt. Nö, ich muss mit den Parents mal ein ernstes Wort reden, denn so kann's nicht weitergehen. Ich dreh echt bald durch!

20. Juni, Max

Kaum zu glauben, ich beschreibe gerade die *vorletzte* Seite meines Tagebuches. Unglaublich! Hätte vor einem halben Jahr, als ich das Ding bekam und darauf nach Rotorblättern suchte, nie gedacht, dass ich da auch nur eine einzige Seite vollschreiben würde. Aber wie hat schon der gute alte James gesagt? »Sag niemals nie!« Und nun ist das Ding voll.

Dabei würd ich grade jetzt noch einen ganzen Stapel an Tagebüchern brauchen. Zum einen nervt Smartie in letzter Zeit *unheimlich*. Ständig liegen wir uns in den Haaren. Diesen Frust muss ich mir einfach von der Seele schreiben. Zum anderen hätte es noch Zillionen an Dingen zu erzählen gegeben. Alleine schon mit Erlebnissen und Problemen aus der Schule würde ich noch drei Tagebücher voll kriegen. Ihr denkt, ihr habt von der Schule schon alles gehört? Ha! Nicht mal zehn Prozent davon hab ich bisher aufgeschrieben, doch momentan weigern sich schon sämtliche Schreibgeräte, das Wort »Schule« überhaupt zu Papier zu bringen. Aber in drei Wochen sind Ferien und dann brauch ich an den Verein sechs Wochen lang nicht zu denken!

Juppi, das heißt in drei Wochen geht's ab nach Kroatien. Da fahren wir seit sieben Jahren an denselben Ort. So was von geil dort! Manno, ich brauch wirklich ein neues Tagebuch, da wird's wieder Tonnen an Erlebnissen geben. Aber auch aus meinem restlichen Leben gibt's noch unendlich viele Storys, bei denen ihr euch kaputtlachen würdet, wenn ich sie euch erzählen würde. Leider gibt's aber auch weniger lustige. Zum Beispiel, warum mich keiner in seinem Fußballteam oder in seiner Arbeitsgruppe haben will. Oder noch einige Situationen, bei denen ich mit Opa, Tante Alma oder anderen Erwachsenen zusammengestoßen bin.

Und was in letzter Zeit auch immer mehr Thema wird: die Mädels. Vor ein paar Monaten noch waren mir mein Metalldetektor und mein Longboard fünftausend Mal wichtiger als irgendwelche Girls. Aber, Leute, ganz ehrlich: Schön langsam verschieben sich die Prioritäten, wenn ihr wisst, was ich meine ... ☺

Kaum zu glauben, Mum hatte wieder mal den richtigen Riecher, denn ich muss zugeben, es macht echt Spaß, seine Gedanken, seinen Frust, aber auch geile Sachen niederzuschreiben. Werd mir einfach heimlich ein zweites Tagebuch kaufen, wär uncool, das jemandem zu sagen, außer Mum natürlich. Denn momentan bin ich auf dem besten Weg, doch noch ein cooler Checkerboy zu werden. Aber mit dem offiziellen Hobby »Tagebuch schreiben« bin ich das Label in Nullkommanix wieder los. Also, Leute, haltet die Ohren steif und seht euch auf dem Dachboden oder in dem Keller oder wo auch immer ihr dieses Tagebuch gefunden habt, gut um. Denn irgendwo müssen da noch andere von mir rumliegen!

Nachwort

Wie bereits zu Beginn des Buches berichtet, ist unser Sohn Raphael in der Zwischenzeit 14 Jahre alt und hat sich großartig entwickelt. Natürlich träumt er immer noch mehr als andere Kinder seines Alters, verliert und vergisst häufiger Dinge, kann sich bei Weitem nicht so lange konzentrieren wie seine Altersgenossen, ist hibbelig und zappelig und auch der Schalk sitzt ihm noch im Nacken. Aber all das hat sich in den vergangenen Jahren wirklich spürbar verbessert. Und wenn seine Erziehung bisher auch wesentlich mühsamer gewesen ist, so hatte das auch etwas Positives. Als Eltern haben wir vieles gelernt und sind – so meinen wir von uns behaupten zu können – an der Aufgabe gewachsen. Ein Kind wie Raphael hält seinen Eltern täglich einen Spiegel vor, zeigt uns jeden Tag aufs Neue unsere Schwächen, aber auch unsere Stärken auf. Und so hat sich nicht nur Raphael entwickelt, sondern auch wir.

Wir sind daher dem lieben Gott, dem Universum, oder wer auch immer dafür zuständig sein mag, dass Raphael in unserer Familie »gelandet« ist, unendlich dankbar. Denn er ist wie jedes Kind ein Geschenk – eben nur versehen mit einer extra Schleife, die ihn zu etwas Besonderem macht. Ich möchte daher allen Eltern, die glauben oder wissen, dass sie ein Kind mit ADHS haben, Mut machen:

- dass sie es schaffen können, ihrem Kind die nötige Unterstützung zu geben,
- dass sie sich trauen, sich gegen Kritik und negative Stimmen abzugrenzen,

- dass sie das Vertrauen in die Fähigkeiten ihres Kindes nicht verlieren und schließlich,
- dass sie für ihr und mit ihrem Kind kämpfen.

Wenn das vorliegende Buch dazu einen kleinen Beitrag geleistet hat, dann habe ich mein Ziel erreicht. Für die Zukunft bleibt nur zu wünschen, dass die Öffentlichkeit in stärkerem Maß über diese für alle Beteiligten belastende Störung informiert und dass mit Mythen aufgeräumt wird, denn immer wieder wird in der Fachliteratur betont,

> wie wichtig für Betroffene und deren Lebensqualität der zunehmende Erkenntnisgewinn über ADHS ist [...]. Von der World Federation of Mental Health wird deshalb gefordert, dass die Regierungen ADHS anerkennen und die Medien die Verantwortung dafür tragen, die Öffentlichkeit zu sensibilisieren und Mythen aufzulösen.[1]

Ich hoffe, dass dies mit den Geschichten von Max und seinen »Mitleidenden« ein Stück weit gelungen ist.

Dank

Die Geschichten in diesem Buch stammen nicht alle eins zu eins aus unserem Leben. Sie sind vielmehr aus Erfahrungen mit unserem eigenen Kind und mit einigen anderen ADHS-Kindern im Laufe der vergangenen 14 Jahre entstanden. Dennoch werden einige Menschen aus unserer Familie und unserem Umfeld meinen, sich in der einen oder anderen Episode zu erkennen. Wie viele andere Buchautoren auch, muss ich daher ebenfalls darauf hinweisen, dass Ähnlichkeiten mit lebenden Personen rein zufällig sind.

Trotz dieses Hinweises ist es mir wichtig zu erwähnen, dass es in unserer Familie keine »Tante Alma« gibt. Die einzige Tante, die unsere beiden Kinder haben und regelmäßig sehen, ist meine Schwester – ein wahrer Engel.

Ebenso sind Raphaels Lehrer, bis auf wenige Ausnahmen, überaus geduldig und verständnisvoll. Gerade bei ihnen möchte ich mich bedanken, denn ich kenne das Schicksal vieler Kinder mit ADHS und weiß, dass es auch anders laufen kann. Ganz besonders möchte ich hier Raphaels Klassenlehrerin und die Lehrkräfte in Mathematik, Deutsch, Geschichte und Chemie erwähnen. Danke für den liebevollen und dennoch klaren Umgang mit unserem Sohn!

Mein Dank gilt darüber hinaus Raphaels Grundschullehrerin, die eine wahre Perle gewesen ist und sich täglich mehrere Orden für Geduld, Verständnis und pädagogisches Feingefühl verdient hat. Durch ihre Art und Weise, mit unserem damals wirklich noch überaus anstrengenden, unkonzentrierten, verträumten »Springäffchen« umzugehen, hat sie den Grundstein für eine zukunftsstarke Schullaufbahn für Raphael gelegt. Danke, Nina!

Auch muss ich mich eigentlich bei all jenen bedanken, die uns immer und immer wieder für Raphaels Erziehung kritisiert haben und dies teilweise auch heute noch tun. Ohne sie hätten wir unsere Erziehungsmethoden nie hinterfragt, nie dazu nachgelesen und daher auch nie die Bestätigung dafür bekommen, dass wir vieles richtig machen. Höchstwahrscheinlich hätte ich mich ohne die ständige Kritik auch niemals so intensiv mit dem Thema ADHS beschäftigt. Denn wir als Kernfamilie sind mit Raphael ohnehin immer relativ gut zurechtgekommen (soweit man mit einem ADHS-Kind eben »gut« zurechtkommen kann). Aber sowohl die Großfamilie als auch die paar verständnislosen Lehrkräfte haben mich schlussendlich auf den Weg des Forschens und des Schreibens gebracht, weil ich durch sie gemerkt habe, wie sehr Kinder mit diesem Syndrom unter einer verständnislosen Umgebung leiden können und auch umgekehrt, wie sehr die Umgebung unter den Verhaltensweisen dieser Kinder leidet. Danke also auch dafür!

Ein großes Dankeschön möchte ich auch all jenen Menschen aussprechen, die das Manuskript für das vorliegende Buch gelesen haben, allen voran Andrea und Norbert für die überaus wertvollen Anregungen in der ersten Schreibphase – ohne euch wäre ich viele Kilometer in die falsche Richtung gelaufen! –, aber auch Gabriele, Günter, Ursula, Lea und Andrea.

Schließlich danke ich auch meiner Familie:

- meiner Schwester, die mich während einer schweren Krankheit sowohl emotional als auch in familiären Dingen bedingungslos unterstützt hat und mir den Rücken freigehalten hat, sodass ich wieder gesund werden konnte;

- meinem Mann für all das, worauf er in dieser Zeit der Recherchen und des Schreibens, in der ich seine Hilfe gebraucht habe, verzichtet hat; dafür, dass er mich immer wieder ermuntert hat weiterzumachen, aber vor allem für seine Liebe, die mein Leben zu dem macht, was es ist: wunderschön, glücklich und erfüllt;

- unserem älteren Sohn, der oft zu kurz kommt, vieles erledigt, zu dem sein jüngerer Bruder die Ausdauer noch nicht hat und der in diesen vierzehn Jahren einiges ertragen musste;

- und schließlich Raphael: Danke, dass ich einige deiner Geschichten erzählen durfte. Wir sind stolz auf dich, dass du bisher so toll durchgehalten hast und dich jeden Tag aufs Neue bemühst, dein Verhalten anzupassen. Andere haben und hatten's zwar auch nicht leicht mit dir, am meisten hast sicher du selbst gelitten.

Literatur

Ahlf-Christiani, C. (2005). ADHS und Schule – geht das überhaupt? In: Knölker, U. ADHS – Kindheit und Jugend, Schule und Familie. Bremen, London, Boston: Uni-Med Verlag, S. 66-71

Annunciato, N. (2013). Neurobiologische Voraussetzungen für eine gute Aufmerksamkeitssteuerung. In: Winter, B. & Arasin, B. (Hrsg.). Ergotherapie bei Kindern mit ADHS. Stuttgart, New York: Georg Thieme Verlag, S. 29-33

Barkley, R.A. (2011). Das große ADHS-Handbuch für Eltern. Verantwortung übernehmen für Kinder mit Aufmerksamkeitsdefizit und Hyperaktivität. 3. aktualisierte Auflage. Bern: Verlag Hans Huber

Becker, N. (2014). »Schwierig oder krank?« ADHS zwischen Pädagogik und Psychiatrie. Bad Heilbrunn: Julius Klinkhardt

Behn, B. (2012). Komorbidität und Differenzialdiagnose. In: Kahl, K.G.; Puls, J.H.; Schmid, G. & Spiegler, J. Praxishandbuch ADHS. Diagnostik und Therapie für alle Altersstufen. Zweite, überarbeitete und erweiterte Auflage. Stuttgart: Georg Thieme Verlag, S. 57-63

Biegert, H. (2001). Impulsiv und unaufmerksam – hyperkinetische Kinder in der Schule. In: Knölker, U. Aufmerksamkeits-Defizit/Hyperaktivitäts-Störungen (ADHS). Bremen, London, Boston: Uni-Med Verlag, S. 40-56

Blomberg, H. (2012). Bewegungen, die heilen. Einfache Übungen für jedes Alter – RTM hilft bei ADHS, Lern- und Verhaltensproblemen. Kirchzarten bei Freiburg: VAK Verlags GmbH

Bonney, H. (2012). ADHS – na und? Vom heilsamen Umgang mit handlungsbereiten und wahrnehmungsstarken Kindern. Heidelberg: Carl-Auer-Systeme Verlag und Verlagsbuchhandlung GmbH

Borms, G.; Stes, S. & Van Den Heuvel, R. (2013). Chaosqueen und Traumtänzer. Ein Ratgeber für Erwachsene mit ADHS. Ostfildern: Patmos Verlag

Born, A. & Oehler, C. (2011). »Gemeinsam wachsen« – der Elternratgeber ADHS. Verhaltensprobleme in Familie und Schule erfolgreich meistern. Stuttgart: Verlag W. Kohlhammer

Brandau, H. & Kaschnitz, W. (2013). ADHS im Jugendalter. Grundlagen, Intervention und Perspektiven für Pädagogik, Therapie und Soziale Arbeit. Weinheim, Basel: Beltz, Juventa

Czerwenka, K. (2005). ADHS und Schule - Erscheinungsbild, pädagogische Hilfen. In: Knölker, U. ADHS - Kindheit und Jugend, Schule und Familie. Bremen, London, Boston: Uni-Med Verlag, S. 52-64

Dietrich, K. (2011). Aufmerksamkeitsdefizit-Syndrom. ADHS - die Einsamkeit in unserer Mitte. Stuttgart: Schattauer

Döpfner, M.; Frölich, J. & Lehmkuhl, G. (2013). Aufmerksamkeitsdefizit-/Hyperaktivitätsstörung (ADHS). 2. überarbeitete Auflage. Göttingen u.a.: Hogrefe Verlag

Döpfner, M.; Schürmann, S. & Lehmkuhl, G. (2011). Wackelpeter & Trotzkopf. Hilfen für Eltern bei ADHS-Symptomen, hyperkinetischem und oppositionellem Verhalten. 4. überarbeitete Auflage. Weinheim, Basel: Beltz Verlag

Droll, W. (2011). ADD kann man sichtbar machen - Neurophysiologische und neuropsychologische Aspekte bei Attention Deficit Disorder (ADD). In: Fitzner, T. & Stark, W. (Hrsg.). ADS - verstehen, akzeptieren, helfen. Die Aufmerksamkeitsdefizit-Störung mit Hyperaktivität und ohne Hyperaktivität. Weinheim, Basel: Beltz Verlag, S. 161-183

Fitzner, T. & Stark, W. (Hrsg.) (2011). ADS - verstehen, akzeptieren, helfen. Die Aufmerksamkeitsdefizit-Störung mit Hyperaktivität und ohne Hyperaktivität. Weinheim, Basel: Beltz Verlag

Frenkel, B. & Randerath, A. (2015). Die Kinderkrankmacher. Zwischen Leistungsdruck und Perfektion - Das Geschäft mit unseren Kindern. Freiburg, Basel, Wien: Herder

Frölich, J.; Döpfner, M. & Banaschewski, T. (2014). ADHS in Schule und Unterricht. Pädagogisch-didaktische Ansätze im Rahmen des multimodalen Behandlungskonzepts. Stuttgart: Verlag W. Kohlhammer

Gawrilow, C. (2012). Lehrbuch ADHS. Modelle, Ursachen, Diagnose, Therapie. München, Basel: Ernst Reinhardt Verlag

Gerspach, M. (2014). Generation ADHS - den »Zappelphilipp« verstehen. Stuttgart: Verlag W. Kohlhammer

Gössler, R. (2012). Vom »bösen Zappelphilipp« zum ADHS. In: Hackenberg, B. Aufmerksamkeits-Hyperaktivitätsstörungen – Von der Theorie zur Praxis. Bremen: UNI-MED Verlag, S. 56-60

Häberli-Nef, U. (2015). Kinder mit besonderen Begabungen. Sicherer Umgang mit Wahrnehmungsauffälligkeiten, Hochbegabung, AD(H)S. Freiburg im Breisgau: Urania Verlag

Hackenberg, B. (2012). Aufmerksamkeits-Hyperaktivitätsstörungen – Von der Theorie zur Praxis. Bremen: UNI-MED Verlag

Haubl, R. & Liebsch, K. (Hrsg.) (2010). Mit Ritalin® leben. ADHS-Kindern eine Stimme geben. Göttingen: Vandenhoeck und Ruprecht

Heinemann, E. & Hopf, H. (2008). Psychische Störungen in Kindheit und Jugend. Symptome – Psychodynamik – Fallbeispiele – psychoanalytische Therapie. 3. überarbeitete Auflage. Stuttgart: Verlag Kohlhammer

Heyken, M. (2012). Komorbidität und Differenzialdiagnose. In: Kahl, K.G.; Puls, J.H.; Schmid, G. & Spiegler, J. Praxishandbuch ADHS. Diagnostik und Therapie für alle Altersstufen. Zweite, überarbeitete und erweiterte Auflage. Stuttgart: Georg Thieme Verlag, S. 103-106

Hoberg, K. (2013). Schulratgeber ADHS. Ein Leitfaden für LehrerInnen. München, Basel: Ernst Reinhardt Verlag

Honos-Webb, L. (2007). ADHS als Geschenk. Wie die Probleme Ihres Kindes zu Stärken werden können. Paderborn: Junfermann Verlag

Horlitz, T. & Schütz, A. (2015). ADHS: Himmelweit und unter Druck. Ressourcen und Stressbewältigung für betroffene Erwachsene und Jugendliche. Berlin, Heidelberg: Springer-Verlag

Huss, M. & Lehmkuhl, U. (2011). ADS auf dem Monitor – Kann man anhand des Elektroenzephalogramms (EEG) ein Aufmerksamkeitsdefizit-Syndrom diagnostizieren? In: Fitzner, T. & Stark, W. (Hrsg.). ADS – verstehen, akzeptieren, helfen. Die Aufmerksamkeitsdefizit-Störung mit Hyperaktivität und ohne Hyperaktivität. Weinheim, Basel: Beltz Verlag, S. 150-160

Hüther, G. & Bonney, H. (2011). *Neues vom Zappelphilipp* – ADS verstehen, vorbeugen und behandeln. 12. Auflage. Ostfildern: Patmos Verlag

Kahl, K.G. (2012). Komorbidität und klinische Differenzialdiagnose. In: Kahl, K.G.; Puls, J.H.; Schmid, G. & Spiegler, J. Praxishandbuch ADHS. Diagnostik und Therapie für alle Altersstufen. Zweite, überarbeitete und erweiterte Auflage. Stuttgart: Georg Thieme Verlag, S. 135-142

Kahl, K.G.; Puls, J.H.; Schmid, G. & Spiegler, J. (2012). Praxishandbuch ADHS. Diagnostik und Therapie für alle Altersstufen. Zweite, überarbeitete und erweiterte Auflage. Stuttgart: Georg Thieme Verlag

Kinnen, C.; Rademacher, C. & Döpfner, M. (2015). Wackelpeter & Trotzkopf in der Pubertät. Wie Eltern und Jugendliche Konflikte gemeinsam lösen können. Weinheim, Basel: Beltz Verlag

Kiphard, E. J. (2001). Das hyperkinetische Kind aus der Sicht der Psychomotorik. In: Knölker, U. Aufmerksamkeits-Defizit/Hyperaktivitäts-Störungen (ADHS). Bremen, London, Boston: Uni-Med Verlag, S. 68-70

Knölker, U. (2001). Aufmerksamkeits-Defizit/Hyperaktivitäts-Störungen (ADHS). Bremen, London, Boston: Uni-Med Verlag

Knölker, U. (2001). ADHS – Legenden und Fakten über ein bekanntes (?) Störungsbild. In: Knölker, U. Aufmerksamkeits-Defizit/Hyperaktivitäts-Störungen (ADHS). Bremen, London, Boston: Uni-Med Verlag, S. 14-20

Knölker, U. (2005). ADHS – Kindheit und Jugend, Schule und Familie. Bremen, London, Boston: Uni-Med Verlag

Knölker, U. (2005). State of the Art ADHD (Gegenwärtiger Kenntnisstand der ADHS) In: Knölker, U. ADHS – Kindheit und Jugend, Schule und Familie. Bremen, London, Boston: Uni-Med Verlag, S. 16-20

Krause, J. & Krause, K.H. (2014). ADHS im Erwachsenenalter. Symptome – Differenzialdiagnose – Therapie. Stuttgart: Schattauer

Kristahn, J. (2002). Was Kinder mit ADS vor allem brauchen. Das Aufmerksamkeits- und Hyperaktivitäts-Syndrom (ADS/ADHS). Ein Leitfaden für alle, die mit unkonzentrierten, hyperaktiven und impulsiven Kindern zu tun haben. Kitzingen: IGNIS-Edition

Lauth, G.W. (2014). ADHS in der Schule. Übungsprogramm für Lehrer. Weinheim, Basel: Beltz Verlag

Lehmkuhl, G.; Frölich, J.; Sevecke, K. & Döpfner, M. (2009). Aufmerksamkeitsdefizit-/Hyperaktivitätsstörung im Kindes-, Jugend- und Erwachsenenalter. 3. Auflage. Bremen, London, Boston: Uni-Med Verlag

Linderkamp, F.; Hennig, T. & Schramm, S.A. (2011). ADHS bei Jugendlichen. Das Lerntraining LeJA. Weinheim, Basel: Beltz Verlag

Maur, S. & Schwenck, C. (2013). Störungsübergreifende Gruppentherapie für Kinder und Jugendliche. Weinheim, Basel: Beltz Verlag

Müller, A.; Candrian, G. & Kropotov, J. (2011). ADHS – Neurodiagnostik in der Praxis. Berlin, Heidelberg: Springer-Verlag

Neuhaus, C. (2001). Was wirkt wirklich? Elementare Voraussetzungen für einen erfolgreichen Umgang mit Kindern mit ADHS. In: Knölker, U. Aufmerksamkeits-Defizit/Hyperaktivitäts-Störungen (ADHS). Bremen, London, Boston: Uni-Med Verlag, S. 58-66

Neuhaus, C. (2011). Das ist ja wieder typisch! ADS beim Jugendlichen und jungen Erwachsenen: Extravaganzen, Stimmungslabilitäten, Somatisierungstendenzen. In: Fitzner, T. & Stark, W. (Hrsg.). ADS – verstehen, akzeptieren, helfen. Die Aufmerksamkeitsdefizit-Störung mit Hyperaktivität und ohne Hyperaktivität. Weinheim, Basel: Beltz Verlag, S. 91-117

Neuhaus, C. (2012). ADHS bei Kindern, Jugendlichen und Erwachsenen. Symptome, Ursachen, Diagnosen und Behandlungen. 3., aktualisierte Auflage. Stuttgart: Verlag W. Kohlhammer

Niehage, S. & Schäfers, A. (2012). ADS und ADHS: Was Lehrer tun können. Hintergründe und Diagnose. Hilfe für Elterngespräche. Materialien für Unterricht und Schulalltag. Buxtehude: AOL Verlag

Nylund, D. (2000). Treating Huckleberry Finn. A New Narrative Approach to Working with Kids Diagnosed ADD/ADHD. San Francisco: Jossey Bass

Olde, V. (2010). »ADHS« verstehen? Phänomenologische Perspektiven. Opladen, Farmington Hills: Budrich UniPress Ltd.

Otto, D. (2010). Vom Zappelphilipp zum Normalo? AD(H)S-Symptomatik, Diagnose und Medikation als Stigma. In: Haubl, R. & Liebsch, K. (Hrsg.). Mit Ritalin® leben. ADHS-Kindern eine Stimme geben. Göttingen: Vandenhoeck und Ruprecht, S. 150-158

Passolt, M. (2001). Im Dialog mit hyperaktiven Kindern. Psychomotorische Therapie im Netzwerk von Alltag, Familie, Schule und Gesellschaft. In: Passolt, M. (Hrsg.). Hyperaktivität zwischen Psychoanalyse, Neurobiologie und Systemtheorie. München, Basel: Ernst Reinhardt Verlag, S. 28-49

Poten, P. (2014). Sozio-emotionaler Kompetenzerwerb in der Grundschule. Fallstudien aus der kooperativen Arbeit mit Heilpädagogen in Grundschulen. Multifaktorielle Ursachenforschung zu »ADHS« und anderen Verhaltensauffälligkeiten. München: Herbert Utz Verlag

Puls, J.H. (2012). Epidemiologie, Symptomatik und Verlauf. In: Kahl, K.G.; Puls, J.H.; Schmid, G. & Spiegler, J. Praxishandbuch ADHS. Diagnostik und Therapie für alle Altersstufen. Zweite, überarbeitete und erweiterte Auflage. Stuttgart: Georg Thieme Verlag, S. 3-5

Reuner, G. & Oberle, A. (2011). ADS und was sonst noch? Anfallsleiden, Ticstörungen, Störungen des Sozialverhaltens, Lernstörungen – Komorbiditäten, Ursachen, Konsequenzen. In: Fitzner, T. & Stark, W. (Hrsg.). ADS – verstehen, akzeptieren, helfen. Die Aufmerksamkeitsdefizit-Störung mit Hyperaktivität und ohne Hyperaktivität. Weinheim, Basel: Beltz Verlag, S. 139-149

Rösler, M.; von Gontard, A.; Retz, W. & Freitag, C.M. (Hrsg.) (2010). Diagnose und Therapie der ADHS. Kinder – Jugendliche – Erwachsene. Stuttgart: Verlag W. Kohlhammer

Ruf-Bächtiger, L. (2003). Frühkindliches psychoorganisches Syndrom – POS, ADS. 4. überarbeitete und erweiterte Auflage. Stuttgart: Georg Thieme Verlag

Saul, R. (2015). Die ADHS-Lüge - Eine Fehldiagnose und ihre Folgen. Wie wir den Betroffenen helfen. Stuttgart: Klett-Cotta

Scherk, H. & Kamp, M. (2013). Immer auf dem Sprung. Ein Selbsthilfebuch für Erwachsene mit ADHS. Köln: Balance buch + medien verlag

Schleider, K. (2009). ADHS – wissen was stimmt. Freiburg im Breisgau: Verlag Herder

Schmid, G. (2012). Ätiologie. In: Kahl, K.G.; Puls, J.H.; Schmid, G. & Spiegler, J. Praxishandbuch ADHS. Diagnostik und Therapie für alle Altersstufen. Zweite, überarbeitete und erweiterte Auflage. Stuttgart: Georg Thieme Verlag, S. 7-10

Simchen, H. (2010). Die vielen Gesichter des ADS. Begleit- und Folgeerkrankungen richtig erkennen und behandeln. Stuttgart: Verlag W. Kohlhammer

Simchen, H. (2015). AD(H)S – Hilfe zur Selbsthilfe. Lern- und Verhaltensstrategien für Schule, Studium und Beruf. Stuttgart: Verlag W. Kohlhammer

Spiegler, J. (2012). Komorbidität und Differenzialdiagnose. In: Kahl, K.G.; Puls, J.H.; Schmid, G. & Spiegler, J. Praxishandbuch ADHS. Diagnostik und Therapie für alle Altersstufen. Zweite, überarbeitete und erweiterte Auflage. Stuttgart: Georg Thieme Verlag, S. 35-40

Spitzer, G. (2014). ADS und ADHS. München: Compact Verlag

Wender, P.H. (2002). Aufmerksamkeits- und Aktivitätsstörungen bei Kindern, Jugendlichen und Erwachsenen. Ein Ratgeber für Betroffene und Helfer. Stuttgart: Verlag Kohlhammer

Winter, B. & Kolberg, A. (2013). Störungsbild und Grundlagen. In: Winter, B. & Arasin, B. (Hrsg.) Ergotherapie bei Kindern mit ADHS. Stuttgart, New York: Georg Thieme Verlag, S. 3-15

Winter, B. & Arasin, B. (Hrsg.) (2013). Ergotherapie bei Kindern mit ADHS. Stuttgart, New York: Georg Thieme Verlag

Winter, B. (2010). »Komm, das schaffst Du!« Aufmerksamkeitsprobleme und ADHS. Ergotherapeutische Alltagshilfen für mehr Konzentration, Selbständigkeit, Selbstvertrauen. Stuttgart: Trias Verlag

Zentall, S.S. (2014). Students With Mild Exceptionalities. Characteristics and Applications. Los Angeles u.a.: Sage

Anmerkungen

zu »Eine Geschichte statt eines Vorworts«

1 Vgl. Hoberg (2013, S. 48f).

2 Vgl. dazu vor allem Honos-Webb (2007), die ihr gesamtes Werk den positiven Eigenschaften Heranwachsender mit ADHS widmet, von dem aber besonders die Seiten 95-108 wirkliche Augenöffner für das Potenzial dieser Kinder und Jugendlichen sind; andere Autoren, die ebenfalls die positiven Eigenschaften bzw. Fähigkeiten dieser Kinder und Jugendlichen beschreiben sind Simchen (2015, S. 15), Frölich, Döpfner & Banaschewski (2014, S. 13), Lauth (2014, S. 20), Poten (2014, S. 83), Bonney (2012, S. 42), Gawrilow (2012, S. 19 und 22), Döpfner, Schürmann & Lehmkuhl (2011, S. 83), Neuhaus (2011, S. 101 und 110f) sowie Simchen (2010, S. 51ff).

zu »Einführung«

1 Born & Oehler (2014, S. XIII).

2 Vgl. dazu unter anderem: Becker (2014, S. 19f), Spitzer (2014, S. 29f), der von einer »beinahe explosionsartigen« Zunahme diagnostizierter und behandelter Kinder mit ADHS spricht, sowie Winter & Kolberg (2013, S. 3), die einen Boom bezüglich ADHS verorten. Für Deutschland berichtet Becker (2014, S. 19) von einem Anstieg der Diagnose um 49% allein im Zeitraum zwischen 2006 und 2011 (zu weiteren erschreckenden Zahlen für Deutschland vgl. den Überblick bei Gerspach, 2014, S. 7-10). In den USA zeichnet sich ein ähnlicher Trend ab. Laut Saul (2015, S. 36) sei bei rund 11% aller Kinder im Schulalter irgendwann ADHS diagnostiziert worden. Von den Jungen im Highschool-Alter seien sogar 20% betroffen, was einem Anstieg um 41% innerhalb eines Jahrzehnts entspreche.

3 Honos-Webb (2007, S. 9).

4 Vgl. Frenkel & Randerath (2015, Kap I), Häberli-Nef (2015, S. 116ff), Gerspach (2014, S. 27f, S. 40f), Hoberg (2013, S. 15f).

5 ADHS = Aufmerksamkeits-Defizit-Hyperaktivitäts-Syndrom: »Zappelphilipp-Syndrom« (statt »Syndrom« wird auch häufig »Störung« verwendet); ADS = Aufmerksamkeits-Defizit-Syndrom (Störungsvariante ohne Hyperaktivität): »Träumerchen«

6 Vgl. Frenkel & Randerath (2015, S. 22).

7 Vgl. Frenkel & Randerath (2015, S. 85).

8 Vgl. Frölich, Döpfner & Banaschewski (2014, S. 19f), Lauth (2014, S. 26), Maur & Schwenck (2013, S. 18f), Gössler (2012, S. 56).

9 Zur Tatsache, dass in der Regel erheblich mehr Jungen als Mädchen von ADHS betroffen sind, vgl. Frenkel & Randerath (2015, S. 31f), Frölich, Döpfner & Banaschewski (2014, S. 20f), Krause & Krause (2014, S. 11 und 111ff), Lauth (2014, S. 27). Ein Überblick über das in verschiedenen Werken bzw. Studien angegebene Geschlechterverhältnis findet sich bei Gawrilow (2012, S. 52ff).

10 Vgl. Gawrilow (2012, S. 46f).

11 Vgl. Gawrilow (2012, S. 46f).

12 Vgl. Gawrilow (2012, S. 51). Ähnlich halten auch Lehmkuhl et al. (2009, S. 22f) fest, dass in verschiedenen Studien »ADHS kulturübergreifend mit vergleichbaren Prävalenzraten gefunden werden kann und somit eine kulturübergreifend vorhandene Symptomatik darstellt, wobei diese Befunde die neurobiologische Grundlage der ADHS unterstützen [...].«

13 So berichten Kinnen, Rademacher & Döpfner (2015, S. 26) zum Beispiel davon, dass sich in jeder Schulklasse laut Statistik mindestens ein bis zwei Jugendliche befänden, die ADHS-Symptome aufweisen; vgl. dazu auch Kristhan (2002, S. 13).

14 Passolt (2001, S. 37).

15 Barkley (2011, S. 12f).

16 Neuhaus (2012, S. 7).

17 Vgl. Saul (2015, S. 13 und S. 38).

18 Saul (2015, S. 13).

19 Saul (2015, S. 37).

20 Vgl. Saul (2015, S. 21).

21 Saul (2015, S. 17).

22 Störungen bzw. Auffälligkeiten, die in der Literatur als komorbid angeführt werden, können unter anderem in folgenden Werken übersichtsweise nachgelesen werden: Kinnen, Rademacher & Döpf-

ner (2015, S. 29-36), Frölich, Döpfner & Banaschewski (2014, S. 25-30), Krause & Krause (2014, S. 141-216); Zentall (2014, S. 233-235), Brandau & Kaschnitz (2013, S. 56ff und S. 82ff), Behn (2012, S. 57-63), Heyken (2012, S. 103-106), Kahl (2012, S. 135-142), Spiegler (2012, S. 35-40), Reuner & Oberle (2011, S. 139-148).

23 Vgl. Saul (2015, S. 55).

24 Vgl. Frenkel & Randerath (2015, S. 14, 81 und S. 85f); Blomberg (2012, S. 21) berichtet, dass der Umsatz mit zentral wirksamen Stimulanzien zur Behandlung von Hyperaktivität alleine zwischen 2000 und 2004 von 759 Millionen auf 3,1 Milliarden Dollar gestiegen sei.

25 Dietrich (2011, S. V).

26 Lehmkuhl et al. (2009, S. 13) halten zu den beiden Denkschulen fest, dass sich »die Forschungsergebnisse der letzten Jahre [...] dahingehend zusammenfassen [lassen], dass psychosoziale Bedingungen einen geringeren Stellenwert einnehmen als vielfältige biologische Faktoren.« Zu einem ähnlichen Ergebnis kommen auch Frölich, Döpfner & Banaschewski (2014, S. 38): »Insgesamt ist also davon auszugehen, dass genetische [= vererbte biologische] Faktoren den Hauptanteil bei der Verursachung der ADHS ausmachen, während erworbenen biologischen Faktoren und vor allem den psychosozialen Faktoren eher ein modulierender Einfluss zukommt«; zur Ursachendiskussion insgesamt vgl. auch die Anmerkungen in Kapitel 4.

27 Vgl. Bonney (2012, S. 21), Hüther & Bonney (2011; das gesamte Werk ist dieser Thematik gewidmet, vgl. aber insbes. S. 22f, S. 25f und S. 56ff).

28 Vgl. Bonney (2012, S. 83).

zu »Kapitel 2«

1 Simchen (2015, S. 45).

2 Simchen (2010, S. 90).

3 Neuhaus (2001, S. 62).

4 Simchen (2010, S. 19).

5 Scherk & Kamp (2013, S. 39).

6 Neuhaus (2012, S. 23).

7 Die Symptome von Symptomblock A (Aufmerksamkeitsstörung) werden im Detail in Kapitel 3, jene von Symptomblock B (Hyperaktivität) in Kapitel 8 und jene von Symptomblock C (Impulsivität) in Kapitel 9 näher beschrieben, wo sie von Mum bzw. Dad kommentiert werden.

zu »Kapitel 3«

1 ICD-10 und DSM-IV Diagnosekriterien der WHO bzw. des Diagnostischen Manuals Psychischer Störungen, entnommen aus: Döpfner, Frölich & Lehmkuhl (2013, S. 1). Zu den Diagnosekriterien ist festzuhalten, dass es zwei international anerkannte Klassifikationssysteme gibt: (a) das Diagnostische Manual Psychiatrischer Störungen (Diagnostic and Statistical Manual of Mental Disorders = DSM). Dieses wird von der American Psychiatric Association herausgegeben. Seit Mai 2013 liegt es in der fünften Version (DSM-V) vor; und (b) das, laut Gerspach (2014, S. 17), »wichtigste in der Medizin verwendete Modell« der Internationalen Klassifikation der Krankheiten und verwandter Gesundheitsprobleme (International Statistical Classification of Diseases and Related Health Problems = ICD), dessen aktuell gültige Version die ICD-10 ist. Beide Diagnosesysteme unterscheiden sich hinsichtlich der Definition der einzelnen Kriterien nur unwesentlich voneinander. Allerdings wurde in Version V im Unterschied zu Version IV des DSM das Alter, mit dem die Symptome einer ADHS das erste Mal auftreten müssen, vom siebenten auf das zwölfte Lebensjahr angehoben, während das Alter der ICD-10 nach wie vor bei sieben Jahren liegt. Des Weiteren gibt es Unterschiede zwischen DSM-V und ICD-10 bei der Anzahl und der Kombination der Kriterien, die für eine Diagnosestellung nötig sind.

zu »Kapitel 4«

1 Schleider (2009, S. 51); Obwohl, wie in der Einleitung zu diesem Buch festgehalten wurde, von Vertretern psycho-sozialer Modelle immer wieder behauptet wird, es seien vorwiegend äußere Faktoren, die zur Entstehung von ADHS beitragen würden, sei an dieser

Stelle nochmals festgehalten, dass in der Forschung weitgehend Einigkeit darüber besteht, dass das Gehirn sowie dessen Funktion bei Menschen mit ADHS verschiedene Auffälligkeiten aufweisen. Eine Vielzahl von Studien dazu wird unter anderem in folgenden Werken und Beiträgen beschrieben: Kinnen, Rademacher & Döpfner (2015, S. 39-43), Becker (2014, S. 20-28), Frölich, Döpfner & Banaschewski (2014, S. 31-52), Krause & Krause (2014, S. 17-58), Annunciato (2013, S. 29-33), Brandau & Kaschnitz (2013, S. 36-48), Döpfner, Frölich & Lehmkuhl (2013, S. 9-18), Hoberg (2013, S. 50-66), Gawrilow (2012, S. 65-71) sowie Schmid (2012, S. 7-10). Allerdings sei nochmals auf die Theorie von Hüther und Bonney hingewiesen, die das Vorhandensein derartiger Auffälligkeiten im Gehirn nicht leugnen, diese jedoch als Folge nutzungsabhängiger Parameter und nicht als Ursache der ADHS sehen (vgl. dazu im Speziellen das Werk *Neues vom Zappelphilipp*, 2011, wo auf den Seiten 56-59 die im Gehirn gefundenen Veränderungen bei Menschen mit ADHS beschrieben werden, während sich besonders die Seiten 60-71 auf die Ursachen für diese Veränderungen konzentrieren.). Alles in Allem »geht man heutzutage von einem sogenannten multifaktoriellen Geschehen aus« (Kinnen, Rademacher & Döpfner, 2015, S. 39). Das heißt, »dass es keinen alleinigen Verursacher gibt, sondern dass mehrere Faktoren eine Rolle spielen, die sich gegenseitig bedingen« (Hoberg, 2013, S. 50); vgl. dazu auch Lauth (2014, S. 35f) sowie Brandau & Kaschnitz (2013, S. 45), wobei die Studienergebnisse insgesamt den neuro-biologischen Ursachen die größte Rolle zuweisen: »Die meisten Wissenschaftler [sind sich] einig, dass die Hauptursachen dieser Problematik in Veränderungen der Funktionsweise des Gehirns zu suchen sind« (Kinnen, Rademacher & Lehmkuhl, 2015, S. 40). Ähnlich halten auch Maur & Schwenck fest: »Es wird davon ausgegangen, dass die ADHS multifaktoriell bedingt ist, wobei biologische Faktoren bei diesem Störungsbild einen deutlich stärkeren Einfluss haben als psychosoziale« (2013, S. 19).

2 Knölker (2005, S. 16); vgl. dazu auch Frölich, Döpfner & Banaschewski (2014, S. 37f) sowie Döpfner, Frölich & Lehmkuhl (2013, S. 13f). Hoberg (2013, S. 60) erwähnt eine Meta-Analyse von über 55 Studien an ADHS-Betroffenen. Es zeigte sich »übereinstimmend eine zu geringe Aktivierung in den frontoparietalen und ventralen Aufmerksamkeitssystemen, die mit exekutiven Funktionen in Verbindung stehen«, wodurch die Hypothese der frontalen Unteraktivierung gestützt würde.

3 Neuhaus (2012, S. 46); vgl. dazu auch eine sehr detaillierte Erklärung bei Gerspach (2014, S. 12ff) sowie Döpfner, Frölich & Lehmkuhl (2013, S. 14). Ein Überblick über die bildgebenden Verfahren, die Anomalien im Gehirn von ADHS-Patienten sowie andere Parameter sichtbar machen, findet sich bei Huss & Lehmkuhl (2011, S. 150-160) sowie bei Droll (2011, S. 161-183).

4 Scherk & Kamp (2013, S. 46).

5 Wender (2002, S. 25); Gerade im schulischen Kontext ist dies überaus wichtig. Laut (2014, S. 19) hält in diesem Zusammenhang fest, »dass die Begabung eines ADHS-Schülers im Großen und Ganzen dem Begabungspotenzial eines unauffälligen Mitschülers entspricht. Abweichungen nach unten wie auch eine Hochbegabung sind aber möglich.« Vgl. dazu auch Gawrilow (2012, S. 18f).

6 Scherk & Kamp (2013, S. 46f).

7 Schleider (2009, S. 53).

8 Ruf-Bächtiger (2003, S. V).

9 Neuhaus (2012, S. 23).

10 Neuhaus (2012, S. 23f).

11 Neuhaus (2012, S. 67); vgl. dazu auch Döpfner, Schürmann & Lehmkuhl (2011, S. 239), die betonen, dass gerade derartige, häufig von Vätern übernommene Tobereien für Kinder mit ADHS extrem wichtig sind, um deren Energie zu kanalisieren.

zu »Kapitel 5«

1 Neuhaus (2001, S. 60).

2 Neuhaus (2012, S. 68).

3 Vgl. Neuhaus (2012, S. 51).

zu »Kapitel 6«

1 Schleider (2009, S. 61).

2 Simchen (2015, S. 27).

zu »Kapitel 7«

1 Neuhaus (2012, S. 34).

2 Scherk & Kamp (2013, S. 36).

3 Schleider (2009, S. 99).

4 Scherk & Kamp (2013, S. 34).

5 Bonney (2012, S. 42); vgl. dazu auch Neuhaus (2012, S. 34): »Ausgeprägter Gerechtigkeitssinn (nicht nur für sich, sondern auch für andere).«

6 Simchen (2010, S. 16).

7 Neuhaus (2012, S. 93, Herv. d. Orig. nicht übernommen), vgl. dazu auch Honos-Webb (2007, S. 135) sowie Hoberg (2013, S. 45).

8 Vgl. zur Unterscheidung dieser drei Subtypen das DSM-V, angeführt z.B. in Lauth (2014, S. 24).

9 Niehage & Schäfers (2012, S. 8).

10 Niehage & Schäfers (2012, S. 9).

11 Simchen (2015, S. 26).

12 Neuhaus (2001, S. 63).

13 Neuhaus (2011, S. 94).

zu »Kapitel 8«

1 Wender (2002, S. 21).

2 Kinnen, Rademacher & Döpfner (2015, S. 25).

3 Puls (2012, S. 4).

4 Simchen (2015, S. 93)

5 Schleider (2009, S. 98).

6 ICD-10 und DSM-IV Diagnosekriterien der WHO bzw. des Diagnostischen Manuals Psychischer Störungen, entnommen aus: Döpfner, Frölich & Lehmkuhl (2013, S. 2); { } = nur DSM-IV; ( ) = nur ICD-10

7 Barkley (2011, S. 152).

8 Born & Oehler (2011, S. 30).

9 Kiphard (2001, S. 68).

10 Frölich, Döpfner & Banaschewski (2014, S. 19).

11 Scherk & Kamp (2013, S. 19).

12 Passolt (2001, S. 38).

13 Simchen (2010, S. 65); vgl. dazu auch Kapitel 3 in Simchen (2015, S. 50-55), das zur Gänze dem Thema Sport und Bewegung als Bestandteil jeder AD(H)S-Therapie gewidmet ist.

14 Döpfner, Schürmann & Lehmkuhl (2011, S. 236).

zu »Kapitel 9«

1 Winter (2010, S. 60).

2 Frölich, Döpfner & Banaschewski (2014, S. 10, Herv. d. Orig. nicht übernommen). Vgl. dazu auch Kinnen, Rademacher & Döpfner (2015, S. 23).

3 Maur & Schwenck (2013, S. 18).

4 ICD-10 und DSM-IV Diagnosekriterien der WHO bzw. des Diagnostischen Manuals Psychischer Störungen, entnommen aus: Döpfner, Frölich & Lehmkuhl (2013, S. 2); { } = nur DSM-IV; ( ) = nur ICD-10

5 Frölich, Döpfner & Banaschewski (2014, S. 17, Herv. d. Orig. nicht übernommen).

6 Frölich, Döpfner & Banaschewski (2014, S. 18 Herv. d. Orig. nicht übernommen).

7 Born & Oehler (2011, S. 29).

8 Frölich, Döpfner & Banaschewski (2014, S. 103).

9 Scherk & Kamp (2013, S. 68).

10 Biegert (2001, S. 42); vgl. dazu auch Häberli-Nef (2015, S. 61), Horlitz & Schütz (2015, S. 7), Kinnen, Rademacher & Döpfner (2015, S. 56), Simchen (2015, S. 12 und 18).

11 Schleider (2009, S. 13f).

12 Brandau & Kaschnitz (2013, S. 74).

13 Schleider (2009, S. 15f).

14 Ruf-Bächtiger (2003, S. 96); vgl. dazu auch Spitzer (2014, S. 47), Linderkamp, Hennig & Schramm (2011, S. 40).

15 Häberli-Nef (2015, S. 93).

16 Brandau & Kaschnitz (2013, S. 73).

17 Schleider (2009, S. 100).

zu »Kapitel 10«

1 Häberli-Nef (2015, S. 12).

2 Häberli-Nef (2015, S. 85); vgl. dazu auch Otto (2010, S. 150-158), die sich in ihrem Beitrag *Vom Zappelphilipp zum Normalo?AD(H)S-Symptomatik, Diagnose und Medikation als Stigma* genau dieser Thematik widmet.

3 Frenkel & Randerath (2015, S. 98).

4 Schleider (2009, S. 25).

5 Neuhaus (2001, S. 62).

6 Scherk & Kamp (2013, S. 56).

7 Borms, Stes & van den Heuvel (2013, S. 28) geben an, dass die Störung bei zwei Drittel der Erwachsenen auftritt, die die Diagnose im Kindes- und Jugendalter bekommen haben. Lauth (2014. S. 30f) berichtet über eine Langzeitstudie, in der Betroffene über einen Zeitraum von 19 Jahren hinweg immer wieder auf ADHS getestet wurden. Im Erwachsenenalter (Altersschnitt 27 Jahre) fanden sich bei 27% noch Symptome einer ADHS. Ein Überblick über mehrere Studien zum Fortbestehen der ADHS-Symptomatik im Erwachsenenalter findet sich bei Gawrilow (2012, S. 97ff) sowie bei Krause & Krause (2014, S. 9-15).

8 Vgl. Schleider (2009, S. 121f), Scherk & Kamp (2013, S. 40), Döpfner, Frölich & Lehmkuhl (2013, S. 21).

9 Scherk & Kamp (2013, S. 57).

10 Frölich, Döpfner & Banaschewski (2014, S. 102, unter Bezugnahme auf Hodgkins, Montejano, Sasané & Huse, 2011, Herv. d. Orig.

nicht übernommen). Simchen (2010, S. 21) berichtet davon, dass Heranwachsende mit ADHS Mutproben wagen, die niemand anderer machen würde und auch Dietrich (2011, S. 125) spricht von »unangemessen gefährlichen Mutproben.«

11 Wender (2002, S. 21); vgl. dazu auch Frölich, Döpfner & Banaschewski (2014, S. 18), Brandau & Kaschnitz (2013, S. 65f und 172f), Gawrilow (2012, S. 95), sowie Born & Oehler (2011, S. 30).

12 Neuhaus (2012, S. 106).

zu »Kapitel 11«

1 Vgl. Maur & Schwenk (2013, S. 18).

2 Vgl. Born & Oehler (2014, S. 4ff).

3 Neuhaus (2012, S. 86).

4 Barkley (2011, S. 23 und 24).

5 Ahlf-Christiani (2005, S. 66).

6 Ahlf-Christiani (2005, S. 66).

7 Neuhaus (2012, S. 67).

8 Hüther & Bonney (2011, S. 92).

9 Neuhaus (2012, S. 91, meine Herv.).

10 Knölker (2005, S. 20).

11 Neuhaus (2001, S. 63).

12 Neuhaus (2001, S. 61).

13 Bonney (2012, S. 53).

14 Simchen (2015, S. 29f).

15 Simchen (2015, S. 30).

16 Simchen (2015, S. 87).

zu »Nachwort«

1 Neuhaus (2012, S. 88).

MIX
Papier | Fördert gute Waldnutzung
FSC® C014496

Penguin Random House Verlagsgruppe FSC® N001967

8. Auflage, 2025

in der Penguin Random House Verlagsgruppe GmbH,
Neumarkter Straße 28, 81673 München
produktsicherheit@penguinrandomhouse.de
(Vorstehende Angaben sind zugleich Pflichtinformationen nach GPSR.)

Umschlagmotiv: © A.B./Lars Langemeier/Getty Images
Druck und Bindung: GGP Media GmbH, Pößneck
Printed in Germany
ISBN 978-3-579-08633-0
www.gtvh.de